JN226280

妊婦の 精神疾患と 向精神薬

監訳

三重大学 名誉教授
岡野 禎治

順天堂大学医学部附属越谷病院メンタルクリニック 教授
鈴木 利人

国立成育医療研究センター 妊娠と薬情報センター
渡邉 央美

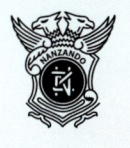

南 山 堂

翻 訳 者 一 覧 （翻訳順）

渡 邉 央 美　国立成育医療研究センター 妊娠と薬情報センター

後 藤 美 賀 子　国立成育医療研究センター 妊娠と薬情報センター

中 島 　 研　国立相模原病院薬剤部
国立成育医療研究センター 妊娠と薬情報センター

菊 地 紗 耶　東北大学病院精神科 助教

小 林 奈 津 子　東北大学病院精神科

久 保 田 智 香　名古屋大学大学院医学系研究科精神医学分野 客員研究員
国立精神・神経医療研究センター病院精神科

尾 崎 紀 夫　名古屋大学大学院医学系研究科精神医学分野・
親と子どもの心療学分野 教授

須 田 哲 史　防衛医科大学校精神科学講座

重 村 　 淳　防衛医科大学校精神科学講座 准教授

八 鍬 奈 穂　国立成育医療研究センター薬剤部／妊娠と薬情報センター

竹 内 　 崇　東京医科歯科大学医学部附属病院精神科 講師

武 藤 仁 志　東京医科歯科大学医学部附属病院精神科 助教

三 瀬 耕 平　東京医科歯科大学医学部附属病院精神科 特任助教

石 井 真 理 子　国立成育医療研究センター薬剤部

渡 部 衣 美　つくば心療内科クリニック

根 本 清 貴　筑波大学医学医療系精神医学 准教授

伊 藤 賢 伸　順天堂大学医学部精神医学講座 准教授

長 宗 我 部 真 侑　順天堂大学医学部精神医学講座 助教

安 田 貴 昭　埼玉医科大学総合医療センターメンタルクリニック 講師

大 迫 鑑 顕　袖ケ浦さつき台病院
千葉大学大学院医学研究院精神医学教室

木 村 　 大　学而会木村病院
千葉大学大学院医学研究院精神医学教室 特任講師

中 里 道 子　国際医療福祉大学医学部精神医学 主任教授
千葉大学大学院医学研究院精神医学教室 特任教授

渡 邉 博 幸　学而会木村病院 院長
千葉大学社会精神保健教育研究センター 特任教授

橋 本 　 佐　千葉大学大学院医学研究院精神医学教室 特任准教授

橘 　 真 澄　千葉大学大学院医学研究院精神医学教室

岡 東 歩 美　千葉大学大学院医学研究院精神医学教室

肥 沼 　 幸　国立成育医療研究センター 妊娠と薬情報センター

八 田 耕 太 郎　順天堂大学医学部附属練馬病院メンタルクリニック 教授

臼 井 千 恵　順天堂大学医学部附属練馬病院メンタルクリニック 准教授

序

　本書は，M Galbally, M Snellen, A Lewis らの編集による"Psychopharmacolgy and Pregnancy, Treatment Efficacy, Risks, and Guidlines"（Springer, 2014）の翻訳書である．書名は「精神薬理と妊娠」と訳すことができるが，周産期の精神疾患に関する良質なエビデンスが豊富に記載されていること，それと並んで周産期の向精神薬の薬物療法も基礎から実践まで丁寧に記述されていることなどから，本書のタイトルを「妊婦の精神疾患と向精神薬」とした．

　さて，本書にはいくつかの特徴がみてとれる．その一つが，編者であるオーストラリアの3人の研究者を中心としてカナダ，イタリア，イギリス，オランダとさまざまな国の研究者が執筆に参加していることである．さらに，精神科医を中心として臨床心理士や産婦人科医などの多職種が参画している．これらは，本書の内容が一国の医療事情に限定するものではなく，国際的に応用できるものであることを反映しており，また精神科医にとどまらず，周産期メンタルヘルスに関与する多職種の医療関係者に向けたものであることを示している．二つ目の特徴として，周産期精神医療を専門とする精神科医により第6章の大うつ病から第11章のパーソナリティ障害，摂食障害までの精神疾患編において，非常に精力的な記載がされていることである．三つ目の特徴として，「精神疾患と薬物治療」にとどまらず，これらの研究を理解する上で必要な基礎知識についても，第1章から第3章まででしっかりと述べられていることである．

　本書は2014年に発刊され，すでに4年の歳月が経過している．とはいえその新鮮で卓越した内容に普遍性を感じ，敢えてこの度翻訳に踏み切った．翻訳は，周産期メンタルヘルス分野に精通した精神科医と，国立成育医療研究センター 妊娠と薬情報センターのスタッフの先生方に，それぞれ精神疾患編と薬物治療編に分かれて翻訳を担当いただいた．短期間にかかわらず膨大な量の翻訳に尽力されたご努力に，監訳者を代表して深謝申し上げたい．本書が国内の周産期メンタルヘルスに携わる精神科医，産婦人科医，小児科医，薬剤師，臨床心理士，看護師，助産師などの幅広い医療関係者に広く読まれることを，翻訳者一同期待している．本書がこれまでの関連書籍では得ることのできなかった貴重な情報を提供し，その結果として質の高い医療が患者さんに少しでも還元されればこれ以上の喜びはない．

　最後に，本書の作成にあたり，Springer社との交渉から多くの翻訳者とのやりとりを経て，出版に至るまでの長きの過程に多大なご尽力をいただいた，南山堂 古川晶彦氏，山田歩氏に衷心よりお礼申し上げる．

　2018年4月

監訳者を代表して　鈴木 利人

目　次

1 Introduction： 妊娠中の精神疾患の薬物治療

Abstract

　本書は，妊娠中の精神科薬物療法に関する最新の研究と，臨床診療の推奨事項の概要を示すものである．著者はこの分野における世界的な研究者と臨床医で，最新の研究結果をいかに臨床診療に応用することができるかに重きを置いている．

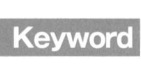 **Keyword** 精神科薬物療法，妊娠，母体精神疾患

はじめに

　本書は，著者として妊娠中の精神障害の薬物治療の領域における専門家を世界中から集めている．本書には，個々の精神疾患の治療を中心とした章に加え，周産期精神疾患治療を検討する臨床医と研究者が直面する，インフォームド・コンセントなどのより広範囲の関連性の高い問題に焦点を当てた章もある．母体の精神疾患の母児双方のウェルビーイングへの影響が明らかになるにつれて，メンタルヘルス，産科および母性医療，小児科，一次医療に従事する人々が周産期精神疾患に注目するようになった．

　周産期メンタルヘルスの分野には，楽観視できる余地がある．妊娠中の精神疾患の認識や検出は，大幅に向上している．メディアの意識の向上，自らの経験を語る著名人，メンタルヘルス推進活動を踏まえると，特に産後うつ病が一般市民に認識されるようになった．また，妊娠中と産後のうつ病や不安などの有病率が高い疾患の集団スクリーニングがめざましく進歩している．妊娠中の母親のメンタルヘルスに関する，従来の伝統的で宗教的な発想の視点は，胎児発生のまさに奇跡的なプロセスの科学的説明に置き換えられており，母親と胎児の間の重要な相互作用が研究の焦点となることがますます多くなってきている．

　しかし，精神医学分野においては，特にすべての人に対する適切なサービスの提供という点で，先進国，発展途上国どちらにおいても重大な課題がまだ残っている．また，最も恩恵を受けると思われる人たちを対象にした効果的な介入の可能性という観点からも，問題がある．

　妊娠中の母親の精神疾患に対する意識の高まりとともに，カナダ，米国，デンマークなどでは抗うつ薬の処方が増加してきたが[1-4]，妊娠すると胎児のウェルビーイングを心配して抗うつ薬を突然やめる女性が多いことを示した研究もあり，ある研究では妊娠すると最高60％の女性が服薬を中止すると報告した[5]．抗うつ薬を突然中止した女性の研究では，70％に有害事象がみられ，30％が自殺企図に至ることが明らかになった[6]．妊娠中のうつ病の再発を調べた研究では，治療を中止した女性では68％が再発したのに対し，抗うつ薬服用を継続した女性では26％のみであった[7]．

　周産期メンタルヘルスの研究と臨床診療においては，うつや不安のような有病率が高い疾患に対する懸念に注目する一方で，統合失調症や双極性障害などの有病率が低い疾患についても，疾患や治療に関連して妊娠のリスクが高くなることが明らかになるにつれて重要視するようになってきている．妊孕期の女性を含む一般集団において，抗精神病薬，特に第二世代向精神薬の処方が増加している[8]．これらの薬剤の使用率の増加は，適応症が拡大して汎用されるようになったことに起因するものである．したがって，妊娠中の治療のリスクとベネフィットを理解するためには，現在

では双極性障害と統合失調症以外の疾患も重要である．

　この成長し続ける分野において最新の知見を女性に正確に伝えて説明するためには，抗うつ薬治療の危険性と有益性を評価する研究の基礎を理解することが不可欠である．したがって本書では，精神科薬物療法による妊婦の管理に関する総合的な章だけではなく，文献の継続的な評価のために欠かせない背景の基礎知識も提供するように努めた．その中には，本書でとり上げる胎児と小児のウェルビーイングという付加的な側面を持つ妊娠中の薬物療法におけるインフォームド・コンセントに関わる倫理的および法的義務が含まれ，本章で取り上げる．妊娠中の曝露に関する研究に特化した研究方法論の原則を理解することは，あらゆる研究結果の評価において不可欠であり，これについては第2章で論じる．第3章と第4章は，胎児発生中の向精神薬曝露に対する懸念が生じるもとになる生物学的基礎と，それ自体が曝露である母親の精神疾患の理解から構成されている．

　そのほかの章では，妊娠中の各精神疾患について系統的に取り上げ，薬物治療のリスクとベネフィットに関する最近の文献をレビューする．臨床を重視し，妊娠中の日常的臨床診療と強く関連づけるために，意図的に治療薬ではなく疾患の下に置く構成にした．

　これらの章では個々の疾患に焦点を置き，周産期を通した疾患の自然経過について述べる．また，これらの章では周産期の各疾患に対する薬物治療の有効性についてのエビデンスを検討する．ここでは，研究の質や再現性の問題と，エビデンスの基盤におけるギャップについても議論する．それぞれの治療選択肢の母児両方に対する危険性に特に注目しており，先天奇形のリスク，妊娠および産科的リスク，新生児のリスク，長期的な影響の可能性を取り扱う．

　最終章では，妊娠中の補完代替療法と電気痙攣療法（ECT）について述べる．両者とも臨床診療の重要な分野で，妊婦の精神疾患に対して適応があるものや，妊婦から要望される治療もある．

　本書は，さまざまな分野の専門家と，関心のある一般の人のために構成されている．薬物治療の臨床的リスク対ベネフィットを考慮することは，すべての章で強調されている．治療を行う臨床医と女性および家族が協力して妊娠の最善の結果を追求するケアモデルに重点を置いている．われわれは本書が国際的な視点で幅広い関連性をもつように努めたので，世界中から広範囲にわたる臨床医と研究者からの文献を集めた．

　本書で取り上げられた広範囲の研究では，母親，子ども，さらに広い家族のウェルビーイングに影響する周産期メンタルヘルスの重要性が示されている．本書はこの重要な領域における現在の知見のリソースであるとともに，周産期メンタルヘルスにおける将来の研究を見通す指標としても役立つ．

（訳：渡邊 央美）

References

1) Andrade SE, et al: Use of antidepressant medications during pregnancy: a multisite study. Am J Obstet Gynecol, 198: 194.e1-5, 2008. doi: 10.1016/j.ajog.2007.07.036. S0002-9378 (07) 00915-5.

2) Cooper WO, et al: Increasing use of antidepressants in pregnancy. Am J Obstet Gynecol, 196: 544.e1-5, 2007. doi: 10.1016/j.ajog.2007.01.033. S0002-9378 (07) 00144-5.

3) Oberlander TF, et al: Neonatal outcomes after prenatal exposure to selective serotonin reuptake inhibitor antidepressants and maternal depression using population-based linked health data. Arch Gen Psychiatry, 63: 898-906, 2006. doi: 10.1001/archpsyc.63.8.898. 63/8/898.

4) Jimenez-Solem E, et al: Prevalence of antidepressant use during pregnancy in Denmark, a Nation-Wide Cohort Study. PLoS One, 8: e63034, 2013.

5) Ververs T, et al: Prevalence and patterns of antidepressant drug use during pregnancy. Eur J Clin Pharmacol, 62: 863-870, 2006. doi: 10.1007/s00228-006-0177-0.

6) Einarson A: Abrupt discontinuation of psychotropic drugs following confirmation of pregnancy: a risky practice. J Obstet Gynaecol Can, 27: 1019-1022, 2005.

7) Cohen LS, et al: Relapse of major depression during pregnancy in women who maintain or discontinue antidepressant treatment. JAMA, 295: 499-507, 2006. doi: 10.1001/jama.295.5.499. 295/5/499.

8) Alexander GC, et al: Increasing off-label use of antipsychotic medications in the United States, 1995-2008. Pharmacoepidemiol Drug Saf, 20: 177-184, 2011. doi: 10.1002/pds.2082.

2 妊娠中に精神科治療薬を処方される場合のインフォームド・コンセント取得プロセス

Abstract

近代的な概念を理解するためには，大抵の場合それが歴史的にどのように進歩してきたかについて知ることが役に立つ．妊娠中の精神科薬物療法に関連したインフォームド・コンセントについて，その倫理的・法的原則を完全に理解するためには，歴史的な進歩の過程について知ることが本質的に重要である．その過程は，医師が発揮する最高の思慮分別によって特徴づけられる「善行」モデルに始まり，患者が治療方針の決定により深く関わることを強調した「自律性」モデルに終わる変遷のストーリーである．

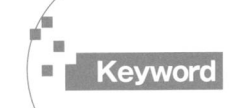 **Keyword** インフォームド・コンセント，精神薬理学，妊娠，ガイドライン

はじめに

　治療に関する意思決定に至る現在のアプローチは，インフォームド・コンセントの原則に準拠しており，この原則は，哲学的見地から，および法的見地から，自己決定権を患者が保持することを目指している．かつて，治療決定の過程に患者を関わらせることは賢明ではないと考えられていたが，現在では必須となっている．インフォームド・コンセントのコンセプトの歴史は，医師−患者関係の歴史でもあり，制御の中心が医師から患者へ移ったことが分かる．

　現代のインフォームド・コンセントの原則への進化の過程は，「提案した治療のリスクに関する十分な情報とは何かを医師が決めるべきである」という考えから始まった．皮肉なことに，法的には「医師が治療関連のリスクについて患者に知らせる義務を負うべきである」と認識され始めたが，その義務は医師によってのみ果たされるべきなのかどうかという疑問は手付かずのままであった．つまり，治療方針の決定は患者が行うものであったと言えるかもしれないが，その意思決定は，当時の医療水準で知らせることが適切であると医師が考えた情報に基づいて行うしかなかった．英国ではこのような状態がずっと続き[1,2]，米国の多くの州を含むその他の地域でも同様であった[3,4]．上記以外の米国の州[5]，カナダ[6]，南アフリカ[7]，豪州[8]などその他の地域では，特定の患者の立場にある合理的な人の想定上の基準を参考にして，十分であるとみなされる情報の量を法廷が決定した．また，豪州などのいくつかの管轄区域では，別の可能性として主観的な要素が加えられ，少なくとも医師が知っている範囲，または当然知っているべきと患者が考える範囲内で，情報量が十分であるかを決めるのは当該患者であるということになった．

善　行

　20世紀の半ば頃まで，医療行為を支配する普遍的な原則は，ヒポクラテスの伝統から生じた「善行」の原則であり，医師は，判断の及ぶ限り，患者に医療による利益をもたらし，同時に一切害を及ぼさないように行動する倫理的義務を負うというものであった．この伝統においては，医師は，良きパターナリズム的な方法ではあるが，従順な患者に対して権限を行使することは良いことであるとされていた．実情は，医師は治療について最も良く知っている存在で，患者は治療を継続してほしいと望むのなら，医師の言うことに完全に従うことになっていた．治療の効果が限られたもの

であり，プラセボ効果を頼りにしなければならない場合，善意に基づく欺瞞は道徳的で正当な行為であるとみなされていた．報告を控えることが，潜在的には患者の利益につながると医師が判断すれば，そうすることは正当な行為であるとみなされた．善行とは，その言葉が本来持っている意味の通り，ある人が他者のために良いことを行う，または，他者の利益のために行動するその行為そのものを指していた．ここでは「他者」とは患者であり，純粋に受動的な役割しか持たず，意思決定のプロセスに参加することは滅多になかった．患者に求められたのは，治療に同意することであり，これは医師に助言を求めるという行為によって暗黙のうちに行われる．

18世紀の啓蒙時代においては，米国におけるBenjamin Rushや，スコットランドにおけるJohn Gregoryのような人たちの指導の下，医師は，患者に対して情報の開示を行う際には，完全に正直でなければならないと主張された．彼らは，患者の転帰の改善は，患者のより深い理解から生じるだろうという考えを紹介した．しかしながら，彼らは，患者が医師の指示を正確に守るよう要求することから医師は決して逸脱すべきではないと考えていた．実際のところ，患者が医師の情報を共有できることは，患者の予後に貢献し，有益であると考えられる．Thomas Percival著の"Medical Ethics"（1803年）は，このような伝統を引き続き支持している[9]．そして，1980年になって初めて，米国医師会は行動準則を修正し，このような倫理観のほとんどを取り除いた．

自律性

「インフォームド・コンセント」という用語は，1957年，カリフォルニア州の裁判所において，法的な文脈の中で初めて使用された[10]．そして，1970年代に入って初めて，生命倫理学者や国会議員によってインフォームド・コンセントの原則は幅広い発展をとげ，医療現場で広範囲に適用されてきた[11]．このような転換を推し進めた力は，憲法で保障されたプライバシーの権利のための米国での訴訟[12]に関連して，米国で自己決定の権利が出現してきたことであった．自己決定の権利とは，個人の自律性と同一のものである．個人の自律性とは，それ自体は慣例法によく見られる概念である．慣例法では，個人の自律性は，人が自分の選択に法的に責任を持つ「中心教義」を反映している．その結果として，その人は他者からの妨害なしに自分の選択を行う権利がある[13]．インフォームド・コンセントにおける自己決定と自律性の概念を定めた法の発展は，道徳論，そして最も関連性のある臨床現場におけるこれらの考えの促進と深く関わっていた[4]．

患者は身体に関する自己決定権を守る権利を有しているということが定

められており，同意する前に医学的な決定に関する危険性を評価する権利がある[14]．これに関連する権利には，情報を受け取る権利，治療に同意または治療を拒否する権利，秘匿性やプライバシーを維持する権利などが含まれる．同時に医師の善行の義務は依然として存在してきた．

　20世紀初めに治療に際して同意を求めることが不可欠になったのは，患者の自律性を尊重する道徳的な義務というよりも，訴訟への対策であったと言われている[15]．20世紀後半，医師−患者間で知識に不均衡が存在するという問題に取り組む努力の中で，生命倫理についての世の中の動きが勢いを増してきた．影響力の強い米国のケースでは，裁判官が「自分自身に起こることについての真の同意とは，情報に基づいて選択を行うことであり，可能性のあるオプションを，豊富な情報を用いて評価する機会が必要である」と考え，自己決定の権利が世界中に広まっていった[5]．自律モデルは，患者が情報に基づく判断をすることができることを前提として成立している．その判断は，患者が適切な情報を与えられている限りは，患者自身の健康というものに対する感覚とよく一致したものでなければならない．

　大抵の場合，患者の最大限の利益のために治療を行う医師の倫理的義務，とりわけ，患者に害を及ぼさないために行う倫理的義務というものは，理にかなった治療を行うための法的義務，および患者のコンディションを管理し，患者の決定権を考慮するスキルとよく一致するであろう．しかしながら，これらの原則が互いに対立するようなケースも存在する．患者にとっても最も良いことは何かということについての医師の見解を，患者の自律の権利の方が凌駕するという考えは，現在のところ，全世界の医療従事者によって受け入れられているわけではない．患者の自律を尊重することは，患者は誤った判断をする権利をも有しているということを受け入れることである．このような状況であるため，大半の法域では，患者が取りうる選択肢についてそれぞれのリスクとベネフィットを含むすべての情報を患者に提供し，医師が最善の方法と考えるものについて患者に助言し，医師の専門知識と経験の恩恵を患者にもたらし，その結果何をするべきかを患者が決定できるようにすることによって，医師は倫理的・法的義務を果たしたことになる．

　患者自身が提案された治療のリスクとベネフィット解析に参加し，その上でその治療に同意した場合にインフォームド・コンセントを得ることができると現在では考えられている．このため，自律的に行動する患者は，いかなる第三者の支配も受けずに，自分自身で治療を理解し，判断を下す能力を持っていなくてはならない．そして，判断を下すためには，治療に関するすべての事実が提供されなければならない．インフォームド・コンセントの原則は，依然として，医療従事者や法律専門家の手による発展が進められている最中である．そして，生命倫理の専門家や哲学者たちが，それを微調整していくことに影響力を行使している．それにもかかわらず，

ほとんどの慣習法の体系の中で，過去20年に渡って関連する法律に変更が加えられてはいない．

　周産期精神医学の領域では，母親に提案された治療により，これから生まれる子ども対して二次的な害が及ぶ可能性がある．母親は事実上，その子の代わりに治療に対する同意をすることになる．このことは，極めて難しい問題を提起する．これから生まれる子ども（または，まだ受胎されていない児）は，明らかに自律的にふるまうことのできない存在である．その子どもは，自分で判断を下すことができず，すべてを母親に依存している．多くの法体系では，子どもは生まれてくるまでは法的な身分を持っていないとされている．それ以外の法体系では，立法機関が介在して胎児の法的な身分を作ってきた．これは通常，堕胎に関連した法律のための措置である．

　いったん生まれれば，子どもは子宮内にいたときにその原因があった傷害に対して，第三者を訴えることができるという考え方は，広く受け入れられている．妊娠を考えている女性に対して薬剤の処方を検討している医師にとって，このことは，これから生まれてくる子どもの利益に対して十分な配慮が必要であることを確実に認識させてくれる．一方，母親と胎児の利益が一致しない状況が生じる場合がある．例えば，母親の精神疾患に対して治療が必要であり，その治療なしには母親の生命が脅かされるが，その治療は胎児の健康を害してしまうという場合である．このようなケースのインフォームド・コンセントは最も重要である．なぜなら，母親を治療している精神科医は，もちろん母親の治療を行わなければならないが，その一方で，母親とこれから生まれてくる子ども両方に対して責務を負っているからである．

「インフォームド・コンセント」とは何か？

　「インフォームド・コンセント」とは何を意味しているのかについて書かれたものはたくさんあるので，あまり付け加えることはない．この言葉は，人によって異なる意味を持つ語ではあるが，一つの専門用語として使われるようになってきた．われわれは，「インフォームド・コンセント」という言葉を，法律上面倒な問題を伴う複雑で非常に重要な臨床上のツールを表す簡潔な表現として有用であると考えている．しかしながら法律は，「一定の形を持たない」[8]とか「誤解を招きやすい」[16]としてこの言葉を過少評価してきた．過失法の基本的な考え方では，合理的な治療を行う義務，その義務の不履行，結果としての損害が存在することを要件とする事例が大変多く発生してきたが，インフォームド・コンセントという言葉はこの考

え方を反映していないので，法的な意味ではそのとおりかもしれない.

　臨床的な場面においてさえも，「インフォームド・コンセント」という言葉には限界がある．それは，例えば「拒否はあっても同意はない」という状況をも取り扱わなければならないからである．実際のところ，この言葉は，さまざまな状況において非常に定着しているため，避けることができなくなっている．他のこの種の便利な表現と同様に，その使用には注意を要する.

　「インフォームド・コンセント」という言葉は，患者が十分な情報に基づいて意思決定をすることができるように，特定の治療の重要な特徴とリスクの情報を，他の利用可能な治療の特徴とリスクとともに患者に開示して，患者から治療方針に従うとの承認を確保するための過程を指して使われる．この広い定義の要求事項はまた別の問題であり，次にそれについて述べる.

法と倫理的実践の要求条項

　インフォームド・コンセントに関連する法律の要求事項は，主に過失法に由来する．つまり，関連する要件は倫理的な義務や臨床行為からも生じたわけではなく，医療従事者が患者に対して負っている責務，すなわちそれを怠った場合，患者に対して傷害を与えてしまうような責務から生じてきた.

　医学的介入を検討している患者に，その介入の重要なリスクを伝達することは，医師の義務である．豪州高等裁判所は，特定の事例において次のいずれかの場合にその提案された治療のリスクが重要であると判断した[16].

1. 患者の立場におかれた一般人が，もしもリスクについての警告を受けたなら，「それに意味がある」と考える可能性が高い場合（客観的前提）
あるいは,

2. 特定の患者が，もしもリスクについての警告を受けたなら，「それに意味がある」と考える可能性が高いことを医師が知っている場合，または，知っているべきである場合（主観的前提）

　彼らは後に，いかなる場合においても，緊急性や必要性が高くない限り，特定の治療を行うかどうかの選択権は患者にあること，そして，その選択が関連する情報やアドバイスに基づいて行われるのでなければ，その選択には全く意味がないことを付け加えた.

　提案された治療に伴う可能性のあるリスクの重要性に関しては，豪州の法律では「医師は，予見しうるリスクについて，たとえそれが起こる可能性が極めて低い場合であっても，空想上のものでない限りはそのリスクを考慮しなくてはならない」と義務づけられている．そのリスクに関して，起こりうる傷害の正確な具体的特徴や，傷害につながる事象の正確な組み

合わせまで予見する必要はない[17]．しかしながら，あるリスクの重要性を考慮する際に，起こりうる傷害の重篤度やその発生の可能性について正確な情報を伝える必要がある場合には，一般的リスクではなく特定のリスクを検討しなければならない．

豪州における関連する状況は，英国の法律の場合とは大きな差異がある．英国貴族院は，医師がその時に適切であると受け入れられていた慣行に従って施術した場合，他の医師が別の施術を選択しているとしても，過失はないという判断を示した．要するに，法律は治療の義務を課すが，治療の水準は医学的判断の問題である[2]．これはいわゆるBolamの原則[1]である．医師の立場を支援する専門的な意見に対して課せられた唯一の要件は，非論理的ではないという意味において，まっとうである，責任がある，あるいは理にかなっていることである[18]．

上に述べた，豪州と英国のアプローチの差異は明らかである．前者では，どのような情報を伝えなくてはならないかという問題は，患者とその視点を参考にすることによって決定される．後者では，この問題に対しては，責任ある専門家の意見を参考にして決定される．

法律は一連の義務的な要件を課しているが，それらの要件の遵守を達成する方法について知らせる試みがなされてこなかったということに対して，医療従事者にはずっと不満があった．

次のような異なる見方が示されている．インフォームド・コンセントは，最低限の法的要件に対する煩雑な遵守ではなく，患者との良好なコミュニケーションを確保する手段であるとみなされるべきである．そして，インフォームド・コンセントは，患者の理解を進め，期待を適切に管理し，コンプライアンスを向上させ，権利拡大と管理の意識を高めることによって，それ自体が確実に有益である．このような観点で，医師が達成しようと試みていることについて検討する必要がある．

インフォームド・コンセントの原則

生命倫理学者のBeauchampとChildressは，インフォームド・コンセントの原則を構成する7つの重要な要素が存在することを提示している[14]．前提条件となる要素（患者の判断能力と自発性），情報に関する要素（情報の開示，治療計画の推奨，患者の理解），同意に関する要素（患者の意思決定と権限委任）である．特に妊娠中の向精神薬処方に関連して，これらの要素を考察する．

判断能力

　一般的には，ある患者が，治療の選択肢を理解し，そのリスクとベネフィットを慎重に考え，その考えに基づいて意思決定をし，その決定を適切に伝達することができる場合，その患者は「判断能力がある」とみなされる．判断能力があることは容易に定義できるが，能力がないことの定義は難しい．ある患者は上記の基準を満たしているという点では能力があるとみなされるかもしれないが，その国の法律に従うと未成年であり，それを理由に能力がないとされる可能性もある．同様に，措置入院患者はたとえ「その治療を受けたくない」と表明したとしても，合法的に治療されていることになる可能性がある．一定の自律的な意思決定を行うことが許される年齢や，第三者または代理人が代わりに判断することが要求される精神的および心理的な能力障害の程度については，法的管轄区域によってばらつきがある．一般原則として，すべての成人は同意する能力があるとみなされ，すべての小児は能力がないとみなされる．実際のところ，患者に「意思決定能力がない」とみなされているが，理解，熟考，判断，伝達の能力が欠けているわけではない場合，インフォームド・コンセントを取得する過程を変えてはならない．彼らが議論に参加した上で，提案した治療に対する同意を得るべきである．

　判断能力は絶対的なもので，存在するか存在しないかのどちらか一方しかない．しかし，判断能力がある人における能力の大きさは，区別するべきである．つまり，教育レベルが高く，裕福で，身体的・精神的に全く問題のない成人から，無教養で，貧しく，身体的に不健康で，精神的に落ち込んでいて，脳障害を有し慢性的な痛みに悩まされ，薬剤やその他の物質の影響下にある人までのスペクトルの上に存在する．このように能力の大きさは，プロセスの自発性と大部分が重なっている．

自発性

　自発性は，より大きな原則である自律性の重要な要素である．この言葉は，人が行動を起こしたい場合に，外部からの抑圧や強制がない状態で，自発的に行動するという概念を指している．しかしながら，多くの法体系においては，患者が自分にとってベストな結果をもたらすような決定を下す能力がないとみなされている場合は，代理意思決定者に治療決定の権限が与えられる．精神病やうつ病性の自殺念慮に対する非自発的治療が主な例である．

「強制」は，実施された場合に患者にとって不利益であると受け取られるような脅威の発生を伴い得る．薬を飲まない限り，措置入院させることを患者に伝える医師は，その目的が患者の利益のためであったとしても，強制的な行動をとっていることになる．しかし，入院が必要なほど病気を悪化させないように，薬を飲み続ける必要があることを医師が患者に説明していれば，より受け入れられる別の方法で同じ結果が得られるかもしれない．

医師の情報開示がどのように認識されているかを考慮する際には，患者の感じ方が重要になる．医師と患者の間には，特に精神科医療においては，知識と権限の不均衡が存在する．この不均衡によって，患者は医師の提案した行動方針に従わざるを得ないと感じてしまう可能性がある．もし患者の意思が抑え込まれるならば，患者が医師に与えた権限承認は無効である．

家族など他の人物が患者に不適切な影響を与える場合がある．これには妊婦のパートナーや配偶者が該当する．判断を行うのは患者自身であり，誰かに命令されたり，誰かを喜ばせたりするためではなく，自由に行動していることを確認するように気をつけなくてはならない．大抵の場合，これから生まれる子どもの推定上の父親は，子どもに関する法的権限を有していないが，患者の同意があれば，インフォームド・コンセントを得る上で重要な支援的役割を果たす可能性がある．

情報開示と推奨

情報開示とは，医師が患者に情報提供することを指している．この情報とは，患者が悩まされている病状，必要な検査，予後，治療の可能性，推奨される治療管理の方針に関するもので，提案された治療方針の重要なリスクとベネフィット，別の治療方針（何も治療しないことも含めて）に関する情報も含む．

情報開示は，医師と患者の間のコミュニケーションに関するものである．患者の自律性の促進のために行われ，患者の状況を理解することによって達成される．すべてのコミュニケーションの形態と同様に，情報開示が効率よく行われるためには，状況に合わせた調整がなされなければならない．

一般的な原則として，リスクの情報開示に関連して，1) リスクの性質（どのようなリスクか），2) リスクの程度（大きさ），3) リスクが顕在化する可能性（起こる確率），4) リスク顕在化の切迫性（いつ起こるのか）を考慮しなければならない．

世界中の法廷での訴訟の結果として，適切な医療専門職の基準，合理的な一般人の基準，主観的基準という3つの基本的な開示基準が浮上した．

最初の2つは，前ですでに論じた．3つ目の基準は，インフォームド・コンセント取得のプロセスを適切に完了するためには，それぞれの患者の情報要求と懸念事項について，どんなに特殊なものであったとしても，医師が確認して対処することが必要としているが，法的に義務づけられるものではない．このような基準に従うことの難しさは明らかである．患者自身が関連すると考えるものは何であれ，重要性についての医師の見解にかかわらず，関連するものとみなされるものである．これは客観的にみると重要ではないかもしれない．主観性には，特定の患者にとって何が重要かを医師はどうやって知ることができるのかというジレンマが伴う．特定の患者が心配していることについての詳しい調査を行うことは優れた取り組みであるとされる．それはある程度法律が要求していることでもあり，豪州の法的要件は，プロセスの適切な段階で，患者が自らの懸念についての簡単な質問をすることを求めている．

多くの事例が，われわれが通るべき道筋を示してくれるが，そうではないこともある．特に，母親の精神疾患を治療するために必要な薬によって，胎児が大きなリスクに曝される可能性が高い場合，母親がその薬を飲まないにせよ（母親自身の不利益と，それによる胎児の不利益），飲むにせよ（胎児のウェルビーイングのリスクと，それによる母親の後々のリスク），危険を承知で妊娠するか，あるいは妊娠しないかのどちらかという，解決できないジレンマをはらむ事例もある．意思決定時にこのようなことを考慮する場合，アドバイスを与える医師にとっては倫理的な意味合いが大きい．

情報開示には必ずしも実体があるとは限らない．それは，文書化された情報の配布のみでは達成できない．どこで，いつ，どのように行われるのか，そして，使用される言葉や患者の文化的な信条といったものすべてが，医師の伝えようとする試みの有効性に影響を与える．

妊娠中に向精神薬を処方する場合，医師と患者両者は不明点が多いことを許容しなくてはならない．母親と子ども両方にとっての意義に関する知見は不十分である．しかしながら，精神疾患の苦しみを和らげるために，判断を下し，行動を起こす必要がある．データが蓄積されるにつれて，推奨事項や標準治療は変わる可能性がある．ある時点で理にかなっていると考えられたことが，別の時点では思慮が足りないと考えられる場合もある．

研究結果の確実性の程度に関連する問題は，医学と法律との接点で論争を起こすことがある．研究によって確立されたことと推察されることとの間には大きな違いがある．次項で述べるように，方法論的な問題によって，しばしばリスクについて確実にアドバイスすることが難しいものになる．裁判所と患者は，どちらも，証拠に基づくリスクと，薬剤使用と転帰との関連性をほのめかす症例報告とを区別することが難しいと感じることが多い．

不幸なことに，このことは周産期には向精神薬の処方をすべて止めるという「膝蓋腱反射」のような反応をしばしば引き起こしている．もし患者

に起こった有害な転帰の責任を負わされるのが，治療した医師か病気それ自体かの選択になった場合，多くの医師は後者のリスクに患者を曝す方が，法的には安全であると感じている．全体的に言って，良くない転帰が治療に関連して起こったとする訴訟よりも，治療しないことによって起こったとする訴訟の方がずっと少ない．このような防衛的な治療は，医療水準を下げるだけである．このように，胎児曝露のリスクと精神疾患を治療しないリスクのバランスをとろうとして，医師は，「胎児の奇形を引き起こしうる危険と臨床上の苦境」の板挟みになってしまう[19]．

理 解

理解の概念は，盛んに論じられる難しい問題である．医学情報の提供によって，すべての患者が提案された治療の性質や意味合いをすべて評価できるようになるわけではないことが推察される．これまでの研究で明らかになったことによると，医療相談で提供された情報のうちだいたい20～60％くらいしか患者の頭には残らない．提示される情報の量が多いほど，正確に想起される割合は低くなり，患者が記憶した情報のおよそ半分は誤っている[20]．

開示した情報を患者が理解したかどうかを確認するのは医師の義務である．そのためには，患者とその情報についてよく話し合い，その内容を要約して復唱してもらい，どのようなことが患者自身（そして胎児）に起こりうると考えているのか，なぜそのように考えるのかを患者に尋ねる．ここでも使う言葉が極めて重要である．

患者が自律性を発揮できるようにするために，患者には，与えられた情報を理解するための最高の機会が与えられる必要がある．治療法の採用を決定する前に，書面による資料と十分な時間を提供することにより，患者からインフォームド・コンセントを得る可能性が確実に増える．周産期の向精神薬処方は，治療についての意見や推奨を行う相談とは別の時に行うべきであること，患者には不確かなことや理解できていないことについて医師に尋ねるように勧めること，良いコミュニケーションを可能にするような環境で行うことをわれわれはアドバイスする．

意思決定と権限委任

ここでも繰り返し述べるが，インフォームド・コンセントを得るために

は，治療を受け入れるときに患者が行う決定は，強制，過度の説得，誤情報などによる操作や，患者に害を加えることが一切ない状態で行われる必要がある．自律性の原則によると，患者が提案された治療に対して同意するだけでなく，この同意を一時的または完全に撤回したり，立場を変更したりできることが必要である．また，医師の怒りを招いたり，医師と患者の治療関係が終わったりすることなしにこれらのことができる必要がある．

いったん特定の治療に着手する医師と患者の決定がなされれば，医師にはその治療行為を行う権限，許可が与えられる必要がある．権限委任のために，どのような治療方針をとるかに関して，患者は自分の決定を医師に明白に伝えなければならない．その決定がなされたことを証明する方法は，臨床的には重要な問題ではないが，法的には重要かもしれない．手術時には，意思決定の証明は同意書へのサインに託されており，これが（誤ってはいるが）インフォームド・コンセントを得ることと同義となっている．精神医学の領域では，同意書は電気ショック療法を行う状況以外ではあまり用いられないが，そのことに特別な理由はない．精神医学領域での薬剤の処方や投与ということになると，患者による権限委任は，医師との面談において口頭で行われる．

われわれはプロセスとしてのインフォームド・コンセント取得について述べてきたが，それにはきちんとした理由がある．それは，1回の面談の最中に行われる1回限りのイベントであるとみなされるべきではない．われわれは，必要とされる手順が，何度も行われる協議を通して，それぞれ，ある程度の時間をとって実行されるものと考える．その手順とは，相談，検査，診断，情報開示，推奨，話し合い，理解，熟考，必要ならばさらに話し合い，それに続く意思決定と権限委任，そしてコミュニケーションである．

どうしたらよいのか？

医師は，妊娠している，あるいは妊娠を計画している精神疾患の女性を治療する苦しい立場に置かれることがしばしばある．精神疾患の女性の妊娠の半分以上が計画外で，妊娠が判明する前に器官形成期である第1三半期に向精神薬に曝されている可能性があるという事実によって，この問題はより複雑なものとなる．さらにやっかいなことに，多くの国の出訴期限法では，処方薬曝露や傷害が生じた後，何年にもわたって妊娠および出産に関する医療過誤に関する民事訴訟の提起を認めている．その結果として，生殖年齢の精神疾患を持つ女性患者の治療を進んで行いたいという医師はほとんどいなくなり，それによって脆弱な患者集団がさらに脆弱になる[21]．

妊娠中の向精神薬の処方に関する確立されたガイドラインが存在しないために，医師，患者，それぞれが医学的にも法的にも挑戦を強いられることになる．

　一般的な集団における先天奇形発現のベースライン・リスクは，2〜4%であることを覚えておく必要がある．生まれてきた子どもに先天性の奇形が生じたり，妊娠に関する何らかの好ましくない転帰が起きたりした場合，その原因が，処方された薬剤にあると自動的に考えることはできない．別の章で論じられるように，無治療の精神疾患自体もまた，多くの妊娠や出生に関連する転帰に悪い影響を与えることが示されている．

　最適な治療を患者に施し，法医学的なリスクを減らすために，われわれは，以下を提案したい．

妊娠中の精神科薬物療法のための
インフォームド・コンセント取得のガイドライン

1. 標準的な診療を通して診断を確立する．面談，診察，検査の各ステップについて患者によく説明する．診断がついたらそれを患者に知らせ，疾患の性質や，治療しなかった場合にはどのような経過をたどるのかについてよく説明する．万が一，患者に疑念が残ったり，医師の意見と，患者による問題の概念化との間に不一致が存在したりする場合には，適切な同僚に対しセカンド・オピニオンを求める．

2. 提案された治療が標準治療であるかどうかを確かめ，治療行為が既に確立された臨床的ガイドラインの範囲に含まれない場合には，そのことを開示する．

3. 治療を提案し，同時に他の取りうる選択肢について説明する．どの治療方針に従うのかを決定するのは患者であるが，アドバイスを与えることは医師の務めであることを説明する．提案した治療の性質について説明し，他の治療との比較を行う．これには，「何もしない」という選択肢も含める．

4. 患者が提案された治療に同意するための能力を有しており，自発的に同意できることをはっきりとさせる．いかなる外部からの影響力も，影響力として正しく評価されるべきであるし，患者の独立した判断を妨害する可能性のある影響力に対処するための取り組みがなされるべきである．患者に判断能力がない場合，または自発的に判断する能力がない場合には，非自発的治療を進める前に，その地域の精神保健関連法規の要件を考慮することが必要である．

5. あらゆる治療行為の影響が胎児を特定のリスクに曝す可能性があるので，胎児の父親はできる限り意思決定プロセスに関与すべきである．

6. 提案した治療のリスク・ベネフィット解析を行い，子どもに対するリスクと同様に母親に対するリスク，そして何も治療をしなかった場合

のリスクについて検討すべきである．証明されているもの，推定されているものも含め，あらゆる重要なリスクを特定して開示し，患者にとって何が重要であるか，患者が何を知りたいかについて特別深く考えるべきである．現在，精神科薬物療法の安全性に関するデータベースは確立されていないことを開示する．

7. 以下の領域において，重要なリスクを検討する必要がある．
- ・母親に対するリスク
- ・催奇形性のリスク
- ・産科的合併症に対するリスク
- ・新生児に対するリスク
- ・長期的な神経発達またはその他の健康に対する悪影響のリスク
- ・治療を行わないことによるリスク

8. リスク・ベネフィット解析についての患者の理解が適切である（すなわち，しっかりとしたものである）ことを確認し，質問に対しできるだけ完全かつ正確に答える．

9. 提案した治療に関して，患者から，そして好ましくはパートナーからも，意思決定と権限委任を得る．

10. 厳格な正確さをもって上記の事項をすべて書類に記し，インフォームド・コンセントのプロセスが何年後でも，誰が読んでも確実に理解可能な記録とする．インフォームド・コンセント取得のプロセスの詳細は，書面にされたコミュニケーションの記録として医療記録上に記されているべきであり，担当医，産婦人科医，小児科医に対して提供されるべきである．

（訳：後藤 美賀子）

References

1) Bolam v Friern Hospital Management Committee. 1 WLR 582. 1957.
2) Sidaway v Board of Governors of Bethlehem Royal Hospital. AC 871. 1985.
3) Wear S: Informed consent: patient autonomy and clinician beneficence within health care. Georgetown University Press, 1998.
4) Faden RR, et al: A history and theory of informed consent. Oxford University Press, 1986.
5) Canterbury v Spence. 464 F. 2d. 772. 1972.
6) Reibl v Hughes. 2 S.C.R. 880. 1980.
7) Castell v De Greef. (4) SA 408 (C). 1994.
8) Rogers v Whitaker. 175 CLR 479. 1992.
9) Percival T: Medical ethics; or a code of institutes and precepts, adapted to the professional conduct of physicians and surgeons. S. Russell, 1803.
10) Salgo v Leland Stanford Junior University Board of Trustees. 317 Pacific Reporter 2nd 170 (California Court of Appeals 1957). 1957.
11) Dolgin JL: The legal development of the informed consent doctrine: past and present. Camb Q Healthc Ethics, 19: 97-109, 2010.
12) Griswold v Connecticut. 381 U.S. 479. 1965.

13) McHugh J, in Perre v Apand Pty Ltd. 198 CLR 180 at 223-4. 1999.

14) Beauchamp TL, et al: Principles of biomedical ethics. 6th edition, Oxford University Press, 2009.

15) Will JF: A brief historical and theoretical perspective on patient autonomy and medical decision making. Part II: the autonomy model. Chest, 139: 1491-1497, 2011.

16) Rogers v Whitaker, supra, at 490, citing Reibl v Hughes. 2 S.C.R. 880 at 892 (Supreme Court of Canada). 1980.

17) Rosenberg v Percival. HCA 18 at [64] per Gummow J. 2001.

18) Bolitho v City and Hackney Health Authority. AC 232. 1998

19) Cohen LS, et al: Treatment guidelines for psychotropic drug use in pregnancy. Psychosomatics, 30: 25-33, 1989.

20) Kessels RPC: Patients' memory for medical information. J R Soc Med, 96: 219-222, 2003.

21) Einarson A, et al: Prescribing antidepressants to pregnant women: what is a family physician to do? Can Fam Physician, 53: 1412-1414, 2007.

3 文献の批評的評価：観察研究の複雑さを理解する

Abstract ‖‖‖‖‖

　妊娠中に使用される薬（特に向精神薬）の安全性を研究することは，とても複雑なプロセスであり，現在のところ研究を実施するための理想的なモデルは存在しない．妊娠をめぐる倫理的な問題のため，無作為化比較試験が行われることは，今後もまずないだろう．したがって，観察研究が使われるわけだが，すべてのモデルにさまざまな制限がある．例えば，サンプルサイズが小さいこと，後ろ向きバイアスを伴うこと，妊娠中に薬剤を使用したかどうかの情報を正確に取得できないこと，その他の欠損データなどである．しかし，制限が多いことが，集められたデータには価値がないとか，エビデンスに基づく情報提供の役に立たないということを意味するものではない．精神科薬物療法と妊娠は，医療従事者にとって非常にセンシティブなトピックで，特に悪影響が報告された場合には，マスコミは研究結果に大変関心を示し，報道したがる．したがって，精神科薬物療法と妊娠に関する研究を評価する際には，それぞれの研究の限界と，それが結果にどのように影響を及ぼしているかを指摘することが非常に重要である．最良のエビデンスを得るために，異なるタイプの観察研究の結果を組み合わせることで，患者と医療従事者が妊娠中に特定の薬剤を使用するかどうかについて情報に基づく意思決定をする際に助けとなる．

Keyword 観察研究, 研究モデル, 吟味, 知識

はじめに

　根拠に基づく医療（EBM）の出現以来，医療に携わるすべての職種の学生は，それぞれの専門分野における絶え間ない変化に対応し，最新の医療を行うために必要な技術を学ぶことが期待されている．しかし，文献の批評的評価は単純な作業ではなく，大部分の臨床医は彼らが読んだ文献の複雑な性質を完全に理解するための疫学や統計学の知識を持ち合わせていないので，見かけほど簡単なことではない．したがって，抗うつ薬などの治療に関する情報が患者に適切に伝えられるかわからないので，予想外に個人に害を及ぼす可能性がある[1]．

　統計的有意性と結果の臨床的関連性との違いなどを理解するための十分な基礎知識を臨床医が持っているならば，文献の批判的評価を適切に行うことができるかもしれない．実際に，臨床的に重要であろうとなかろうと，有意な（または陽性の）結果の方が発表されやすいため，このことは理解すべき最も重要な情報の1つである[2,3]．

研究の種類

　読者は文献の批判的評価を行う前に，妊婦が含まれる公表文献で用いられているさまざまなタイプの観察研究に関する包括的な知識を持たなければならない．無作為化比較試験（RCT）は最もエビデンスレベルが高い方法と考えられているが，胎児発生へのリスクが不明であるため，妊婦にこのような試験を行うことは倫理的に問題がある．観察研究としてエビデンスレベルが最も低いものから高いものまで，さまざまな種類の研究を以下に示す．

1　症例報告

　症例報告は，いわば"信号発生器"で，潜在的な問題を見いだし，より精度の高い調査を行うきっかけとなりうる．しかし，症例報告の主な制限は，他にも多くの同じ曝露で同じ異常を生じた症例が報告されない限り，因果関係を特定することができない．妊婦で最も古典的な例は，サリドマイドに関する症例報告である．McBride博士はLancetで，サリドマイド曝露児における多指症，合指症，長骨の形成異常（異常に短い大腿骨と橈骨）を数例経験したことを報告した．彼はその後，「この薬を服用した後に同じような異常が起こった症例を見たことがありますか？」と読者に質

問を投げかけた[4]．今やわれわれは，他にも多くの症例報告があり，奇形学の研究が始まったことを知っている．

　40年以上にわたり，妊娠中の曝露によって高い割合（50％）で児に大奇形を引き起こした薬剤は，Accutane® （イソトレチノイン）だけである．しかし，サリドマイドの悲劇による意識の高まりから，子宮内でこの薬剤に曝露された同じパターンの形態異常を認める児の症例報告が数多く発表されると，サリドマイドよりもはるかに短い期間のうちに催奇形性物質であることが知られるようになった．その結果，非常に迅速に，妊娠中に女性がこの薬剤を服用するのを防ぐための指針が設けられた[5]．

2 ┃ ケースシリーズ

　通常は，複数の症例の集まりで，その数は何百，製薬会社の妊娠レジストリーともなれば何千となることもある．症例は，曝露の事例または妊娠結果の事例として提示される．しかし，ケースシリーズ研究の主要な限界は比較対照群を持たないために，結果に影響を及ぼす可能性のある要因を検討できないことである．一方で，発売されて間もない薬剤で，妊娠中の使用の安全性について文献情報がまったく存在しない場合には役に立つこともある[6]．

3 ┃ 前向き比較コホート研究

　このタイプの研究は，妊娠中の薬剤曝露の安全性を検討する際に最も一般的に用いられ，主に比較対照群がもうけられているという理由から，比較的エビデンスレベルが高いと考えられている．通常，喫煙やアルコール摂取など母親の背景情報に関してマッチングさせ，研究対象の薬剤曝露を除くすべての患者背景について，可能な限り類似した比較対照群を設定する．例えば，奇形学情報サービスで行われる研究においては，調査対象とした妊娠結果を収集し，1つまたは2つのグループと比較する．比較するグループは，1）他の抗うつ薬に曝露された女性（うつ病の影響を調整する目的）または2）うつ病ではなく抗うつ薬の摂取もない女性で，後者は非催奇形性物質曝露群と称され，無害な曝露に関してサービス機関に相談した女性で構成される．研究目的とした妊娠結果を群間で比較するが，通常主要評価項目は大奇形である．この研究方法は比較的シンプルなもので，結果は通常P値とオッズ比で報告され，時にロジスティック回帰分析の結果を伴うくらいなので，統計学についての総合的な知識を必要としない．このような研究はそれぞれのサービス機関で行われる場合もあれば，世界中のサービス機関が共同で行う場合もある．この研究の優れた点は，個人とのインタビューが行われることであり，その内容には詳細な薬剤摂取歴，実際に薬

剤を使用したかどうか，用量，使用した妊娠時期などが含まれる．前向き
のアプローチであることも優れた点であり，妊婦が研究に登録された時点
では妊娠初期でまだ妊娠結果は判明していないので，リコールバイアスを
除外することが可能となる．

　この研究方法の主な限界は，サンプルサイズである．例えば，薬剤使用
の有無にかかわらず，すべての妊娠の1〜3%に先天大奇形が発生するた
め，100人の患者サンプルの研究では統計学的な検討を行うには規模が小
さく，80%の検出力ではベースラインの4倍の増加を検出できる程度であ
る．

　比較的多く認められる奇形のリスクが2倍に増加することを検出するた
めには，各グループで約800例の症例が必要であるが，多くの研究では
200〜250症例程度のサンプルサイズである．まれな先天奇形の発生リス
ク増加を検出するためには数千例を超える症例が必要である．また，サ
ンプルは無作為化抽出されたものではないことも制限となっており，催
奇形物質情報サービスに電話をしてくる女性は一般的に社会経済的状態
（socioeconomic status）が高い傾向にあり，一般集団を代表していない可
能性がある[7-9]．

4 ｜ 症例対照研究

　症例対照研究は後ろ向き研究で，既に結果が判明している状態で，特定
の転帰（例えば先天大奇形）が起こった群とその転帰が起こらなかった群
とで，研究対象の曝露について比較するものである．まれな先天異常を調
べるために必要な症例数が，前向き比較コホート研究よりもはるかに少な
いので，この方法は先天異常学研究で用いられることが多い．後ろ向きバ
イアスと，交絡因子をすべてマッチングすることは不可能であることが主
な制限である．この研究方法を用いて妊娠中の抗うつ薬の使用に関してい
くつかの重要な研究が発表されており，これについては後述する．

5 ｜ メタ解析

　前述したように，ほとんどの妊娠転帰に関する観察研究はサンプルサイ
ズが小さいので，妊娠中の薬剤使用について研究する際にはメタ解析が非
常に有用な方法となりうる．メタ解析は，別々に行われた研究の結果を統
合してサンプルサイズを拡大する方法で，これにより薬剤の安全性や危険
性についてより明確に述べることができるようになる．対象となる薬剤に
ついての公表文献の検索は，通常2人以上の評価者が独立して行う．この
2人が利用可能なすべてのデータベースを用いて文献検索を行う症例対照
研究とコホート研究の両者が解析に採用されるが，対象が同じであれば学

会で発表された抄録を含めることが可能である．文献の採用および除外する作業が行われるが，この評価は2人の評価者が独立して行う．必要であれば，3人目の評価者が調整を行う．評価者は採択した研究からデータを抽出し，2×2の表に記載して解析する．妊娠結果と先天奇形のデータを用いて行われた初めてのメタ解析は，妊娠中の悪心・嘔吐（NVP）の治療に使用されるBendectin®（ドキシラミンとピリドキシンの合剤）についてのものであった．この薬剤が催奇形性物質であると主張する複数の訴訟が製薬会社に対して起こされ，これをきっかけに研究が行われた．かつて米国で3,000万人の女性がこの薬剤を使用していたと推定され，この薬剤の妊娠中の使用の安全性を評価するため25の疫学研究が行われた．これらの研究をすべて統合した結果，17,000人を超える女性がメタ解析に含まれたが，先天大奇形のリスクが一般集団の1～3％を上回るという証拠は認められなかった[10].

診療報酬請求データベース

データベースはもともとさまざまな診療報酬請求支払いのために開発されたもので，通常は薬剤疫学研究のために設計されていない．このため，特に薬剤使用と妊娠結果の研究では，重要なデータが欠落していることがしばしばある．しかし多くの場合，重要な情報を持つ大規模な症例データが含まれるため，ますます多くの研究で使用されるようになってきており，市販後調査を実施する際には最も利用される頻度が高い．ポジティブな結果が得られた多くの研究は，処方箋からのデータを使用してサンプルを集めた処方データベースから得られたものである．この研究方法の主な優れた点は，非常に大きなサンプルサイズになるということである．しかしながら，いくつかの制限がある．主な制限は，患者に薬剤が処方されたかどうかの情報は得られるが，その薬剤を患者が実際に使用したかどうかは分からないことである[11].統計学的有意性はサンプルサイズの関数であるが，データベースを用いた研究ではサンプルサイズが非常に大きいので，結果が偽陽性の可能性がある．つまり，サンプルサイズが大きいほど，臨床関連性がない可能性があるが統計学的に有意である，すなわち偶然の発見である可能性が高くなる．さらに，結果は通常オッズ比で示され，ベースラインの頻度については言及されることはまれである．例えば，2つの群を比較して統計的に有意差が認められオッズ比が得られても，両群のリスクがともに一般に予測されるベースラインのリスクを下回っているのであれば，あまり意味がない．妊娠中に使用されたさまざまな薬剤の安全性に関する公表された研究100報から要旨の質を調べた論文がある．その結果，94％

の研究で有意なオッズ比が報告されていても，ベースラインのリスクは記載されていなかった[12]．一般の集団で予測されるリスクが分からなければ，実際にリスクが増加しているかどうかを評価することは困難である．例えば，処方データベースのデータを用いて行われた自然流産の発生率を評価項目とする研究において，非ステロイド性解熱鎮痛薬（NSAID）を使用した群と，使用しなかった群との2群で比較を行った例では，算出されたオッズ比は2で，NSAIDを使用すると自然流産のリスクが2倍になることを意味している．しかしながら，論文中には実際の自然流産の発生率の記載はなく，NSAID非曝露群の自然流産発生率については，論文の著者に連絡しないと分からなかった．SAの発生率がおおよそ10～15%であることを考慮すれば，両群のSA率は集団で予想されるよりもかなり低いことが明らかなので，この臨床的関連性は疑問視された[13]．前向きに女性を登録して医療記録で確認した妊娠結果を用いた最近の研究では，NSAIDの使用と自然流産の発生割合の増加との関連は認められなかった[14]．

1 全国出生登録

いくつかのヨーロッパ諸国では政府が支援して行われるレジストリーが運用されており，出生後に母児のデータを登録し，前向きに追跡している．例えば，スウェーデンの出生登録のデータ（The Swedish Birth Registry）を利用した数多くの研究が発表されている[15]．

ハンガリーの先天異常症例対照サーベイランスシステム（The Hungarian Case-Control Surveillance System of Congenital Abnormalities）も，妊娠中の薬剤曝露後の妊娠転帰について多くの研究を発表している[16]．エビデンスに基づく医療を行う際に，これらの方法論はすべてレベル分類2「適切にデザインされたコホートまたは症例対照分析研究から得られた証拠，望ましくは複数の施設や研究グループから得られたもの」におおむね適合していた[17]．

研究の評価

それぞれの研究において慎重に検討すべきことは何かを理解していれば，批判的吟味は難しいものではない．疫学における観察研究の報告を改善するために作られた"STROBE"は，観察研究のデザイン，実施，報告に役立てるために導入されている比較的新しいガイドラインで，現在いくつかのインパクトファクターの高い学術誌でこのガイドラインに準拠することが要求されている[18]．これが必須である学術誌に投稿する場合には，質問

票に記入して原稿とともに提出する必要がある．このチェックリストは本来著者のためのもので，著者は研究中に含まれるべき項目についてチェックする必要があるため，読者にとっても非常に有用なツールとなりうる．STROBE チェックリストには，研究の中の各セクションが含まれており，オンライン（http://www.strobe-statement.org/?id.available-checklists）で入手可能である．

統計分析の結果の理解

　STROBE ガイドラインを用いて研究デザインの詳細な検討を行った後は，統計解析がどのように行われ，どのように報告されたかを検討する時がくる．研究の解析方法は実にさまざまで，結果はさらに多様であるが，これはサンプルサイズに依存することが多い．サンプルサイズが大きくなれば，有意性を見いだすためにより多くの検定を行うことが容易になるが，だからといって，必ずしも規模の大きな研究の結果が小さい研究の結果よりも重要であるとは限らない．大規模なサンプルサイズであれば，より頑健な結果を導き出せると考えられているが，時にはサンプルサイズが大きいことにより，臨床的には意味を持たない極めてわずかな差であっても統計学的に有意になることがある．例えば，女性は妊娠中には喫煙すべきではなく，喫煙していたかどうかで児の出生時体重に有意差がみられると報告した数多くの研究が発表されている．Motherisk の研究のように200例規模のサンプルサイズが小さい研究では，出生児体重の差は認められなかった[19, 20]．しかしながら，数千例の母親が含まれる巨大なサンプルサイズの研究では，統計学的有意差が認められた．ただし，喫煙者の母親と非喫煙者の母親から生まれた児の出生時体重の差は100g未満であることが多かった[21]．正期産児の出生時体重が平均3,500gであることを考えると，これには臨床的意味が本当にあるのか疑問である．しかし，この例では，女性は妊娠中に禁煙するように指導され（当然のことであるが），うまくいけば，女性が胎児に害を与えていると考えるならばより禁煙に意欲的になるので，臨床的に有意でない結果なのかについてはいろいろと取り沙汰されている．

1 ｜ 統計検定

　オッズ比（OR）は曝露と結果の関連性の尺度である．オッズ比は，ある特定の曝露の後にある結果が起こるオッズと，曝露のない場合にその結果が起こるオッズを比較したものである．オッズ比は症例対照研究におい

て最も一般的に使用されるが，コホート研究デザインでも使用することができる．95％信頼区間（CI）はオッズ比の精度を推定するために用いられる．CIが広いことはオッズ比の推定精度が低いことを表し，CIが狭いことはオッズ比の推定精度がより高いことを示す．しかしながら，P値と異なり，95％CIは測定値の統計学的有意性を直接示すものではなく，相応する情報を提供している点に注意が必要である．実際には，95％CIは，その中に帰無仮説の値（例えばOR = 1）が含まれない場合，統計学的有意性があることを示す指標として使われることが多い．

相対危険度（RR）は，非曝露群と比較して曝露群において有害事象（または疾病発症）が起こるリスクである．相対危険度はコホート研究で使用されるが，研究の規模はコントロール群の結果（すなわちベースラインリスク）を正確に測定するのに十分な大きさでなければならない．オッズ比と同様に，相対危険度の値が2であれば，曝露群で事象が起こる確率は非曝露群の2倍であることを意味している．

ロジスティック回帰（LR）は，他の要因の影響を調整しながら，評価目的とする要因のオッズ比を算出する際に用いられる．例えば，母体年齢，BMI，過去の抑うつエピソードなどの影響を調整しながら，妊娠中の喫煙状況がうつ病の発症に影響があるかを評価することができる．目的変数は2値であることが必要である．Motheriskの研究のような観察コホート研究では，すでにこうした変数をマッチングしているので，LRを用いることはまれであり，変数を調整するための代替である[8, 9]．

これらの基本的な統計学的検定方法を理解することは，妊娠中の薬剤使用による安全性および危険性を調べたほとんどの研究を評価するための基礎である．

論文要旨の評価

さまざまな理由により，科学論文の要旨部分のみを読む臨床医が多いようである．したがって，要旨中には可能な限り多くの研究に関する情報，特に結果と結論が含まれることが非常に重要である．ほとんどの雑誌は，要旨中に含まれる単語を最大300 ～ 350語としていたものを200 ～ 250語に減らした．また，一部の雑誌では要旨の中には緒言が含まれておらず，目的，研究デザイン，結果，結論のみの構成となるようにしている．先に紹介した研究によると，ベースラインリスク（94％），薬剤の投与量（91％），有意差が認められなかった場合のP値（72％），有意差が認められた場合のP値（57％），交絡因子（69％），リスク差（48％）は要旨に記載されない割合が高かった[12]．研究論文の要旨だけを読むべきでないのか，なぜ誤

解が起こるのかという2つの例は次のとおりである.

　最初の研究（症例対照研究）は，妊娠中の抗うつ薬の使用が新生児遷延性肺高血圧症（PPHN）のリスクを増加させるかを検討したものである[22].PPHNを呈した新生児のうち14人がSSRIに曝露されていたのに対し，対照群では6人で，オッズ比は6.1（95%CI 2.2-16.8）と算出され，大変リスクが高いと思われた．しかし，本文中の最後に，これらの結果を総体的に見て次のように記載されている.「相対危険度は6.1であり，その関連性が因果関係であると仮定しても，妊娠後期に母親がSSRIを使用した時に新生児にPPHNが認められる絶対リスクは比較的低い（おおよそ1,000人中6.12人）．言い換えれば，このような母親の約99%がPPHNの症状を呈さない児を出産することになる」．この研究は，特に "New England Journal of Medicine" に掲載されたことにより，妊婦と医療提供者に大きな不安をもたらした.

　2つめの研究（観察コホート研究）は，2,793人の妊婦を含むコホートを用いて，妊娠中の向精神薬使用と，早産などの有害周産期転帰との関連を調べたものである[23].要旨で著者は，妊娠中の母体のベンゾジアゼピン系薬剤の使用は早産のリスク増加（adjusted OR 6.79，95%CI 4.01-11.5）および低出生体重，アプガースコア低値，NICU入院率増加，呼吸窮迫症候群と関連していると報告した．要旨に記載した結論では，妊娠中のベンゾジアゼピン系薬剤の使用が，早産や他の悪い妊娠転帰に高度に関連していたとされている．しかし，論文を最後まで読んでみると，著者らが下した結論は，さまざまな理由により結果とまったく一致していなかった．要旨ではコホート全体が向精神薬使用者で構成されているように見えるが，本文では向精神薬使用者はコホートの10.7%（300/2,793）であった．著者らはベンゾジアゼピン系薬剤が早産のリスク上昇と高度に関連していると報告しているが，ベンゾジアゼピン系薬剤の使用例は，わずか85例であった．さらに，抗ヒスタミン薬であるヒドロキシジンを向精神薬として記載しているので，ヒドロキシジンを使用した107例を除外すると，真の向精神薬曝露例はわずか6.9%（193/2,793）に過ぎなかった．したがって，サンプルサイズが小さすぎるので，著者らが結論の中で主張しているような決定的な結論を下すことはできない．この論文も著名な産婦人科誌に掲載された．このことは，読者は掲載された学術誌のインパクトファクターの高さに惑わされることなく，論文の批判的吟味を行うことが必要であるということを示している.

結果の妥当性に疑問を呈すること

　文献を評価する際には，著者の結論に基づいて，結果が妥当であるかを常に吟味すべきである．一例をあげれば，著者らが，抗うつ薬を服用している女性の妊娠では，先天大奇形のリスクが増加する（RR 1.84）と報告している論文[24]があるが，以下の理由により，この結果の妥当性は疑わしい．1）特定の先天奇形のパターンがない，2）大奇形と小奇形を区別していない，3）処方情報をもとにした研究であるので，実際に薬剤が服用されたかどうかは不明である，4）精神疾患患者は，他の向精神薬，アルコール，違法薬物を使用していることが多いが，こうした潜在的交絡因子には対処していない．

　別の研究では，著者らは多数の検定を行って結論を出しているが，多重比較の調整は行っておらず，結果がすべて偶然誤差である可能性があることも記載していない[25]．著者は未治療のうつ病の妊娠女性を特定しようと試みているが，その特定を確実に行うことができたという確かな証拠は何ら示されていない．また，出生時体重について2つの非常に軽微な差異（群間差30g）がみられたとして，低出生時体重のリスクの増加を見いだしたと述べた．彼らはまた，出生時体重（群間の30gの差）において2つの非常に些細な差異を見出し，低出生体重のリスクが高いことを発見したと述べた．もう1つの別の研究（メタ解析）では，新生児不適応症候群（poor neonatal adaptation syndrome; PNAS）について調べた研究12報の結果を統合している[26]．結果として，妊娠中の抗うつ薬曝露とPNAS発生との間に有意な関連が認められた（OR 5.07, 95%CI 3.25-7.90, $P<0.0001$）．著者らも述べているとおり，さまざまな公表文献由来の情報から，抗うつ薬に曝露した新生児はPNASを発症する可能性があることはよく知られている（最高30%）．しかし，要旨中にも本文中にもベースラインの発生割合の記載がないため，実際にどの位の頻度で発症するかを知ることはできない．さらに別の研究（メタ解析）においては，妊娠第1三半期におけるパロキセチン曝露により，心奇形全体の発生割合が上昇すると結論づけられている[27, 28]．しかし，このメタ解析では，些細な理由からMotheriskが行った1,174例を含む研究が除外された．除外した研究は心血管奇形のリスク増加は認められなかったと報告しており，本来のオッズ比はもっと低い可能性がある．

文献レビューにおける選択バイアス

　バイアスは，研究者が気づいていても，データの明らかな偏りを抑制

するための良い研究が行われているかどうかにかかわらず，すべての研究に固有のものである．最近発表された妊娠中の抗うつ薬使用に関するレビューにおいて，著者らは「妊娠中の抗うつ薬の使用は，流産，先天異常，早産，新生児行動異常症候群，新生児遷延性肺高血圧症，長期の神経行動への影響のリスク上昇と関連がある．抗うつ薬の使用により妊娠結果が改善するというエビデンスは存在しない」と結論づけた．読者にとっては残念なことに，著者らは抗うつ薬曝露後に有害転帰が報告された論文のみを採択し，有害転帰との関連が認められなかった研究は除外した．これはシステマティックレビューではなく，要旨の中にはオッズ比が存在しない．この論文は選択バイアスの最も露骨な例である[29]．この例では，著者らはすべての論文を評価しておらず，結論を下す根拠はまったくないのである．この研究の結論は無視されるべきである．この研究も権威ある学術誌に掲載され，多くのメディアの注目を集めた．その結果，またしても抗うつ薬を服用している妊婦と医療提供者に多大な不安をもたらすことになってしまった．

　これとは対照的に，明らかなバイアスを伴わない国民妊娠レジストリーの研究結果が最近発表された．この研究には，妊娠中にSSRIを使用したが他の向精神薬を使用しなかった母親の子ども10,511人，妊娠中にベンゾジアゼピン系薬剤を使用したが他の向精神薬を使用しなかった母親の子ども1,000人，妊娠中にSSRIとベンゾジアゼピン系薬剤を両方使用したが他の向精神薬を使用しなかった母親の子ども406人が含まれ，曝露のなかった群と比較された．この研究の結論は以下のとおりである．3群のいずれにおいても，一般集団のリスクと比較した時，比較的重篤な先天奇形または心奇形発生のリスクの上昇は認められなかった（SSRIとベンゾジアゼピン系薬剤併用と比較的重篤な先天奇形についての調整相対危険度 1.17，95% CI 0.70-1.73）．SSRIと他の催眠鎮静薬との併用についても同様の結果が得られた．そして，「以前述べられたような，向精神薬の併用に関連するリスク増加（特に心奇形）は再現できなかった」と結論づけられた[30]．したがって，これまで発表された利用可能な研究報告をすべて吟味した上で結論を出すべきである．

研究デザインは結果に影響を及ぼすか？

　今までに，妊娠中に抗うつ薬に曝露された30,000例を超える乳児の転帰が報告されており，研究者は異なる方法を用いて異なる結論を報告しているが，オッズ比が2を超えることはまれである．

　研究結果が一見矛盾するのは使用されたモデルの多様性のためなのかを

検討するために，研究（メタ解析）が行われた．比較された研究デザインには，前向きコホート，後ろ向きコホート，症例対照研究が含まれていた．研究デザインのタイプごとに，先天大奇形および心奇形の発生割合がランダム効果モデルを利用して統合された．先天大奇形全体のオッズ比は1.03 〜 1.24，心臓奇形のオッズ比は0.81 〜 1.32の範囲であった．著者らは，長所と短所がそれぞれ異なる多様な観察研究モデルを使用した研究が，著しく類似した有意でない結果をもたらしたことを見いだした．認められた矛盾する結果は，臨床的にはあまり意味のないわずかな統計的差異が注目されて結果が広まっていくことによるものかもしれない．著者らは，妊娠中の薬剤使用の安全性についてのエビデンスに基づく情報を生み出すためには，研究デザインが正確で限界をはっきりと示すならば，複数の方法を組み合わせることが適切であると結論づけた[31].

Conclusion

すべての研究デザインには限界があり，著者が詳細を完全に開示するわけではないので，基本的な統計学を理解し，公表文献を評価することは重要である．インパクトファクターが高い雑誌，高名な著者，一流の機関は当然質の高い研究を発表すると見なすべきではない．結果の適用には慎重な解釈が必要であり，最も重要なのは，わずかなオッズ比の上昇が認められたときに，その結果が臨床上本当に重要であるのかを検討することである．

このプロセスは，知識の移転（knowledge transfer translation）において非常に重要である．観察研究であるがゆえに，すべての研究において，研究デザインや解析にいくつかの欠点がある．とはいえ，方法と解析が批判的に吟味される限り，研究から得られた情報に価値がないということを意味するものではない．近い将来，妊娠女性が無作為化比較試験に組み入れられる可能性は低いので，実行可能な研究方法の厳密性を改善する必要がある．

抗うつ薬の研究結果に関する明らかに矛盾したエビデンスは，選択された結果を解釈し，広める手段による可能性が高いと思われるので，結局は相反するものではない．最後に非常に重要なことであるが，知識の移転と翻訳を改善することによって，精神疾患を有する妊婦や医療提供者は，妊娠中の向精神薬の使用に関する意思決定のために最も正確な根拠に基づく情報を確実に受け取れるようになるのである．

（訳：中島　研）

References

1) Einarson A: Antidepressants and pregnancy: complexities of producing evidence-based information. CMAJ, 182: 1017-1018, 2010.

2) Easterbrook PJ, et al: Publication bias in clinical research. Lancet, 337: 867-872, 1991.

3) Gluud LL: Bias in clinical intervention research. Am J Epidemiol, 163: 493-501, 2006.

4) McBride WG: Letters to the editor: thalidomide and congenital abnormalities. Lancet, 278: 1358, 1961.

5) Pochi PE, et al: Guidelines for prescribing isotretinoin（Accutane）in the treatment of female acne patients of childbearing potential. Acne Subgroup, Task Force on Standards of Care. J Am Acad Dermatol, 19: 920, 1988.

6) Yaris F, et al: Newer antidepressants in pregnancy: prospective outcome of a case series. Reprod Toxicol, 19: 235-238, 2004.

7) Chambers CD, et al: Birth outcomes in pregnant women taking fluoxetine. N Engl J Med, 335: 1010-1015, 1996.

8) Einarson A, et al: Rates of major malformations in infants following exposure to duloxetine during pregnancy: a preliminary report. J Clin Psychiatry, 73: 1471, 2012.

9) Sivojelezova A, et al: Citalopram use in pregnancy: prospective comparative evaluation of pregnancy and fetal outcome. Am J Obstet Gynecol, 193: 2004-2009, 2005.

10) Einarson TR, et al: A method for meta-analysis of epidemiological studies. Drug Intell Clin Pharm, 22: 813-824, 1988.

11) Källén B, et al: Antidepressant use during pregnancy: comparison of data obtained from a prescription register and from antenatal care records. Eur J Clin Pharmacol, 67: 839-845, 2011.

12) Einarson TR, et al: Quality and content of abstracts in papers reporting about drug exposures during pregnancy. Birth Defects Res A Clin Mol Teratol, 76: 621-628, 2006.

13) Nielsen GL, et al: Risk of adverse birth outcome and miscarriage in pregnant users of non-steroidal anti-inflammatory drugs: population based observational study and case-control study. BMJ, 322: 266-270, 2001.

14) Edwards DRV, et al: Periconceptional overthe- counter nonsteroidal anti-inflammatory drug exposure and risk for spontaneous abortion. Obstet Gynecol, 120: 113-122, 2012.

15) Källén BA, et al: Use of oral decongestants during pregnancy and delivery outcome. Am J Obstet Gynecol, 194: 480-485, 2006.

16) Kazy Z, et al: Effect of doxycycline treatment during pregnancy for birth outcomes. Reprod Toxicol, 24: 279-280, 2007.

17) Elstein AS: On the origins and development of evidence-based medicine and medical decision making. Inflamm Res, 53: S184-189, 2004.

18) von Elm E, et al: The strengthening the reporting of observational studies in epidemiology（STROBE）statement: guidelines for reporting observational studies. Lancet, 370: 1453-1457, 2007.

19) Einarson A, et al: Pregnancy outcome following gestational exposure to venlafaxine: a multicenter prospective controlled study. Am J Psychiatry, 158: 1728-1730, 2001.

20) Gallo M, et al: Pregnancy outcome following gestational exposure to echinacea: a prospective controlled study. Arch Intern Med, 160: 3141, 2000.

21) Conter V, et al: Weight growth in infants born to mothers who smoked during pregnancy. BMJ, 310: 768, 1995.

22) Chambers CD, et al: Selective serotonin-reuptake inhibitors and risk of persistent pulmonary hypertension of the newborn. N Engl J Med, 354: 579-587, 2006.

23) Calderon-Margalit R, et al: Risk of preterm delivery and other adverse perinatal outcomes in relation to maternal use of psychotropic medications during pregnancy. Am J Obstet Gynecol, 201: 579, 2009.

24) Wogelius P, et al: Maternal use of selective serotonin reuptake inhibitors and risk of congenital malformations. Epidemiology, 17: 701-704, 2006.

25) Oberlander TF, et al: Neonatal outcomes after prenatal exposure to selective serotonin reuptake inhibitor antidepressants and maternal depression using population-based linked health data. Arch Gen Psychiatry, 63: 898-906, 2006.

26) Grigoriadis S, et al: The effect of prenatal antidepressant exposure on neonatal adaptation: a

systematic review and meta-analysis. J Clin Psychiatry, 74: e309-320, 2013.

27) Einarson A, et al: First trimester exposure to paroxetine and prevalence of cardiac defects: meta-analysis of the literature: unfortunately incomplete. Birth Defects Res A Clin Mol Teratol, 88: 588, 2010.

28) Wurst KE, et al: First trimester paroxetine use and the prevalence of congenital, specifically cardiac, defects: a meta-analysis of epidemiological studies. Birth Defects Res A Clin Mol Teratol, 88: 159-170, 2010.

29) Domar AD, et al: The risks of selective serotonin reuptake inhibitor use in infertile women: a review of the impact on fertility, pregnancy, neonatal health and beyond. Hum Reprod, 28: 160-171, 2013.

30) Reis M, et al: Combined use of selective serotonin reuptake inhibitors and sedatives/hypnotics during pregnancy: risk of relatively severe congenital malformations or cardiac defects. A register study. BMJ Open, 3: e002166, 2013.

31) Einarson TR, et al: Do findings differ across research design? The case of antidepressant use in pregnancy and malformations. J Popul Ther Clin Pharmacol, 19: e334-348, 2012

4 セロトニン再取り込み阻害薬の出生前曝露に影響する母体と胎児の因子

Abstract ‖‖‖

　出生前のセロトニン再取り込み阻害薬（SRI）曝露はよくあることだが，新生児の転帰は多様である．したがって，SRIを使用するべきか，妊娠中も使用を続けるべきかについて混乱が生じている．重要なこととして，すべての児が影響を受けるわけではないので，母親の薬物代謝が胎児の薬物曝露にどのように関与するかという問題が提起されている．この問題に対処するために，本章では胎児の薬物曝露の大きさに影響を及ぼす母体，胎児，胎盤の薬物動態，代謝，遺伝の要因の役割を概説する．これらの要因の役割を考察することによって，妊娠中の母親の精神科薬物療法と新生児転帰の最適化を助けるかもしれない変数についての理解をさらに深めることができる．

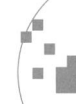 **Keyword** 抗うつ薬，薬力学，妊娠，うつ病，胎児

導入・背景

　セロトニン再取り込み阻害薬（SRI）への出生前曝露後に，1/3の児に新生児神経行動障害が生じる[1]．この障害は急性薬物曝露の影響で起こると考えられているが，母親の薬剤投与量，妊娠中の曝露期間の長さ，妊娠中の曝露時期とは関連しない可能性がある[2]．このような考察から，どのような要因が胎児の薬物曝露量に影響を与え，新生児転帰を予測するかという重要な問題が提起された．出生前のSSRI使用によって影響を受ける児と受けない児がいる理由については，結論を出すことは依然として難しい．この疑問に対処するために重要なのは，妊娠自体の生理学的要因と，妊婦の薬物代謝，ひいては胎児曝露に影響するSRI関連の薬理学的要因の影響について考察する能力である．SRIへの子宮内曝露後の新生児転帰は，主に胎児の薬物曝露量に依存する．このように，胎児薬理学に影響を及ぼす要因を理解することは，関連するあらゆる発生リスクについての重要な手がかりになる可能性がある．重要なのは，SSRIが投与される妊娠中の母親の気分障害は，それ自体が胎児と新生児の健康に重大な影響を及ぼすということである[3]．しかしながら，本章ではSSRIの薬理学と胎児の薬物曝露に影響する母体，胎盤，胎児代謝，遺伝の要因を概説することに焦点を当てる．選択的セロトニン再取り込み阻害薬（citalopram，エスシタロプラム，fluoxetine，フルボキサミン，パロキセチン，セルトラリンなど）とセロトニン・ノルアドレナリン再取り込み阻害薬（SNRI：desvenlafaxine，デュロキセチン，ベンラファキシンなど）は，妊娠中の気分障害を管理するために使用されることが多くなってきている[4]．以下，両者をSRI（セロトニン再取り込み阻害薬）とする．本章では，母体の周産期SRI薬理学，胎児薬物曝露，新生児転帰の多様性を説明する重要な母児双方の変数について重点的に概説する．これは，妊娠中のSRI使用に関連するリスクとベネフィットについての臨床医向けのガイドとして役立つはずである．

妊娠中の胎児の薬物曝露

　妊娠中の気分障害の管理と治療は，公衆衛生上の重要な懸念事項である．毎年，妊娠中の女性の15 ～ 20％が，大うつ病，全般性不安障害などの気分障害，不安障害を経験する[4]．これらの女性の約1/3は，SRIを用いた治療を受ける[5]．このうち最大50％の女性が，妊娠60日までに薬剤を中止することは重要である[5-8]．このような状況から，周産期気分障害を認

識して管理することと，効果が低い非薬物治療だけでなくSRI使用を導く
エビデンスを確立することの必要性が浮かび上がってくる[9]．気分障害の
妊婦において，薬物治療の中断は再発のリスク増加につながる[10]．妊婦に
おけるSRI使用のリスクとベネフィットを比較考量するときには，特に母
親のメンタルヘルスと児の神経発達に関連する薬理学的および生理学的影
響を理解することが肝要である[9]．

　1988年にSRIが使用されるようになって間もなく，妊娠中の使用に伴う
在胎週数の短縮，出生時体重の減少，新生児の「離脱」状態を示唆する神
経行動異常（易刺激性，弱い啼泣または無啼泣，運動増加）が報告されて
いる[1]．これらの所見の一部は在胎週数の短縮[11]によるものと考えられる
が，行動異常の重症度は母体と臍帯のSRI濃度の増加[12]および新生児の
モノアミン神経伝達物質濃度の変化[13]と関連しており，薬理学的要因が
直接的な役割を持つことが示唆されている．SRI曝露に関連して，妊娠中
には胎児のノンレム睡眠の阻害[14, 15]と脳血流量インデックスおよび胎児
心拍数変動の減少[16]がみられた．したがって，胎内でも神経行動学的な
変化が起こっていた可能性がある．しかし，すべての新生児が影響を受け
るわけではないことは重要で[1]，遺伝的変異によって影響が弱くなる可能
性があることが示唆されている[17, 18]．SRI曝露後の転帰が一定ではないこ
とから，薬物代謝と胎児薬物曝露の大きさに影響する胎児や母体の要因は
何かという重要な問題が提起されている．

胎児および新生児におけるSRI曝露の影響：非臨床のエビデンス

　動物試験の結果より，妊娠中の曝露が終了する前から，SRI曝露は胎児
の行動と生理機能に影響することが示唆されている．例えば，子宮内で
SRI曝露を受けたヒツジ胎仔には，行動状態の変化（ノンレム睡眠の増加，
レム睡眠と胎仔呼吸様運動の減少）と副腎皮質刺激ホルモン（ACTH）お
よびコルチゾールのサージの増加が認められた[19, 20]．

　妊娠後期に12日間fluoxetineの曝露を受けたヒツジ新生仔では，出生後
2週間以内の新生仔活動性の増加も観察されている[21]．

　このヒツジモデルの研究で，新生仔（生後4日以内）にfluoxetineを静
脈内投与した場合には，心血管系，代謝，内分泌，行動の変化がみられなかっ
たことは重要である．また，子宮内でfluoxetine曝露を受けた出生後のヒ
ツジ血漿中のfluoxetineとnorfluoxetineの濃度は低いか不検出であったが，
出生後2週間多動であった．このことは，これらの薬剤に曝露されたヒト
乳児において新生児不適応が起こるメカニズムは，急性毒性ではない可能

性があることを示唆している[21].

　脳発達におけるSRI曝露の影響についても，マウスモデルを用いて研究されている．出生前14日間のfluoxetine曝露は，報酬応答システムにおいて重要な領域である側坐核と縫線核の細胞数減少につながった[22]．ヒトの第3三半期の胎児に相当するげっ歯類モデルを使用した研究では，出生後早期のSRI曝露により新規性探索の減少，無動状態の増加，睡眠異常，性行動の減少，無快感状態がみられた[23-26]．これらの影響は，体性感覚皮質のニューロン構造などの脳構造の変化[23]，背側縫線核におけるトリプトファンヒドロキシラーゼ（重要なセロトニン合成の律速酵素）合成の減少，皮質におけるセロトニントランスポーター発現の減少[25]に関連している．しかし，マウスモデルによる初期SRI曝露に関連したすべての研究結果が，発生における障害を反映しているわけではない．生後8～21日にcitalopram曝露を受けたマウスでは，自発運動量と空間認識能力の増加が観察されている[25].

薬物代謝と遺伝的多様性

　すべてのSRIは，第1相および第2相肝代謝経路によって代謝され，薬物の0.12％のみが未変化体として排泄される（**表 4.1**）[27, 28]．SSRIと，SNRIであるベンラファキシンの代謝は，肝シトクロム P450（CYP）に依存しており，一般にはCYP1A2, 2C9, 2C19, 2D6, 3A4に依存する第1相反応が関与している（**表 4.1**）[29]．各酵素に対して遺伝的多様性が確認されており，一部のバリアントは触媒活性の減少や無活性と関連している．CYP2D6と2C19には触媒活性のないアレルが存在し，CYP2C9には著明

表 4.1 ● SRI代謝に使われるCYP[30]

SRI	CYP1A2	CYP2C9	CYP2C19	CYP2D6	CYP3A4
citalopram	−	−	+	+	+
desvenlafaxine	−	−	−	−	+
デュロキセチン	+	−	−	+	−
エスシタロプラム	−	−	−	+	+
fluoxetine	−	+	+	+	−
パロキセチン	−	−	−	+	−
セルトラリン	−	+	+	+	+
ベンラファキシン	−	−	−	+	+

に触媒活性が低い2つのアレルがあり，CYP 3A4についてはさまざまな程度に活性低下を呈する多くのアレルが存在する[31]．代謝能は遺伝的要因と薬理学的要因によって異なるが，母親と胎児のfluoxetine濃度の間には線形関係がみられ，胎児曝露量は母体の濃度に依存することが示唆される[32]．

例えば，CYP2D6酵素の遺伝子には現在までに80を超える遺伝的バリアントが見つかっている〈http://cypalleles.ki.se〉．しかし，すべてに活性があるわけではなく，一部のバリアントは常染色体劣性遺伝子多型を反映して，不活性のタンパクをエンコードするか，酵素を生成しない．2つの機能しないアレルが存在するとき，キャリアは"poor metabolizer"（PM）となり，それに対してヘテロ接合型の場合には"intermediate metabolizers"（IMs）と称される．機能をしているアレルを2つ有する場合には"extensive metabolizers"（EMs），機能しているコピーを3つ以上有する場合には"ultrarapid metabolizers"（UMs）に分類され，平均的投与量よりも多い薬剤を必要とすることがある．コーカシアンの約5〜10%はPMに分類されるが，特にほとんどのSRIはCYP2D6に依存しているため，SRIの血漿中濃度が高くなるなど妊娠中の治療に関係がある[33]．このようなアレルのバリアントに伴うSRI代謝の違いは，いくつかの研究によって示されている[34, 35]．Fluoxetine，citalopram，セルトラリンなど代謝が複数のCYPに依存するSRIについては，1つの酵素のそれぞれの遺伝的バリアントはあまり問題にならないようである．また，desvenlafaxineの代謝と血清濃度測定値は，2D6の多様性に依存しない[36]．

母体の妊娠への適応とそのSSRI・SNRI薬物動態への影響

妊娠自体によって主要な薬物代謝酵素の活性が変化し，SRIの薬物動態の変化につながる．母体血液量の増加，血漿タンパク濃度の低下，心拍出量および腎機能（GFR）の増加，腸管運動の減少は，すべて妊娠中の薬物動態やSRI投与量の変化につながる可能性がある．この変化を反映して，妊娠中のfluoxetine，citalopram，セルトラリンの血漿濃度が低下するかもしれない[37]．母体の抗うつ薬濃度が低下すると胎児薬物曝露が減少するが，母親の気分を正常に維持するために母親の薬物投与量を増やす必要が生じることが多い[38]．

妊娠中のCYP2D6活性誘導は，SRI濃度上昇につながる[37]．Wadeliusらは，妊娠後期のCYP2D6活性を産後7〜11週と比較した研究で，CYP2D6活性は妊娠中に徐々に増加し，第3三半期には産後よりも最高で48%高かったと報告した[37]．同様に，Andersonの報告ではCYP3A4は妊

娠のすべての時期に35 〜 38％増加するが，CYP1A2は妊娠期間を通じて徐々に減少した[38]．また，妊娠中のCYP2C9の増加，ウリジン二リン酸グルクロノシルトランスフェラーゼ活性の増加，CYP2C19活性の減少が報告されている[39]．注目すべき点としては，第2三半期から第3三半期にかけてのセルトラリン濃度の低下はほとんどの女性に起こるが，すべての女性に起こるわけではないことがFreemanらによって報告されており，このことは個体による酵素活性の多様性を反映している[40]．別の前向き研究では，2D6のUMsとEMsにおいて妊娠16週から40週にかけてパロキセチン濃度が低下し，IMsとPMでは在胎週数に伴って上昇したと報告された[41]．同じ研究で，EMsでは妊娠が進むにつれて母親の抑うつスコアの増加もみられ，遺伝子と環境（妊娠）の相乗効果であることが示唆された．CYP代謝能と薬剤自体のCYP阻害作用は薬剤によって異なることを考慮すると，SRIの薬物動態の妊娠中の変化を明らかにするためには，個別の抗うつ薬とCYP遺伝子型の関係についてのさらなる研究が必要である．

SRIとの相互作用

SRIは，CYPの作用を誘導または阻害することによって，代謝に影響を及ぼす（**表 4.2, 4.3**）．同じCYPの基質である他の薬剤をSRIと併用する場合，競合阻害が起こる可能性がある．特記すべきこととして，CYP2D6は一部のSRIによって阻害されるが，すべてのSRIで阻害されるわけで

表 4.2 ● SRI代謝に関連するCYP阻害薬と誘導薬の一覧[30]

薬剤	CYP1A2	CYP2C9	CYP2C19	CYP2D6	CYP3A4
阻害薬	・シメチジン ・オランザピン ・クロザピン	・PPI[*1] ・フルコナゾール ・メトロニダゾール ・ミコナゾール ・バルプロ酸 ・ニフェジピン	・fluoxetine ・PPI[*1] ・アミトリプチリン ・シメチジン ・ミコナゾール ・フルコナゾール	・bupropion ・デュロキセチン ・fluoxetine ・パロキセチン ・セルトラリン ・メサドン ・ハロペリドール ・バルプロ酸 ・セレコキシブ ・シメチジン ・リスペリドン ・アリピプラゾール	・グレープフルーツジュース ・fluoxetine ・シメチジン ・クエチアピン ・リスペリドン ・アリピプラゾール ・クラリスロマイシン ・エリスロマイシン ・フルコナゾール ・ミコナゾール
誘導薬	・喫煙 ・薬剤[*2] ・焼いた肉	・デキサメタゾン ・セントジョーンズワート	・セントジョーンズワート		・デキサメタゾン ・セントジョーンズワート

＊1：プロトンポンプ阻害薬，＊2：アブラナ科の野菜のみ

表4.3 ● SRIの代謝に関わるCYPアイソザイムと、SRIが阻害するCYP

抗うつ薬	代謝に関わるCYP	阻害されるCYP[42]
fluoxetine	2C9, 2C19, 2D6[43]	CYPs 2D6 (強), 2C9 (中程度), 2C19 (弱〜中程度), 3A4 (弱)
パロキセチン	2D6, 3A4[44]	2D6 (強), 1A2 (弱), 2C9 (弱), 2C19 (弱), 3A4 (弱)
フルボキサミン	1A2, 2D6[28]	1A2 (強), 2C9 (弱), 2C19 (強), 2D6 (弱), 3A4 (中程度)
セルトラリン	2B6, 2C9, 2C19, 2D6, 3A4[45]	1A2 (弱), 2D6 (弱〜中程度), 2C9 (弱), 2C19 (弱), 3A4 (弱)
citalopram	2C19, 3A4[46]	2D6 (弱〜中程度), 2C9 (弱), 2C19 (弱), 3A4 (弱)
ベンラファキシン	2C9, 2C19, 2D6, 3A4[29]	2D6 (弱)

はない[47, 48]. Fluoxetineは8日間のみの投与で2D6を阻害する[49]. さらに、抗うつ薬と他の薬剤の相互作用について広く研究されることによって、多くの薬剤の薬物動態に対して抗うつ薬が影響することが明らかになった。In vitro, in vivoおよび疫学研究によるエビデンスに基づくと、抗うつ薬と他の薬剤の相互作用はあまり臨床的に重要ではないとされている[50]. しかし、母親のパロキセチンおよびクロナゼパム（両者ともCYP3A4の基質）併用による出生前曝露後に、パロキセチン濃度が高い児に新生児不適応のリスク増加が報告されており、これは胎児の薬物間相互作用によるものかもしれない[12].

妊娠前から胃食道逆流症、慢性高血圧、心疾患などの疾患が複数併存したり、妊娠中に子癇前症、前期破水、早産、妊娠性胆汁うっ滞などの疾患が発症したりすることがあるので、抗うつ薬と他の薬剤の相互作用が起こる可能性は大きい。これらの疾患に対する治療薬が妊娠中に投与されるが、薬剤の多くは fluoxetine, パロキセチン, フルボキサミンによって阻害されるCYPの基質であり[12]、CYPが阻害されることによって胎児のSRI曝露量が増加する可能性がある（http://medicine.iupui.edu/clinpharm/DDIs/clinicalTable.aspxを参照）[51].

胃食道逆流症は妊娠に関連して増加するが、CYPを阻害するpantoprazoleなどのプロトンポンプ阻害薬（PPI）やH_2拮抗薬のシメチジンを用いて治療されることが多い[31, 52]. 切迫早産の時に胎児肺成熟促進のために使用されるデキサメタゾン*1は、CYP2C9を阻害するが、CYP3A4を誘導する[53, 54]. 前期破水が起こると、妊娠期間を延長し、母児の罹患率を減少させるためにエリスロマイシン（3A4阻害薬）が使われることが多い[55]. 2C9阻害薬

訳者注

* 1：国内では効能記載なし。

であるニフェジピン*2は妊娠中の高血圧に広く使用されているとともに，切迫早産時に子宮収縮抑制薬としても用いられる[56]．クエチアピンなどの向精神薬は，いくつかのSRI代謝酵素を阻害する[57]．妊娠中によく処方される薬剤やOTC薬の使用により，予期せず相互作用が起こる可能性もある．真菌感染はフルコナゾール*3とミコナゾール*4を用いて治療されるが，これらはSRI代謝に関与する重要なP450酵素を阻害する[58]．以上のような相互作用によって母体の血漿SRI濃度が上昇すると，胎児の血漿濃度が高くなって胎児の心血管，神経学的，内分泌，代謝機能に対する影響があらわれ，薬剤によって誘導される有害事象のリスクが増加する可能性がある．

生活習慣関連要因も，SRI代謝酵素に影響する可能性がある．例えば，喫煙とアブラナ科の野菜（ブロッコリーなど）や焼いた肉の摂取によって，デュロキセチンを代謝するCYP1A2が誘導される[59, 60]．喫煙者ではデュロキセチンの血清濃度が著明に低いことが分かっているが，これはおそらくたばこに含まれる多環芳香族炭化水素によってCYP1A2が誘導されることによるものである[61]．CYP誘導物質，阻害物質と妊娠への関連の概要については，**表 4.2** を参照されたい．

まとめると，既知の主要な薬理学的要因と環境要因は，母親と胎児における薬物濃度を減少させることもあれば（酵素誘導によるEMs, UMs），増加させることもある（酵素阻害，PMs）．DeVaneらによって，個別の治療薬物モニタリングが提案されている[50]．個別の治療薬物モニタリングは，薬物療法を最適化して女性と胎児の副作用を減少させるための方法を提供するかもしれないが，ジェノタイピング特有の倫理，コスト，ケアの煩雑さについての疑問も提起している．少なくとも，同時に投与される複数の処方薬やOTC薬，環境要因の代謝への影響を理解することと，複数の酵素を使用するSRIを処方することによって，代謝が薬物間相互作用や酵素の遺伝的多様性によってあまり影響されなくなる可能性が高い．

胎児SRI曝露に対する胎盤の寄与

胎児のSRI曝露に対する胎盤の関与は分かっていないが，胎児濃度は母体の濃度と同等である[32]．母体と胎児の薬物交換は絨毛膜尿膜胎盤を介して起こる（ヒトでは血絨毛膜性胎盤）[62]．他の上皮構造と同様に，分子の

訳者注

＊2：国内では 20 週未満禁忌とされている．子宮収縮抑制は適応外である．
＊3：国内では妊婦禁忌である．
＊4：国内では腟坐剤，クリーム剤は使用可能だが，注射剤，経口ゲル剤は妊婦禁忌である．

胎盤移行の程度は物理化学特性に依存しており，胎盤透過性は分子の大きさ，極性，荷電と逆相関し，脂溶性と相関する[63]．すべてのSRIは親油性であり[64]，ヒトにおいて高い胎盤透過性を示し，母児間のSRI移行性は高いが[32, 65]，胎児／母体濃度比にはばらつきがある．臍帯血SRI濃度と新生児行動障害のリスクの間に一定の関連性は示されていないので[12, 13, 65]，胎児の代謝，セロトニン再取り込みの阻害に影響する薬効の多様性，精神活性代謝産物の存在など他の因子も新生児の転帰の重要な予測因子であることが示唆される．

SRI代謝に対する胎児の寄与

　親油性の薬物については，2つの因子が胎児／母体濃度比と胎児の薬物曝露の大きさを決定するのに重要である．第1に，母体と胎児の血漿タンパク薬物結合性の違いが薬物利用率を決定する要因であり[66]，タンパク結合性の高いSRIの場合特に重要である[27, 28]．第2の因子は，胎児における薬物クリアランスの大きさで，血漿薬物濃度が定常相になるような慢性的な薬物投与において特に重要である（SRI薬物療法では通常連続投与）．胎児の薬物クリアランスは，さらに胎盤によるもの（すなわち胎児から母親への薬物移行）と，肝薬物代謝や腎性薬物排泄などの胎盤以外のクリアランスに分けることができる[67]．胎盤以外の薬物クリアランスの主要な経路は，肝における代謝を介するものと考えられる[68]．腎性薬物排泄は，胎児における薬物排泄の経路としては用いられない．胎児の尿は羊水腔に排泄され，そこから胎児の羊水嚥下や，胎盤をおおう胎児膜（羊膜）の脈管構造への膜内経路による再取り込みを介して胎児に戻ることができる[69, 70]．その後，胎児の肝で代謝されたり，胎児と母体の薬物濃度比によっては胎盤を介して母親に戻される．

　胎児では第Ⅰ相および第Ⅱ相酵素の発現が低いため，薬物代謝能は制限される．内因性ステロイドの代謝に関与し，出生後は徐々に減少するCYP3A7の発現が高いことを例外として，胎児ではほとんどのCYPの発現が低いか欠如しているが，出生後多かれ少なかれ徐々に増加する[71, 72]．以上を**表 4.4**にまとめ，ヒト胎児，新生児，小児，成人におけるCYPのmRNAとタンパクレベルを示した[71, 72]．胎児と母体の薬物濃度比の違い（**表 4.3**）は，胎児におけるCYP発現の程度と，個々のSSRIおよびSNRIによるこれらのCYPの抑制の程度を反映しているものと考えられる．

表 4.4 ● ヒトにおけるSRIの代謝に関連する肝CYPの個体発生の概要[65]

CYP	胎児		新生児	乳児	小児	成人
	<20週	>20週	<1ヵ月	<1歳	<12歳	≧12歳
2C9	−	+				+++
2C9	−/+	+	++	+++	+++/++++	++++
2C19	−	−/+				+++
2C19	−	−/+	+	+	++	+++
2D6	+	+	++	+++	+++	+++
2D6	−/+	+	++	+++	+++	++++
3A4	+	+				++++
3A4	−	+	++	+++	+++/++++	++++
3A7	++++	+++				+
3A7	++++	++++/+++	++/++++	++	+/−	−

発現量:
+++++: 大変多い, ++++: 多い, +++: 中等度, ++: 少ない, +: 大変少ない,
−: ない, またはほとんどない

周産期メンタルヘルスの臨床医のための留意点

　出生前SRI曝露はよくあることであるが，新生児の転帰は多様である．妊娠中のSRI使用後の母親と乳児両方にとってのベネフィットを改善するためには，重要な研究主題として，母児ペアにおけるポジティブな結果（母親のうつの寛解，新生児の健康など）とネガティブな結果（母親のうつと不安の継続，新生児SRI症候群など）の両者の原因になる要因の特定を優先的に行うべきである．胎児薬物曝露の程度に影響を及ぼす重要な母体，胎児および胎盤の薬物動態，代謝，遺伝的要因の役割を考慮することによって，妊娠中のSRIによる最適な治療を導くためのエビデンスが得られる可能性がある．妊婦とその子どものための薬物治療について情報提供を行うことは，次世代の健康への重要な投資である．まとめると，鍵となる臨床的アプローチとして，薬剤の有効性に影響する胎児と母体の因子，過去のSRI治療歴と薬効に対する薬理学的および遺伝的な障壁への手がかりをもたらす可能性のあるSRIに関連する影響の既往歴，薬効に影響する可能性がある環境曝露の影響（すなわち薬物間相互作用の低減），可能であれば薬物曝露を最小化する努力を認識するべきである．出生前薬物曝露による胎児と新生児の有害転帰において薬物濃度と影響に明確な関係があるというエビデンスは限定されているため，SRIの治療薬物モニタリングとCYP薬理遺伝学的検査の意義は不明である．

　SRI抗うつ薬を必要とする妊婦の管理を行う時には，妊娠中に治療を受ける母親と曝露を受ける子どもの集団の一員として見るのではなく，それぞれの母親（およびその子ども）に固有のリスク特性を認識する必要がある．薬物治療は多くの利用できる選択肢の1つでしかないことを念頭におき，すべての治療選択肢（認知行動療法，社会的援助，食事，住居など）を考慮に入れ，妊娠中の母親のメンタルヘルスを効果的に診断して対処する必要がある．母児双方のリスクとベネフィットが釣り合うように，薬物療法，非薬物療法，母児の要因の間のベストフィットを明らかにするための実証的なエビデンスに基づくアプローチを創出するためには，妊娠中の母親の気分障害とSRI曝露の互いに影響するリスクを認識することが重要である．未治療の母親のうつと子宮内SRI曝露の両方に関連したリスク増加があるので，これらの知見の臨床への適用は難しい可能性がある．新生児転帰は，母親のうつ病かSRI抗うつ薬かどちらか1つの要因によって起こるわけではない．むしろ，ほとんどの乳児にとって，健康上のリスクは母児双方に関連する心理的，薬理学的，遺伝的および社会的要因の相互作用の結果である．母児双方の健康を増進するために，母体の原疾患である気分障害の治療を期待してSRIが投与される．しかし，妊娠中の薬物療法は，基礎となる母体の精神疾患の寛解を保証するものではない．SRI治療から利益を得る可能性が高い母親を特定することが，喫緊の課題である．臨床医は，SRIによるうつや不安の寛解歴がある患者を特定することによって管理アプローチを進めてもよいが，すべての状況でそれができるわけではない．妊娠を計画する女性やすでに妊娠した母親に対して，母体精神疾患の治療に関する意思決定を導くためのアルゴリズムが利用できる[9]．妊娠中にSRI投与開始を決定するときには，影響は良くも悪くも妊娠よりもはるかに長く続くことを理解した上で，母親と主治医がリスクとベネフィットを慎重に比較考量する．児の健康に対するリスクは新生児期で終わるわけではなく，新生児の行動や心肺の発達に限定されるわけではない．うつ病の母親との生活が続くことを前提として，小児期にまで及ぶ家族のウェルビーイングに照らして新生児の最適な健康を優先し，「一計を案じる」方法を見つけることがわれわれの課題である．複数の継続的な「環境病原体」が明らかになっているので，リスク曝露を減少させて治療の有益性を最大にするために，サーベイランスの継続とタイムリーな介入が必要である．

◆ 謝辞
　本章の準備にあたって編集の援助をしてくださったUrsula Brainに感謝する．TFOは小児初期発達（UBC，College of Interdisciplinary Studies）のR. Howard Webster教授である．DRはChild & Family Research InstituteからInvestigatorship Awardによってサポートされた．いずれの著者も，利益相反はない（本章で報告された研究に関連する金銭的利益を含む）．

（訳：渡邉 央美）

References

1) Moses-Kolko EL, et al: Neonatal signs after late in utero exposure to serotonin reuptake inhibitors: literature review and implications for clinical applications. JAMA, 293: 2372-2383, 2005.

2) Oberlander TF, et al: Sustained neurobehavioral effects of exposure to SSRI antidepressants during development: molecular to clinical evidence. Clin Pharmacol Ther, 86: 672-677, 2009.

3) Hanley GE, et al: Neurodevelopmental outcomes following prenatal exposure to serotonin reuptake inhibitor antidepressants: a "social teratogen" or moderator of developmental risk? Birth Defects Res A Clin Mol Teratol, 94: 651-659, 2012.

4) Cooper WO, et al: Increasing use of antidepressants in pregnancy. Am J Obstet Gynecol, 196: 544-545, 2007.

5) Oberlander TF, et al: Neonatal outcomes after prenatal exposure to selective serotonin reuptake inhibitor antidepressants and maternal depression using population-based linked health data. Arch Gen Psychiatry, 63: 898-906, 2006.

6) Vesga-Lopez O, et al: Psychiatric disorders in pregnant and postpartum women in the United States. Arch Gen Psychiatry, 65: 805-815, 2008.

7) Bennett HA, et al: Prevalence of depression during pregnancy: systematic review. Obstet Gynecol, 103: 698-709, 2004.

8) Warburton W, et al: A register study of the impact of stopping third trimester selective serotonin reuptake inhibitor exposure on neonatal health. Acta Psychiatr Scand, 121: 471-479, 2010.

9) Yonkers KA, et al: The management of depression during pregnancy: a report from the American Psychiatric Association and the American College of Obstetricians and Gynecologists. Gen Hosp Psychiatry, 31: 403-413, 2009.

10) Cohen LS, et al: Relapse of major depression during pregnancy in women who maintain or discontinue antidepressant treatment. JAMA, 295: 499-507, 2006.

11) Kallen B, et al: Maternal use of selective serotonin re-uptake inhibitors and persistent pulmonary hypertension of the newborn. Pharmacoepidemiol Drug Saf, 17: 801-806, 2008.

12) Oberlander TF, et al: Pharmacologic factors associated with transient neonatal symptoms following prenatal psychotropic medication exposure. J Clin Psychiatry, 65: 230-237, 2004.

13) Laine K, et al: Severe adverse effects in a newborn with two defective CYP2D6 alleles after exposure to paroxetine during late pregnancy. Ther Drug Monit, 26: 685-687, 2004.

14) Zeskind PS, et al: Maternal selective serotonin reuptake inhibitor use during pregnancy and newborn neurobehavior. Pediatrics, 113: 368-375, 2004.

15) Mulder EJ, et al: Selective serotonin reuptake inhibitors affect neurobehavioral development in the human fetus. Neuropsychopharmacology, 36: 1961-1971, 2011.

16) Rurak D, et al: Third trimester fetal heart rate and Doppler middle cerebral artery blood flow velocity characteristics during prenatal selective serotonin reuptake inhibitor exposure. Pediatr Res, 70: 96-101, 2011.

17) Oberlander TF, et al: Prenatal exposure to maternal depression, neonatal methylation of human glucocorticoid receptor gene (NR3C1) and infant cortisol stress responses. Epigenetics, 3: 97-106, 2008.

18) Davidson S, et al: Effect of exposure to selective serotonin reuptake inhibitors in utero on fetal growth: potential role for the IGF-I and HPA axes. Pediatr Res, 65: 236-241, 2009.

19) Morrison JL, et al: Effect of maternal fluoxetine administration on uterine blood flow, fetal blood gas status, and growth. Pediatr Res, 51: 433-442, 2002.

20) Morrison JL, et al: Chronic maternal fluoxetine infusion in pregnant sheep: effects on the maternal and fetal hypothalamic-pituitaryadrenal axes. Pediatr Res, 56: 40-46, 2004.

21) Nguyen TA: Cardiovascular, metabolic, endocrine and behavioral aspects of development in postnatal lambs in relation to age, sex, lamb number and acute fluoxetine administration. Thesis, University of British Columbia, 2013.

22) Forcelli PA, et al: Preclinical study: teratogenic effects of maternal antidepressant exposure on neural substrates of drug-seeking behavior in offspring. Addict Biol, 13: 52-62, 2008.

23) Lee LJ: Neonatal fluoxetine exposure affects the neuronal structure in the somatosensory cortex and somatosensory-related behaviors in adolescent rats. Neurotox Res, 15: 212-223, 2009.

24) Ansorge MS, et al: Early-life blockade of the 5-HT transporter alters emotional behavior in adult mice. Science, 306: 879-881, 2004.

25) Maciag D, et al: Neonatal antidepressant exposure has lasting effects on behavior and serotonin circuitry. Neuropsychopharmacology, 31: 47-57, 2006.

26) Popa D, et al: Lasting syndrome of depression produced by reduction in serotonin uptake during postnatal development: evidence from sleep, stress, and behavior. J Neurosci, 28: 3546-3554, 2008.

27) Hiemke C, et al: Pharmacokinetics of selective serotonin reuptake inhibitors. Pharmacol Ther, 85: 11-28, 2000.

28) DeVane CL: Metabolism and pharmacokinetics of selective serotonin reuptake inhibitors. Cell Mol Neurobiol, 19: 443-466, 1999.

29) Fogelman SM, et al: Oand N-demethylation of venlafaxine in vitro by human liver microsomes and by microsomes from cDNA-transfected cells: effect of metabolic inhibitors and SSRI antidepressants. Neuropsychopharmacology, 20: 480-490, 1999.

30) Shea AK, et al: Fetal serotonin reuptake inhibitor antidepressant exposure: maternal and fetal factors. Can J Psychiatry, 57: 523-529, 2012.

31) Martinez C, et al: Comparative in vitro and in vivo inhibition of cytochrome P450 CYP1A2, CYP2D6, and CYP3A by H2-receptor antagonists. Clin Pharmacol Ther, 65: 369-376, 1999.

32) Kim J, et al: Stereoselective disposition of fluoxetine and norfluoxetine during pregnancy and breast-feeding. Br J Clin Pharmacol, 61: 155-163, 2006.

33) Bradford LD: CYP2D6 allele frequency in European Caucasians, Asians, Africans and their descendants. Pharmacogenomics, 3: 229-243, 2002.

34) Bijl MJ, et al: Influence of the CYP2D6*4 polymorphism on dose, switching and discontinuation of antidepressants. Br J Clin Pharmacol, 65: 558-564, 2008.

35) Tsai MH, et al: Genetic polymorphisms of cytochrome P450 enzymes influence metabolism of the antidepressant escitalopram and treatment response. Pharmacogenomics, 11: 537-546, 2010.

36) Preskorn SH, et al: Effect of desvenlafaxine on the cytochrome P450 2D6 enzyme system. J Psychiatr Pract, 14: 368-378, 2008.

37) Wadelius M, et al: Induction of CYP2D6 in pregnancy. Clin Pharmacol Ther, 62: 400-407, 1997.

38) Anderson GD: Pregnancy-induced changes in pharmacokinetics: a mechanistic-based approach. Clin Pharmacokinet, 44: 989-1008, 2005.

39) Jeong H: Altered drug metabolism during pregnancy: hormonal regulation of drug-metabolizing enzymes. Expert Opin Drug Metab Toxicol, 6: 689-699, 2010.

40) Freeman MP, et al: Pharmacokinetics of sertraline across pregnancy and postpartum. J Clin Psychopharmacol, 28: 646-653, 2008.

41) Ververs FF, et al: Effect of cytochrome P450 2D6 genotype on maternal paroxetine plasma concentrations during pregnancy. Clin Pharmacokinet, 48: 677-683, 2009.

42) Spina E, et al: Clinically relevant pharmacokinetic drug interactions with second-generation antidepressants: an update. Clin Ther, 30: 1206-1227, 2008.

43) Ring BJ, et al: Identification of the human cytochromes p450 responsible for in vitro formation of R- and S-norfluoxetine. J Pharmacol Exp Ther, 297: 1044-1050, 2001.

44) Tang SW, et al: Paroxetine. Expert Opin Pharmacother, 9: 787-794, 2008.

45) Obach RS, et al: Sertraline is metabolized by multiple cytochrome P450 enzymes, monoamine oxidases, and glucuronyl transferases in human: an in vitro study. Drug Metab Dispos, 33: 262-270, 2005.

46) Kobayashi K, et al: Identification of cytochrome P450 isoforms involved in citalopram N-demethylation by human liver microsomes. J Pharmacol Exp Ther, 280: 927-933, 1997.

47) Preskorn SH, et al: Clinically relevant pharmacology of neuropsychiatric drugs approved over the last three years: part I. J Psychiatr Pract, 12: 244-249, 2006.

48) Pelkonen O, et al: Inhibition and induction of human cytochrome P450 enzymes: current status. Arch Toxicol, 82: 667-715, 2008.

49) Alfaro CL, et al: CYP2D6 status of extensive metabolizers after multiple-dose fluoxetine, fluvoxamine, paroxetine, or sertraline. J Clin Psychopharmacol, 19: 155-163, 1999.

50) DeVane CL, et al: Therapeutic drug monitoring of psychoactive drugs during pregnancy in the genomic era: challenges and opportunities. J Psychopharmacol, 20: 54-59, 2006.

51) Garnett WR: Clinical implications of drug interactions with coxibs. Pharmacotherapy, 21: 1223-1232, 2001.

52) Li XQ, et al: Comparison of inhibitory effects of the proton pump-inhibiting drugs omeprazole, esomeprazole, lansoprazole, pantoprazole, and rabeprazole on human cytochrome P450 activities. Drug Metab Dispos, 32: 821-827, 2004.

53) Zhou SF, et al: Substrates, inducers, inhibitors and structure-activity relationships of human Cytochrome P450 2C9 and implications in drug development. Curr Med Chem, 16: 3480-3675, 2009.

54) Pascussi JM, et al: Dual effect of dexamethasone on CYP3A4 gene expression in human hepatocytes. Sequential role of glucocorticoid receptor and pregnane X receptor. Eur J Biochem, 268: 6346-6358, 2001.

55) Yudin MH, et al: Antibiotic therapy in preterm premature rupture of the membranes. J Obstet Gynaecol Can, 31: 863-874, 2009.

56) Magee LA, et al: How to manage hypertension in pregnancy effectively. Br J Clin Pharmacol, 72: 394-401, 2011.

57) Arranz MJ, et al: Pharmacogenetics and pharmacogenomics of schizophrenia: a review of last decade of research. Mol Psychiatry, 12: 707-747, 2007.

58) Niwa T, et al: Effect of antifungal drugs on cytochrome P450 (CYP) 1A2, CYP2D6, and CYP2E1 activities in human liver microsomes. Biol Pharm Bull, 28: 1813-1816, 2005.

59) Lampe JW, et al: Brassica vegetables increase and apiaceous vegetables decrease cytochrome P450 1A2 activity in humans: changes in caffeine metabolite ratios in response to controlled vegetable diets. Carcinogenesis, 21: 1157-1162, 2000.

60) Kall MA, et al: Dietary effect on mixed function P450 1A2 activity assayed by estimation of caffeine metabolism in man. Hum Exp Toxicol, 14: 801-807, 1995.

61) Fric M, et al: The influence of smoking on the serum level of duloxetine. Pharmacopsychiatry, 41: 151-155, 2008.

62) Carter AM, et al: Comparative aspects of trophoblast development and placentation. Reprod Biol Endocrinol, 2: 46, 2004.

63) Faber JJ, et al: Placental physiology. Raven Press, 1983.

64) Wishart DS, et al: DrugBank: a comprehensive resource for in silico drug discovery and exploration. Nucleic Acids Res, 34: D668-672, 2006.

65) Rampono J, et al: Placental transfer of SSRI and SNRI antidepressants and effects on the neonate. Pharmacopsychiatry, 42: 95-100, 2009.

66) Hill MD, et al: The significance of plasma protein binding on the fetal/maternal distribution of drugs at steady-state. Clin Pharmacokinet, 14: 156-170, 1988.

67) Szeto HH, et al: The contribution of transplacental clearances and fetal clearance to drug disposition in the ovine maternal-fetal unit. Drug Metab Dispos, 10: 382-386, 1982.

68) Kumar S, et al: Estimation of transplacental and nonplacental diphenhydramine clearances in the fetal lamb: the impact of fetal first-pass hepatic drug uptake. J Pharmacol Exp Ther, 282: 617-632, 1997.

69) Brace RA: Physiology of amniotic fluid volume regulation. Clin Obstet Gynecol, 40: 280-289, 1997.

70) Rurak DW, et al: Drug disposition and effects in the fetus. J Dev Physiol, 15: 33-44, 1991.

71) Hines RN, et al: The ontogeny of human drug-metabolizing enzymes: phase I oxidative enzymes. J Pharmacol Exp Ther, 300: 355-360, 2002.

72) McCarver DG, et al: The ontogeny of human drug-metabolizing enzymes: phase II conjugation enzymes and regulatory mechanisms. J Pharmacol Exp Ther, 300: 361-366, 2002.

5 妊娠うつ病と子どもの発達： トランスミッションメカニズムの理解

Abstract

　妊娠中や産後早期のうつ病が，新生児や小児期早期の発達に与える影響に関して，十分なエビデンスが示されている．周産期のうつ病は，児の認知機能，行動発達，情緒コントロールが不良であることを予測している．しかし，この背景にあるメカニズム（トランスミッションメカニズム）の解明が必要とされている．本章では，このリスク伝達の考えうるメカニズムを検討するため，特に胎児プログラミングから明らかになった既知の研究について解説する．これらの文献によれば，周産期のうつ病の出現時期は重要であり，妊娠の各期および出産後の時期に分けて，うつ症状のタイミングおよび重症度をはっきりと区別しなければならない．他の交絡する曝露には，不安およびストレスなどの本来心理社会的なものと，喫煙，栄養不足および薬物による曝露などの催奇形的なものがある．うつ病に関連する文献を解釈する際，このような交絡要因を慎重に考慮しなければならない．妊娠うつ病が子どもの発達に影響を与えるメカニズムとして，直接的な遺伝学的要因，母子共有の有害な環境，母親の強いストレス反応，血管および胎盤機能の変化，炎症性経路が推定されている．産後のメカニズムは十分に調査されており，母親の感受性，少ない刺激（関わりの少なさ），持続的な環境的ストレスに関連していると思われる．出生前と産後両方の因子の相乗効果は，この分野の研究デザインの中で，より大きな注目を集めるものの一つに違いない．これらのトランスミッションメカニズムに関する研究がさらに進むことで，受胎前，出生前および産後の母親のうつ病による有害な影響を減らすことを目的とした予防と介入モデルが今まで以上に明らかにされるだろう．

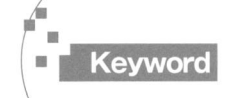

Keyword　予防・母親のメンタルヘルス，周産期のうつ病，胎児プログラミング，エピジェネティクス，Developmental origins of health and disease（DOHaD）

はじめに

　児の発達の転帰を最適なものとするためには，児の受胎前から展開される複雑な発達過程が考慮されているライフコースモデルが必要である．重要な発達移行とは，妊娠から出生，授乳期および乳児期の初期，幼児期，そして成人期の生殖期に到るまでの主要な概念である．各移行期の概念を構築することで，薬理学的，心理社会的，または生活習慣に基づくすべての介入が適切に構想され，開発され，評価される，生物学的発達の枠組みができることになる[1]．初期の児の最適な発達が，健全な胎児発達に基づいていることはいうまでもないが，一方であまりにも多くの発達研究が出生を発達調査の開始地点とみなし，また非常に多くの精神医学的研究が成人の精神疾患に対する生殖という問題や子どもの発達などの影響を考慮していない．

　出生時に健康状態の良好な新生児は，親から質の高い養育を受けるという恩恵を受け，その結果，新生児期を無事に過ごすことができる．しかしながら，妊娠期間の短縮，低出生体重，妊娠中の有害な曝露，または妊娠もしくは出産中の合併症といった早期の発達上の障害は，生涯にわたり個人の健康およびメンタルヘルスに悪影響を及ぼす可能性がある．そのような移行期を経た児の発達は，母親の健康，メンタルヘルス，およびウェルビーイングと分けて考えることはできない．受胎前やその後の妊娠期から母親の健康状態とメンタルヘルスを良好なものにすることで，乳幼児は最適な状態で発達していくように思われる．

　妊娠中の母親のメンタルヘルスは，重大な心理社会的ストレス因子だけでなく，身体的ストレス因子でもあることが次第に理解されるようになった．最も起こりうる問題は，うつ病，不安，ストレスへの曝露である．肥満，栄養，および代謝性疾患だけではなく，メンタルヘルス上の問題を抱えやすいことも重要な妊娠合併症の1つとして認識されつつある．児の発達を最適なものにするために，研究者，臨床家，および政策立案者たちが，受胎前，妊娠期，そして産後に介入してこのような合併症に取り組むことが求められている．妊娠中の気分障害や不安障害の罹患率が高いが，そのことが母親自身，その児，そして児の産後のケアに影響を与えることが考えるべき公衆衛生の問題である．本章では，周産期のうつ病に焦点をあて，児と母親の転帰について簡単にレビューした後，周産期のうつ病が児に不良な転帰をもたらすであろう生物学的メカニズムについて詳細に検討する．

周産期のうつ病の疫学

周産期のうつ病は，妊娠中の女性の7〜13％，産後6ヵ月以内の女性の10〜15％に出現する，周産期に最もよくみられる合併症の1つである[2]．うつ症状の重症度には，頻度が高く，通常一時的な，いわゆるマタニティブルーズから，出現率が1％以下である産褥精神病まで幅がある．抑うつ症状が診断基準を満たし，持続的な不快気分やアンヘドニアだけでなく，睡眠障害，食欲低下，易疲労感，易刺激性，集中力の低下，場合によっては，自殺念慮や自殺企図がみられるケースには，臨床的な介入を要する．また，うつ病性障害の症状として自己価値観の低下，絶望，社会的引きこもり，対処行動の無能を伴うのは珍しいことではない．これらの症状は，神経生物学的変化に関連しており，大抵はモノアミンおよびグルタミン酸作動系，または視床下部−下垂体−副腎系（hypothalamic-pituitary-adrenal system; HPA系）の制御不全，HPA系と海馬活動との関連といった観点から研究されている．この神経内分泌系は，副腎皮質刺激ホルモン放出ホルモン（corticotropin-releasing hormone; CRH），糖質コルチコイド，脳由来神経栄養因子（brain derived neurotrophic factor; BDNF）に関連している．もちろん，他の神経領域も関与しており，意欲，摂食，睡眠，エネルギーレベル，概日リズム，およびうつ病で調整不全であることが知られている報酬系の調節に関与する脳領域である，側坐核および扁桃体が研究されている[3]．妊娠に伴う深遠な生物学的・心理社会的変化の中で，さまざまな抑うつ症状が生じており，その複雑で高度な機能不全状態を「周産期のうつ病」という端的な表現でわれわれは言い表している．

周産期のうつ病の有病率についての研究は，妊娠中も産後も十分に定着している．Gaynesらは，周産期のうつ病の有病率を報告した28の論文を系統的にレビューし，総合的な時点有病率の推定値が6.5〜12.9％の範囲にあることを示した．妊娠〜産後3ヵ月の周産期にわたる，累積有病率は，大うつ病エピソードと診断された女性の19.2％に達し，大部分は出産後に出現した[4]．他の研究によると，周産期のうつ病の持続期間は，症状の重症度と治療へのアクセスという重要な2要因に関連していた[5]．Bennettらによる系統的レビューにおいて，妊娠うつ病の有病率が各妊娠三半期で7.4％，12.8％，12.0％であると報告されている[6]ように，妊娠中の気分障害の出現率は高い．LeighとMilgromは，Beyondblue National Postnatal Depression Programの豪州のデータから，妊娠28〜32週のうつ病の有病率は16.9％で，出生後10〜12週では11.2％であったと報告した[7]．

母親のうつ病が児の発達に与える影響のメカニズムに焦点を当てる際，妊娠うつ病と産後うつ病には強い連続性があるという点が特に重要である．産後にうつ症状のある女性の約50％が，妊娠中にもうつ病を経験してい

る[8]．Heronらは，The Avon Longitudinal Study of Parents and Children（ALSPAC研究）のデータから，産後うつ病と不安の症例の大部分は，それぞれ先行して妊娠中にうつ病と不安を経験していたと報告した[9]．この研究では，妊娠中に不安を経験した女性は，産後8週，8ヵ月時に，うつ病を発症する可能性が3倍以上であることが明らかになった．LeighとMilgromは，パーソナリティ因子だけでなく多くの人口統計的因子や既往歴，妊娠うつ病，不安，ストレス因，個体因子を含んだ多変量回帰モデルによる解析を行い，最終的に，妊娠うつ病（$\beta = 0.47$），育児ストレス（$\beta = 0.32$），うつ病の既往（$\beta = 0.15$）が，有意に産後うつ病を予測したことを示した．最終回帰モデルによると，出生後うつ病症状の分散の66％が説明できた[7]．

母親のうつ病に伴う児の転帰

　周産期のうつ病に伴う児の転帰は多くの研究によって調査されてきた．周産期のうつ病を調査した重要な研究によると，出生転帰，小児および青年期の精神と行動の障害，言語発達および注意を含む認知発達，気質およびアタッチメントにおける社会的情動発達などの転帰を検討している．これらの研究は最近のいくつかの論文によって十分に検討されている[10-12]．

　要約すると，妊娠中の曝露によって，さまざまな形態の母親の出生前ストレスが，多くのメンタルヘルス関連障害と関連していることが判明している．先行研究の一部は，災害記録や出生前ストレスの後方視的評価といった，生態学的曝露に基づいている．Khashanらは，オランダの二つの国民登録簿を使用し，第1三半期における家族との死別という出生前の曝露が，統合失調症のリスク増加に関連していたと報告した[13]．同様の研究により，妊娠中の強いストレスと精神疾患のリスク[14]，嵐やハリケーンの曝露と自閉症の関連[15]，地震被災と出生児のうつ症状の関連[16]が示された．多くの大規模前方視的コホート研究では，妊娠中に経験した妊婦の不安や抑うつ症状をより確実に測定し，これらが児のメンタルヘルスの転帰を予測することを示している．Loomansらは，妊娠16週で測定された母親の状態不安が，男児の不注意／多動問題の増加と有意に関連していたが，女児では関連がみられなかったことを示した[17]．O'Connorらは，妊娠32週で測定された妊娠中の母親の不安が，4歳と6.5歳のやはり男児の不注意／多動の症状を予測したと報告した[18, 19]．また，Clavarinoらも，妊娠中の母親の強い不安と児5歳時点での不注意との関連がみられたが，14歳時点では関連がみられなかったことを報告した[20]．一方，妊娠中の母親の強い不安と児の不安は，5〜14歳まで持続して関連したことを報告した．

Robinson らは，主要な生活上のストレス要因は2歳と5歳時の行動障害と，5歳時の情緒的問題にわずかに関連していたと報告した[21]．これらは，大規模な研究のごく一部であり，妊娠における母親のメンタルヘルスが児の行動，注意および感情の転帰に及ぼす影響を一貫して示している．

　産後うつ病に関していえば，うつ病の母親の乳児は，否定的な感情と低い感受性を示し[22]，児が受ける身体的・言語的刺激は不十分かもしれない[23]．産後うつ病の影響により，児は青年に至るまで覚醒時のコルチゾールレベルが継続的に上昇する[24]．産後うつ病の母親は，児との相互交流の際，感受性が低下し，その結果，児のストレス調節不全や不安定なアタッチメントが生じることは十分に証明されている．7つの研究のメタ解析によると，うつ病の母親の児は，安定したアタッチメントを形成しない傾向があり，より回避的（avoidant）および不安定な（disorganised）アタッチメントを示すという[25]．基本的に，ここで推定されるメカニズムは，母親のうつ病による養育の負の影響である．

　乳幼児と小児期早期の気質に与える影響に関する文献は，特に興味深い．なぜなら，感情調節はかなりのレベルで遺伝的要因によって決定されるとこれまでみなされていたことに関して，重要な物理的・機械的機序が示唆されているからである．Field は系統的レビューの中で，妊娠中のコルチゾール上昇は，これまで示されてきたように児の不機嫌さや否定的行動に関連し，母親の報告による乳幼児の否定的反応とも関連したと述べた[26, 27]．最近の研究では，妊娠中に母親が生活上のストレス要因を経験することで，乳幼児のコルチゾールレベル，反応性の高い気質[28]，思春期における終日の安静時コルチゾール高値を生じやすい[29]ことが示された．

　この文献を解釈する際に考慮すべき重要な注意点がある．豪州の人口を対象にした抗うつ薬のわれわれの研究〔Longitudinal Study of Australian Children（LSAC）〕では，重度のうつ病レベルによる抗うつ薬の使用だけでなく，喫煙，他の治療薬の使用，健康上の困難といった多因子曝露の頻度の高さも関連していた[30]．また，母親の肥満と妊娠中のメンタルヘルス症状との併存が高い．

トランスミッションメカニズム

　周産期のうつ病が児に与える負の影響には，大きく3つの潜在的なメカニズムが考えうる．すなわち，第一に純粋な遺伝に基づくモデルであり，第二に周産期のうつ病と児の発達の両者に等しく寄与する共通した環境の影響であり，第三に母親のうつ病がさまざまなメカニズムを通して，胎児期および乳児期の発達をプログラミングし，児に不良な転帰をもたらすと

いうものである.

　遺伝的モデルの観点からいえば，うつ病のリスクに遺伝的要因が重要な役割を果たすことは広く受け入れられている．行動遺伝的アプローチを用いた疫学的研究では，一般にうつ病リスクの30 〜 40％が遺伝性であることが示唆されている[31]．しかし，どの遺伝メカニズムに起因するかを特定するには，いくつかの問題がある．第一の問題は，相関研究全般で問題となっている「遺伝力の欠損（missing heritability）」の問題であり，疾患との相関が示唆される候補遺伝子多型の各々が疾患の遺伝要因全体に占める割合が相関研究で検出されるには小さすぎるということである[32]．先行研究の中でこのことを端的に示す多型の例として，シナプス間隙のセロトニンを輸送し，SSRIの標的タンパクであるセロトニントランスポーターをコードする遺伝子（*SLC6A4*）のプロモーター領域における反復長の多型が挙げられる．しかし，この遺伝的変異の影響は小さく，神経症傾向や自殺傾向などのうつ病に関連したパーソナリティや行動特性の影響の方が強い傾向がある[33]．*MAOA*および*COMT*の多型は，周産期のストレスイベントの状況下でうつ病発症と関連することも見出されている[34]．1980年から始まったCardiovascular Risk in Young Finns birth cohortのデータを用いて，Jokelaらはセロトニン受容体2A遺伝子を調べたところ，ある遺伝子の多型が，母親が報告した育児と児の成人期におけるうつ症状発症との関連を修飾しているようであることを見出した[35]．おそらく，遺伝的モデルには重大な限界があり，それは生殖細胞系の遺伝子モデルから，エピジェネティックな遺伝モデルへと遺伝概念自体が急速に変化しているからである[36]．

　このような知見は示唆的ではあるが，複雑な表現型を作り出すには多くの遺伝子が関連している可能性が高く個々の遺伝子の寄与が小さいため，うつ病の特定の候補遺伝子を明らかにすることは困難である．また，遺伝子は生物学的作用を発揮する複雑な生物システム内で作用するため，純粋な遺伝的モデルそのものが生物学的に妥当ではないことを理解することも重要である[37]．また，リスクを与える多くの異なる遺伝的経路が存在しうるし，遺伝子やエピジェネティックな影響，環境的因子との間で複雑な相互作用が存在する．

　最近，一連の精神疾患に共通する遺伝的変異に関して興味深い知見が発表された．それは，統合失調症，うつ病，双極性障害といった疾患において，共通の遺伝的変異が発達的，環境的または確率的な因子によって異なる疾患になるというような遺伝的リスクを引き起こしかねないというものである．最近のメタ解析では，葉酸の代謝に関与する遺伝子であるメチレンテトラヒドロ葉酸還元酵素（methylenetetrahydrofolate reductase; *MTHFR*）の変異が，複合の精神障害群（統合失調症，双極性障害，単極うつ病性障害）に対する共通の遺伝的脆弱性として寄与していることが示

され，ある遺伝的多型において相関が26％増加することが明らかになった[38]．

多様な遺伝的影響によって生じるメンタルヘルス以外の児の転帰である認知や心理社会的な転帰と周産期のうつ病とが遺伝的に関連しているかということについては，ここではまだ言及していない．遺伝モデルでは，遺伝的にある感受性や素因をもった児は一定の行動を取ることが想定され，その行動は個人を有害な可能性のある特定の環境に曝すことがある[39]．これは遺伝子環境交互作用と呼ばれる．

次に第二の遺伝モデルについて簡潔に述べると，出生前および出産後のうつ病に寄与する環境条件が児の有害な転帰にも寄与するというモデルである．この場合，周産期のうつ病と児の転帰の直接的な関連は，両者に影響を及ぼす第三の因子によって，実際にはより複雑になる．社会経済的地位の低さや他の持続的な逆境が関連しており，これらはストレスを生み出し，好転の機会を制限し，新しく親になった者への支援不足につながる．社会経済的地位によって，児と親のための物質的および社会的資源へのアクセスが異なってくる[40]．社会経済的地位は，児の発育転帰について最も広範に調査された社会的決定要因の1つであるが，ここではさらに言及しない．

産後の母親の気分が，児の転帰に主要な役割を果たしていることは明らかである．胎児ストレス反応は，出生後の起床時にピークを伴う概日リズムに急速に変換され，正期産児であれば出生後数カ月以内に作動し始める[41]．正常な概日リズムは，HPA系ストレス反応を容易に終了することができ，逆に日常リズムの障害はHPA系ストレス調節不全をもたらす[42]．概日リズムやストレス反応，睡眠パターンが相互に作用することは，発達の本質が階層的であるということを示している．その発達の中で，胎児発達で確立される基本的な生物行動学的構造が，より複雑な発達システムのためのプラットフォームとして機能するようになる．これらはあまり明確に言い表されていないが，小児期や思春期にわたる対人的，感情的，行動的反応の発達において同様のパターンが存在する可能性がある[43]．出生後のメカニズムについてさらに言及できるかもしれないが，この章では出生前の時期に焦点を当てている．

妊娠うつ病と胎児プログラミング

妊娠うつ病が，後の発達プログラミングをどう阻害するかについて，最近の研究結果を検討することが，この章の主な焦点である．このような遺伝についての動物モデルはよく用いられ，通常はげっ歯類やヒト以外の霊

長類において，周産期のさまざまな時期に，薬理学的または環境的ストレスを生じさせることによって検証されている[44]．そのようなモデルによって，ストレスの受ける時期，その強度や期間，仔の性別が，仔の転帰に影響する重要な因子であると立証されてきた[26]．これらの研究は，母親のストレスがもたらす海馬，前頭皮質，扁桃体と側坐核の神経発達の変化について述べている．母親のストレスにさらされた仔は，不安や抑うつ行動（または少なくとも動物にみられる類似した症状）を呈し続けるが，興味深いことに記憶障害もまた報告された[44]．そのような母親のストレス因は，母親の糖質ステロイドレベルの上昇を介して伝達されると考えられており，また，胎仔の脳に伝達され，仔のHPA系の発達に影響を与えると考えられている．HPA系は，ストレスにさらされた時に生じる恐怖，衝動性や物質使用といった，仔の情緒や行動の障害をプログラミングする．

Weinstockは，動物研究の中で，仔の転帰が性差に依存するのは高度のコルチゾール曝露により，オスでは胎性テストステロンが低下し，メスではカテコラミン活性を変化させるためであると示した[45, 46]．Weinstockは，妊娠中のストレスにより，オスでは学習障害が生じやすく，メスでは不安，抑うつ行動，HPA系の反応増加がみられることを示した．この結果は，男性は注意に関する脆弱性を有し，思春期の女性はうつや不安がよく生じるという，ヒトの疫学研究で示されている結果と同様である．

また，ここで詳細は示さないが，動物モデルにおける母親のストレスの影響の可逆性に関する文献もかなり存在する．敢えていうなら，環境の豊かさと抗うつ薬治療が，これらの動物モデルにおける母親のストレス曝露を改善するように思われる．これらのモデルは，生物学的メカニズムを理解し，可能性のある介入を検証するのに重要であるが，その解釈には注意が必要である．このような結果をヒトに応用する際に，HPA系が種特異的に発達することは，考慮すべき重要なことであるということも注目すべきである．なぜなら，胎児期や出生後の異なる時期にストレスに曝露されることにより，ストレスへの神経内分泌や自律神経の反応システムがさまざまな影響を受ける可能性があり，また，胎生期のHPA系の発達の特異的タイミングや程度は，哺乳類の間でもかなり異なっているからである．気分や認知的要素を考慮すると，動物モデルのうつ病曝露をモデル化することは非常に難しいといえる．

糖質コルチコイドの役割

HPA系がどのような初期発達をするのかについて，非常に注目が集まっている．それは概日リズムの調節，身体的発育，および大脳辺縁系－皮質

間連絡の統合を司る他の系の成熟とも関係しているためである．HPA系は，ストレス制御に関してのみならず，睡眠，摂食，感情，および情動制御においても，早期の発達において決定的な役割を果たしている[47]．

糖質コルチコイドは，代謝機能の調節とストレス制御に働いている．正常発達において，糖質コルチコイドは胎児の肺，肝臓，甲状腺および脳といった幅広い組織にわたって，そのプログラミングと発達における多様な機能を持っており，それは出生後の発達でも続いている．妊娠中，糖質コルチコイドの機能には大きな変化が生じる．正常の妊娠経過において，母体のコルチゾール値は増加し，第3三半期にはピークに至り，母体HPA系の応答能は緩徐に高まることが示唆されている[48]．この変化の理由の1つは，胎盤からの分泌があることで，他にも母体の副腎の感受性が妊娠中に亢進すること[49]，妊娠経過を通して高値となっているエストロゲンがコルチゾールの分解を減少させること[48] が挙げられる．

周産期に母体のうつ病に曝されることは，児のHPA系によるストレス応答の制御を不良にし，将来的にストレス関連疾患に罹患するリスクを高めることが，いくつかのエビデンス群によって示唆されている．妊娠中のCRH値が高いほど，妊娠うつ病となる率は高くなる[50]．また，CRH高値は児にも引き継がれるといういくつかのエビデンスがある．Azakらは，抑うつと不安を呈した母親の児では，乳幼児期に朝から就寝時までのコルチゾール産生が増加し，抑うつを呈した母親の場合，就寝時のコルチゾール高値とその影響が，さらに小児期まで長期的に持続すると報告している[51]．これをみると，前述したような情緒および行動における問題といった児に関する転帰は，胎生期のプログラミングの直接的な結果であるのか，あるいは生後早期の社会情緒的経験に伴うストレス応答の制御不全に連なる影響なのか，という疑問がおのずと浮かんでくる．

神経伝達物質の機能パターンにも，母親から児へ伝達される影響があり，興味深い．一連の論文においてFieldは，うつ病の女性から生まれた新生児は，いくつかのモノアミンに関し，妊娠中の母親によく似た生化学的プロフィールを持つことを報告した．彼女は，ノルアドレナリンの上昇と低いドパミンおよびセロトニンという類似したパターンを特定した[26]．妊娠うつ病の母親において，糖質コルチコイドの機能変化とモノアミンの調節変化との関係は，注目すべき疑問として残っている．これらの変化が，胎児期および小児期早期の社会的・情緒的発達における早期神経発達に関して，機能的にどのような意味を持つかということも同様に注目されている．

胎児のHPA系の発達

　最近の知見では，母体の糖質コルチコイドが高い状態に胎児が曝されることによって，児の神経発達は長期的な影響を受けることが示唆されている．合成ステロイドによる子宮内曝露の研究では，前帯状皮質の発達に強い影響があることをDavisらが示しており，それは6〜10歳時の児の情緒の問題と関連していた[52]．別の研究においては，産後にうつ病となった母親の児は，扁桃体の体積がより大きく，重篤な情緒的内向化に関連するコルチゾール高値を呈していた[53]．

　ヒト胎児におけるHPA系の発達は，胎盤および母体の分泌系との相互作用が込み入っているのと同様に，胎児器官の成熟が関係した複雑な過程を辿る[54]．妊娠後期に胎児のコルチゾールが上昇すると，肺などの器官系では発達が刺激される．しかしながらMeaneyが論じているように，糖質コルチコイドが胎児の発達促進に必要でもあるということは，糖質コルチコイドが組織によって異なって機能することを示している．多くの哺乳類において，神経組織に対する糖質コルチコイドへの曝露が増えると，神経新生やシナプスの可塑性が減少するので，胎仔の神経発達を保護するために組織特異的な転写因子が糖質コルチコイド受容体を調整するものと思われる[37]．胎児の糖質コルチコイドが過剰になることは，出生後の適応，膵臓機能，下垂体−副腎系，および心血管系の機能への影響と同様，胎児の成長を制限する結果につながりうることもまた明らかである[55]．

　出生後には，何らかの脅威や予想外の事態，疼痛，感染，あるいは代謝機能不全を感知すると，それらに適応的なストレス応答が生じるようになる．このような刺激は，特定の経路を介して視床下部へ伝達され，シグナルはCRHを放出する神経細胞がある視床下部室傍核（hypothalamic paraventricular nucleus; PVN）において，バソプレシンなどの他のペプチドと協調して統合され，下垂体前葉からの副腎皮質刺激ホルモン（corticotropin hormone; ACTH）の放出を刺激する[56]．ACTHは下垂体から血液循環に放出されると，副腎皮質を刺激しコルチゾールの産生と放出を促す．胎児の発達において，下垂体のACTHと副腎皮質のコルチゾールの関連は，胎生20週以降に確立されてくる[54]．

　胎生早期には，胎児の副腎皮質は少量のコルチゾールを産生しており，第2三半期に徐々に増加する[54]．第2三半期において，胎盤のACTHは，他の胎盤産生ホルモンとともに，胎児の副腎皮質ステロイド産生を調節する．第3三半期までには，胎児の脳下垂体は胎児副腎皮質と統合されるようである[54]．胎生後期には，ヒト胎児のHPA系はよく発達し，ストレス応答系として低酸素や栄養不足といったストレスに対して応答するよう機能する．それゆえ，子宮の血流を減少させるような外的因子は，生後に

経験されるのと似たようなストレス応答を引き起こしうる[57]. 第3三半期を通して, 視床下部や海馬に広く発現している鉱質コルチコイドと糖質コルチコイドの受容体がストレス応答を抑制するという, よく知られるネガティブフィードバック機構によって, HPA系の活性化が機能し始める[56]. ただし, これらの2つの受容体は, ストレス応答や概日リズムの調節において異なる役割を果たしている（HPA系とその胎生期の発達に関する詳細なレビューは文献56を参照）.

胎盤の役割

　母親のうつ病と児の転帰をつなぐ決定的な因子として, 胎盤に注目が集まりつつある. 胎盤形成は, 胚盤胞が子宮内膜に着床することに始まるプロセスである. 機能し始めた胎盤は, 複雑に配列された機能, すなわち肺, 腸管, 腎臓, 肝臓, および脳下垂体や生殖腺に類似した広範な内分泌器官の機能を胎児に供するようになる[58]. 児へのリスク伝達に関連した生物学的機序を理解するうえで, 妊娠中にうつ病となった女性の胎盤を生物学的に調査することにはかなり期待ができる[59]. 胎盤は, 一時的な内分泌組織として胎児への栄養供給を調節するのみならず, 母体の糖質コルチコイドによる発達阻害効果から胎児を保護する機能も果たす[60].

　胎盤は母体と胎児の生理機能の重要なインターフェイスとなっており, ブドウ糖, アミノ酸, ケトン, および脂肪酸の移動を調節している. 妊娠中の母体のホルモンレベルの変化により胎児の発達が変わり, 逆に胎盤ホルモンの産生は母体の生理機能に影響を及ぼす[60]. このことは, 母体と胎児という2つの別個の生物が, 妊娠経過を通して主に胎盤を介して影響しあうことにより, 胎児の発達を促進しているという概念モデルを暗示している. そういった発達の一部は, ゲノム情報によって種に特有な様式により規定されていることは明らかであるが, 早期発達の軌跡を形作る子宮内環境からの入力にも重要な役割がある.

　母体の妊娠中の苦痛とそれが胎児の発達に与える影響の関連について, 胎盤の果たす役割に焦点をあてた研究は増えつつある. これらの研究の多くでは, 11βヒドロステロイド脱水素酵素タイプ2（11β-HSD2）という酵素が注目されているが, この酵素は糖質コルチコイドを特異的に不活化するもので, 胎盤に多く発現し, 胎児のHPA系の発生に役割を果たすことが示唆されている[60]. 胎盤中の11β-HSD2の発現レベルは, 胎児母体境界を介して, 循環している母体のストレスホルモンへの胎児の曝露に直接影響を及ぼす. 胎児中のコルチゾール濃度は, 通常母親の1/13程度であるが, 胎盤に11β-HSD2が少ないと, 母体のコルチゾールレベルの

一部に胎児が曝露させられる[62]．ほとんどの場合，胎盤の*11β-HSD2*は母体コルチゾールの移行を実質的に減少させるが，それでも10〜20%の母体コルチゾールはまだ胎児のコルチゾール値に影響する．胎盤の*11β-HSD2*機能に個体差をもたらしている要因は，現在調査されている母体のストレス，栄養，および妊娠期間中の感染とともに，より集中的な研究対象領域に残ったままである．

　胎盤の*11β-HSD2*は胎児のストレス生物学の重要なバイオマーカーであり，児が高いストレス反応性の経路にあることを示す最も初期の指標の1つである．最近の2つの研究では，直接的な関連性が示されている．O'Donnellらは，母親が周産期に不安および抑うつを経験する時，胎盤での*11β-HSD2*の発現が30%減少したと報告した[63]．最近の論文の1つはO'Donnellらの知見を再現することはできなかったが，SSRIによる治療は胎盤の*11β-HSD2*の遺伝子発現レベルに影響を与えなかったと報告している[64]．

　妊娠うつ病の影響が伝達されることに関し，コルチゾールの胎盤通過が重要なメカニズムであることは明らかだが，そうすると，その影響は直接的なものであると推定される．胎児脳の発達が，コルチゾール曝露の増加によって直接的に影響されるということになる．この説はもっともらしく聞こえるが，一方で，抑うつや不安といった妊娠女性にとって高いストレスとなる状態は，子宮内の動脈血流の減少によって発達過程にある胎児に低酸素や栄養供給の制限をもたらし，発達に影響するという別の仮説もある．母体のノルアドレナリン値の上昇は子宮内動脈の血管抵抗と関連しているが，この機序についてはさらなる研究が必要である[26, 65]．

　もう1つの考えうる機序として挙げられているのが，免疫機能の役割である．急性のストレスに対する適応的な反応の1つは免疫機構を活性化することであるが，慢性的なストレスとストレス関連ホルモンの慢性的な産生は免疫機能を抑制する．同時に，炎症に対するサイトカインの反応は，HPA系を活性化することが知られている．数々の研究が，母体が感染に曝されると，血液中への炎症性サイトカインの放出が増加することを示している[66]．これらのサイトカインレベルが過剰になると，早産が誘発される可能性があり，将来の気管支喘息やアレルギー疾患と関連するかもしれないという．しかしまた，サイトカインへの曝露が胎児の神経発達に直接的に影響するのか，動脈抵抗を介して胎児ジストレスを起こすのか，もしくは成長阻害や胎生期間の短縮によって児の発育に影響するのかは不明なままである．ここでは，感染の時期や種類も重要な因子である．例えば，胚形成の間，発達途上の胚は風疹などの感染に非常に感受性が高く，器官発達に直接的な影響を受ける．胎盤を介して母体循環が確立される時点では，マラリア感染によって胎児の発育と発達程度に影響を受ける可能性がある[67]．

胎児発達のエピジェネティクス

　もう1つ，早期の生物学的メカニズムにおいて興味深いことは，発達途中の胎児における遺伝子発現が，母体のうつ病によって胎生期にプログラミングを受けることである．「エピジェネティクス」とは，DNAの遺伝子配列自体によって規定されていない，継承されるすべての遺伝子発現変化を研究する学問領域を指している[68]．胎児および乳幼児におけるエピジェネティクスによるプログラミングは，胎生期および出生後の発達の時期に，母親を介して伝えられる環境因によって誘導されている可能性があるが，遺伝要因もまた胎児の発達のプログラミングおよびエピジェネティクスの過程に直接的な影響を与えていることが明らかになってきている．エピジェネティクスは，組織および細胞特異的な遺伝子発現を調節している多くの染色質機能における変化に関係している．これらはゲノム内のCpGサイト，すなわち，DNAの中でシトシンヌクレオチドがグアニンの前にあり，リン酸で結合している配列のメチル化を含んでいる．ある遺伝子のプロモーター領域周辺部位におけるDNA配列中のシトシンへのメチル基の付加（メチル化），特に，シトシンとグアニンが連続して密集するCpGアイランドと呼ばれるDNA領域中の複数のシトシンのメチル化は，その遺伝子の発現を抑制する場合がある．しかも，この現象は固有の細胞群または組織に特異的に生じることが知られている．エピジェネティクスのもう1つのメカニズムは，DNAの転写を可能な状態にするという反対の効果をもたらすヒストン部位の修飾であり，これも注目を集めつつある．

　先行研究において，妊娠中の母体のストレスと抑うつは，胎盤および臍帯血において採取された遺伝子に関するエピジェネティクスのプログラミングを変えることが示されてきた．これらの組織は胎児の脳発達に関して周辺的な組織に過ぎないが，それらのメチル化の状態は，神経発達に関する重要なバイオマーカーになる可能性が高い．胎児の神経発達に関連する特異的遺伝子において，母体のメンタルヘルスの影響としてのエピジェネティクスによるプログラミング変化が起こっているというエビデンスが，現在多くの研究によって証明されつつある．例えば，向精神薬および精神疾患への曝露が，胎盤組織および臍帯血内の遺伝子発現を調節するDNAメチル化状態に及ぼす影響を調べるために，ゲノム全般のメチル化状態を網羅的に調べる目的で，まずは27,000のCpG部位のメチル化状態を近年開発が進んできているハイスループットDNAシークエンシング技術で解析するといった手法がひとつの戦略として用いられてきている[69, 70]．そういった研究の1つでは，抗てんかん薬に曝露された胎児と曝露されていない胎児で，CpGサイトのメチル化が異なることを示唆する部位が多数同定されている．ただ，ハイスループットシークエンシング技術は急激に発

展し，最近は利用できる遺伝情報の範囲がかなり広がっている．そのように大規模なスケールでデータを分析および翻訳する最適な方法についてかなり関心が高まっており，現在知られている結果は暫定的なものになりそうである．

エピジェネティクスにおけるもう1つの手法は，胎児の神経発達に関連していることが知られている遺伝子，いわゆる候補遺伝子を選択し，母体のうつ病によるエピジェネティクマーカー，場合によっては，対象組織における遺伝子発現への影響を検証する方法である．糖質コルチコイド受容体遺伝子である *NR3C1* は，最も特徴的で，よく研究されている HPA 系関連遺伝子の1つである．Oberlander らは，第3三半期にうつ病であった母親から生まれた児の臍帯血で，*NR3C1* のメチル化が増加していることを発見した[71]．この研究では，生後3ヵ月時点での児の HPA 系の反応性を馴化情報処理検査（habituation information processing task）を用いて評価したところ，胎児臍帯血 *NR3C1* の DNA メチル化の程度が，児のストレスに対するコルチゾール応答を予測した．最近の研究では Radtke らが，母親および10〜19歳になった児における *NR3C1* の DNA メチル化状態を調べ，児におけるこの遺伝子のメチル化状態は，妊娠中の母親がパートナーからの暴力を受けた経験と相関していたことを明らかにしており[72]，妊娠中に生じるエピジェネティクスの過程が長期に渡る発達上の転帰をもたらしうることを示唆している．

母体のうつ病が胎児に及ぼす影響に関するエピジェネティクス研究における挑戦的な取り組みとして，母体のうつ病への曝露によって胎児のエピジェネティックな状態の変化が生じるゲノム領域が，生体にどのような機能的役割を果たし，また，どのように病態形成に関与するのかを解明する試みが挙げられる．認知，情緒発達，成長および行動の発達といった児の転帰を予測するうえで，分娩直後に臍帯血，口腔細胞，胎盤組織といった末梢組織を得ることは比較的容易であるが，これらの組織中の分子が児の将来の精神行動面の転帰を反映するバイオマーカーとして確立されるまでには，エピジェネティックマーカーと小児期までに成長した後の精神行動面の転帰との相関が注意深く統制された研究によって示され，しかも，その知見が複数の独立した研究により再現されることを待たなければならない．この種の知見は示されはじめているが，特に期待できる領域は乳幼児期の研究である．

Conclusion

1 （母体の）うつ病への曝露時期

　周産期のうつ病の国際的な定義が妊娠中および産後の母体のうつ病を含むようになり，その結果，子宮内で受けた影響なのか，産後に受けた影響なのかを区別することができなくなったことは重大である．児の転帰を検討するすべての研究デザインにおいて，妊娠うつ病と産後うつ病に強い連続性があることは，考慮される必要がある．産後の期間のみから集めたデータで開始される研究には，重要な妊娠中の要因が欠けている．胎生期および小児期早期に，母体のうつ病に曝露されることに関連する影響を注意深く検討することは，児の発達に関する転帰を理解するために必要である．妊娠中における曝露と産後における曝露は異なる影響を及ぼす可能性があるが，多くの場合，両方の時期にまたがる曝露の影響は累積的で，相乗的である．

　多くのエビデンス，および周産期メンタルヘルスにおける現在の実践は，産後の抑うつおよび不安への介入を，より良い養育を促す機会と位置づけることに関心を寄せてきた．しかしながら，胎生期プログラミングの研究が明らかにしてきた知見から考えると，児のストレスに対する生物学的特性はおそらくは胎生期に確立され始めるため，産後と同様，受胎前および妊娠期のメンタルヘルスと母親のストレス曝露にも注目すべきである．

2 特異的または一般的機序について

　妊娠期のうつ病の影響が児にどのように伝達されるかについては，母体の困難な状況の一般的な影響と同様なのか，あるいは児の発達に非常に特異的なリスクをもたらしうるものなのか，現時点では不明なままである．曝露を単純化して考慮するような胎児曝露の研究では，こうした問題が悪化する．良い例は，頻回に引き起こされたオランダの飢饉における児の転帰で，これは栄養失調の実例としてしばしば用いられる．しかしながら，軍事的に包囲攻撃を受けていたという状況は確実に高いストレスへの曝露であるが，母親たちの抑うつや不安の罹患率については知られていないために言及がない．妊娠うつ病は低出生体重と早産と関連するので，高血圧症や耐糖能異常といった将来的な代謝性疾患との相関が指摘されたことも不思議ではない．

　この問題は解決が難しいままであり，これらの知見から介入について考えることも順調には進まないだろう．児の発達における危険因子はよく知られている．しかしながら，生物学的機序の特性を解析するには，曝露と

転帰の両方が特異的で，かつ測定可能である必要がある[73].

3 予防的介入としての妊娠うつ病の治療

　個別の機序や類似の機序の観点から，個々の曝露の影響を明確に理解できるならば，非常に的確な介入の機会を得るだろう．それは薬理学的，心理社会的，もしくはライフスタイルを基盤とした介入になるだろう．

　認知発達および技術習得といった高次の機能は，課題に直面した際の感情調節や適応のようなより基礎的な機能に依存し，それらに基づいて構築されることにはほとんど疑いがない．Heckmanらが繰り返し指摘しているように，このヒトの発達の基礎を対象とした介入に力を注ぐことが，最も成果をもたらす方法である[74].

　妊娠うつ病の影響が伝達される特異的機序に関してはさらなる研究を要するが，妊娠中および産後のうつ病と児の不良な転帰の明らかな相関に関する疫学的なエビデンスは明確である．このエビデンスからすれば，妊娠うつ病は，母親のメンタルヘルスを改善することを第一とした予防的介入の重要なターゲットであるべきであり，かつ母親のメンタルヘルスの改善と児の発達に対する影響を考えるという主要な流れの中でも，同じく重視されるべきであると考えざるをえない．人生の最適な始まりを守るこれらの試みの重要性を少なく見積もることは難しい．

　初期の発達を対象とした介入の経済的なモデル提示によって，精神疾患の予防のみならず，代謝性および心血管疾患などの疾患の予防にも周産期が理想的な時期であることが，ますます説得力を増している．

（訳：菊地 紗耶，小林 奈津子）

References

1) Shonkoff JP: Building a new biodevelopmental framework to guide the future of early childhood policy. Child Dev, 81: 357-367, 2010.
2) Bennett IM, et al: Improving maternal care with a continuous quality improvement strategy: a report from the interventions to minimize preterm and low birth weight infants through continuous improvement techniques (IMPLICIT) network. J Am Board Fam Med, 22: 380-386, 2009.
3) Nestler EJ, et al: Neurobiology of depression. Neuron, 34: 13-25, 2002.
4) Gaynes BN, et al: Perinatal depression: prevalence, screening accuracy, and screening outcomes. Evid Rep Technol Assess (Summ), 119: 1-8, 2005.
5) Dennis CL: Psychosocial and psychological interventions for prevention of postnatal depression: systematic review. BMJ, 331: 15, 2005. doi:10.1136/bmj.331.7507.15.
6) Bennett HA, et al: Prevalence of depression during pregnancy: systematic review. Obstet Gynecol, 103: 698-709, 2004.
7) Leigh B, et al: Risk factors for antenatal depression, postnatal depression and parenting stress. BMC Psychiatry, 8: 24, 2008.

8） Gotlib IH, et al: Prevalence rates and demographic characteristics associated with depression in pregnancy and the postpartum. J Consult Clin Psychol, 57: 269-274, 1989.

9） Heron J, et al: The course of anxiety and depression through pregnancy and the postpartum in a community sample. J Affect Disord, 80: 65-73, 2004.

10） Schlotz W, et al: Fetal origins of mental health: evidence and mechanisms. Brain Behav Immun, 23: 905-916, 2009. doi:10.1016/j.bbi.2009.02.001.

11） Talge NM, et al: Antenatal maternal stress and long-term effects on child neurodevelopment: how and why? J Child Psychol Psychiatry, 48: 245-261, 2007. doi: 10.1111/j.1469-7610.2006.01714.x.

12） Swanson JD, et al: Developmental origins of child mental health disorders. J Child Psychol Psychiatry, 49: 1009-1019, 2008. doi: 10.1111/j.1469-7610.2008.02014.x.

13） Khashan AS, et al: Higher risk of offspring schizophrenia following antenatal maternal exposure to severe adverse life events. Arch Gen Psychiatry, 65: 146-152, 2008.

14） Spauwen J, et al: Early maternal stress and health behaviours and offspring expression of psychosis in adolescence. Acta Psychiatr Scand, 110: 356-364, 2004.

15） Kinney DK, et al: Autism prevalence following prenatal exposure to hurricanes and tropical storms in Louisiana. J Autism Dev Disord, 38: 481-488, 2008. doi:10.1007/s10803-007-0414-0.

16） Watson JB, et al: Prenatal teratogens and the development of adult mental illness. Dev Psychopathol, 11: 457-466, 1999.

17） Loomans EM, et al: Antenatal maternal anxiety is associated with problem behaviour at age five. Early Hum Dev, 87: 565-570, 2011. doi:10.1016/j.earlhumdev.2011.04.014.

18） O'Connor TG, et al: Maternal antenatal anxiety and children's behavioural/emotional problems at 4 years: report from the Avon Longitudinal Study of Parents and Children. Br J Psychiatry, 180: 502-508, 2002. doi:10.1192/bjp.180.6.502.

19） O'Connor TG, et al: Maternal antenatal anxiety and behavioural/emotional problems in children: a test of a programming hypothesis. J Child Psychol Psychiatry, 44: 1025-1036, 2003.

20） Clavarino AM, et al: Maternal anxiety and attention problems in children at 5 and 14 years. J Atten Disord, 13: 658-667, 2010. doi:10.1177/1087054709347203.

21） Robinson M, et al: Pre- and postnatal influences on preschool mental health: a large-scale cohort study. J Child Psychol Psychiatry, 49: 1118-1128, 2008. doi:10.1111/j.1469-7610.2008.01955.x.

22） Dawson G, et al: Frontal lobe activity and affective behavior of infants of mothers with depressive symptoms. Child Dev, 63: 725-737, 1992.

23） Field T: Maternal depression effects on infants and early interventions. Prev Med, 27: 200-203, 1998.

24） Murray L, et al: Disturbances in early parenting of depressed mothers and cortisol secretion in offspring: a preliminary study. J Affect Disord, 122: 218-223, 2010.

25） Martins C, et al: Effects of early maternal depression on patterns of infant-mother attachment: a meta-analytic investigation. J Child Psychol Psychiatry, 41: 737-746, 2000.

26） Field T: Prenatal depression effects on early development: a review. Infant Behav Dev, 34: 1-14, 2011. doi:10.1016/j.infbeh.2010.09.008.

27） Davis EP, et al: Prenatal exposure to maternal depression and cortisol influences infant temperament. J Am Acad Child Adolesc Psychiatry, 46: 737-746, 2007. doi: 10.1097/chi.0b013e318047b775.

28） Lewis AJ, et al: Early life stress and child temperament style as predictors of childhood anxiety and depressive symptoms: findings from the longitudinal study of Australian children. Depress Res Treat, 2012: 1-9, 2011.

29） Van Den Bergh BRH, et al: Antenatal maternal anxiety is related to HPA-axis dysregulation and self-reported depressive symptoms in adolescence: a prospective study on the fetal origins of depressed mood. Neuropsychopharmacology, 33: 536-545, 2008.

30） Lewis AJ, et al: Anti-depressant use during pregnancy in Australia: findings from the Longitudinal Study of Australian Children. Aust NZ J Public Health, 36: 487-488, 2012. doi:10.1111/j.1753-6405.2012.00917.x.

31） Sullivan PF, et al: Genetic epidemiology of major depression: review and metaanalysis. Am J Psychiatry, 157: 1552-1562, 2000.

32） Manolio TA, et al: Finding the missing heritability of complex diseases. Nature, 461: 747-753, 2009.

33） Costas J, et al: Association study of 44 candidate genes with depressive and anxiety symptoms in post-partum women. J Psychiatr Res, 44: 717-724, 2010.

34) Doornbos B, et al: The development of peripartum depressive symptoms is associated with gene polymorphisms of MAOA, 5-HTT and COMT. Prog Neuropsychopharmacol Biol Psychiatry, 33: 1250-1254, 2009.

35) Jokela M, et al: Serotonin receptor 2A gene and the influence of childhood maternal nurturance on adulthood depressive symptoms. Arch Gen Psychiatry, 64: 356, 2007.

36) Lewis AJ: A call for an expanded synthesis of developmental and evolutionary paradigms. Behav Brain Sci, 35: 368-369, 2012. doi:10.1017/S0140525X12001021.

37) Meaney MJ: Epigenetics and the biological definition of gene_environment interactions. Child Dev, 81: 41-79, 2010.

38) Peerbooms OL, et al: Meta-analysis of MTHFR gene variants in schizophrenia, bipolar disorder and unipolar depressive disorder: evidence for a common genetic vulnerability? Brain Behav Immun, 25: 1530-1543, 2011.

39) Kendler KS, et al: Stressful life events, genetic liability, and onset of an episode of major depression in women. Am J Psychiatry, 152: 833-842, 1995.

40) Bradley RH, et al: Socioeconomic status and child development. Annu Rev Psychol, 53: 371-399, 2002.

41) Price D, et al: Age of appearance of circadian rhythm in salivary cortisol values in infancy. Arch Dis Child, 58: 454-456, 1983.

42) Gunnar M, et al: The neurobiology of stress and development. Annu Rev Psychol, 58: 145-173, 2007.

43) Gluckman PD, et al: The conceptual basis for the developmental origins of health and disease. In: Gluckman PD, et al, eds, Developmental origins of health and disease, pp 33-50, Cambridge University Press, 2006.

44) Darnaudéry M, et al: Epigenetic programming of the stress response in male and female rats by prenatal restraint stress. Brain Res Rev, 57: 571-585, 2008.

45) Weinstock M: Gender differences in the effects of prenatal stress on brain development and behaviour. Neurochem Res, 32: 1730-1740, 2007.

46) Weinstock M: Sex-dependent changes induced by prenatal stress in cortical and hippocampal morphology and behaviour in rats: an update. Stress, 14: 604-613, 2011.

47) Lupien SJ, et al: Effects of stress throughout the lifespan on the brain, behaviour and cognition. Nat Rev Neurosci, 10: 434-445, 2009.

48) Jung C, et al: A longitudinal study of plasma and urinary cortisol in pregnancy and postpartum. J Clin Endocrinol Metab, 96: 1533-1540, 2011.

49) Lindsay JR, et al: The hypothalamic-pituitary-adrenal axis in pregnancy: challenges in disease detection and treatment. Endocr Rev, 26: 775-799, 2005.

50) Rich-Edwards J, et al: Elevated midpregnancy corticotropin-releasing hormone is associated with prenatal, but not postpartum, maternal depression. J Clin Endocrinol Metab, 93: 1946-1951, 2008.

51) Azak S, et al: Maternal depression and infant daytime cortisol. Dev Psychobiol, 55: 334-351, 2013.

52) Davis EP, et al: Fetal glucocorticoid exposure is associated with preadolescent brain development. Biol Psychiatry, 74: 647-655, 2013.

53) Bagner DM, et al: Effect of maternal depression on child behavior: a sensitive period? J Am Acad Child Adolesc Psychiatry, 49: 699-707, 2010.

54) Bolt R, et al: Development of the hypothalamic-pituitary-adrenal axis in the fetus and preterm infant. J Pediatr Endocrinol Metab, 15: 759-770, 2002.

55) Challis J, et al: The fetal placental hypothalamic–pituitary–adrenal (HPA) axis, parturition and post natal health. Mol Cell Endocrinol, 185: 135-144, 2001.

56) De Kloet ER, et al: Stress and the brain: from adaptation to disease. Nat Rev Neurosci, 6: 463-475, 2005.

57) Phillips DI, et al: Fetal programming of autonomic and HPA function: do people who were small babies have enhanced stress responses? J Physiol, 572: 45-50, 2006.

58) Luckett WP: Ontogeny of the fetal membranes and placenta. Springer, 1976.

59) Kaplan LA, et al: Effects of mothers' prenatal psychiatric status and postnatal caregiving on infant biobehavioral regulation: can prenatal programming be modified? Early Hum Dev, 84: 249-256, 2008.

60) Cottrell EC, et al: Prenatal stress, glucocorticoids and the programming of adult disease. Front Behav Neurosci, 3: 19, 2009.

61) Haig D: Genetic conflicts in human pregnancy. Quart Rev Biol, 68: 495-532, 1993.

62) O'Donnell K, et al: Prenatal stress and neurodevelopment of the child: focus on the HPA axis and role of the placenta. Dev Neurosci, 31: 285-292, 2009.

63) O'Donnell KJ, et al: Maternal prenatal anxiety and downregulation of placental 11beta-HSD2. Psychoneuroendocrinology, 37: 818-826, 2012.

64) Ponder KL, et al: Maternal depression and anxiety are associated with altered gene expression in the human placenta without modification by antidepressant use: implications for fetal programming. Dev Psychobiol, 53: 711-723, 2011. doi:10.1002/dev.20549.

65) Teixeira J, et al: Association between maternal anxiety in pregnancy and increased uterine artery resistance index: cohort based study. BMJ, 318: 153-157, 1999.

66) Weinstock M: The potential influence of maternal stress hormones on development and mental health of the offspring. Brain Behav Immun, 19: 296-308, 2005.

67) Gluckman PD, et al: Early life events and their consequences for later disease: a life history and evolutionary perspective. Am J Hum Biol, 19: 1-19, 2007.

68) Schroeder JW, et al: Neonatal DNA methylation patterns associate with gestational age. Epigenetics, 6: 1498-1504, 2011.

69) Schroeder JW, et al: DNA methylation in neonates born to women receiving psychiatric care. Epigenetics, 7: 409-414, 2012.

70) Smith AK, et al: Prenatal antiepileptic exposure associates with neonatal DNA methylation differences. Epigenetics, 7: 458-463, 2012.

71) Oberlander TF, et al: Prenatal exposure to maternal depression, neonatal methylation of human glucocorticoid receptor gene (NR3C1) and infant cortisol stress responses. Epigenetics, 3: 97-106, 2008.

72) Radtke K, et al: Transgenerational impact of intimate partner violence on methylation in the promoter of the glucocorticoid receptor. Transl Psychiatry. 1: e21, 2011.

73) Waterland RA, et al: Epigenetic epidemiology of the developmental origins hypothesis. Annu Rev Nutr, 27: 363-388, 2007.

74) Knudsen EI, et al: Economic, neurobiological, and behavioral perspectives on building America's future workforce. Proc Natl Acad Sci, 103: 10155-10162, 2006.

6 妊娠中における大うつ病薬物療法のマネジメント

Abstract ‖‖‖

うつ病は，妊娠中および産後において高頻度に認める合併症として現在認識されている．この時期のうつ病を未治療のまま放置した場合，母親および胎児，乳幼児の転帰に悪影響を及ぼす可能性がある．ほとんどの治療ガイドラインは，周産期の重症うつ病に対して薬物療法を考慮することを推奨している．本章では，妊娠中におけるうつ病を概説し，抗うつ薬による治療のリスクとベネフィットを述べ，薬物療法の導入および維持の方法に関する提案を行う．

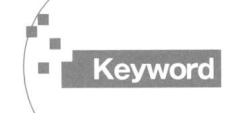 **Keyword** 大うつ病，有病率，EPDS，評価，治療，抗うつ薬，SSRI，奇形，流産，産科合併症，リスクとベネフィットに関する分析，新生児不適応症候群，新生児遷延性肺高血圧症

はじめに

　うつ病は，頻度の高い精神疾患であり，患者に重大な疾病負荷をもたらし[1]，公衆衛生上の大きな問題となっている．周産期メンタルヘルス領域において特筆すべきこととして，男性より女性の方がうつ病に罹患しやすく，妊娠可能な年齢に最も高い有病率を示すため[2,3]，妊娠前から既にうつ病に罹患している可能性，全妊娠期間中を通じてうつ病を発症する可能性が高いことが挙げられる．さらに，母親のうつ病が子どもの発達にも悪影響を及ぼすため，周産期を通じてうつ病を発見し治療することが極めて重要とのエビデンスも得られている[4]．

　入院を要する，あるいは自殺に到る可能性もあるほどの重篤な精神疾患を，産後に発症し得ることは以前から認識され，出産と精神疾患との関連に関心が集まっていた．産科および精神科のデータを基にした研究により，産後には，とりわけ産褥精神病（双極性障害の亜型と考えられる）の発症リスクが上昇することが明らかになった[5,6]．また，この産褥精神病の頻度は1,000人に1〜2人と判明した[7]．当初，出産に伴い重症うつ病を発症する場合もあるが，入院治療にいたる割合は低いと考えられてきた[8]．これらの研究では，妊娠中は精神病を発症し入院するリスクは低いことが確認され，妊娠は保護的因子として機能すると提唱された．妊娠は母体に保護的に作用するとの考えに基づき，妊娠中における精神疾患に関する研究，特にうつ病に関する研究が疎かになっていた可能性がある．

　妊婦を対象とした研究が行われるまでは，うつ病は産後に発症するものと考えられてきた．産後うつ病の有病率とリスク因子について調査がなされ[9-12]，産後うつ病に罹患した多くの女性では，病識がない結果，未治療のままで経過していることが着目された[13]．産後うつ病は子どもの発達にも悪影響を及ぼす可能性があり，母親が治療を受けることで発達への悪影響の可能性を最小限に抑えるためにも[13,14]，産後うつ病をスクリーニングし，同定する方法の開発に多大の努力が費やされた[15]．産後うつ病のさまざまな悪影響を懸念し，産後うつ病発症リスクのある女性を妊娠中から早期発見するための取り組みがなされた．その結果，産後うつ病の発症を予見する多くのリスク因子が明らかになり[16,17]，それらの因子を同定する評価尺度も開発された[18,19]．しかしながら，産後うつ病の最も大きな予測因子の一つは妊娠中の抑うつ症状であることが判明した[17]．当時，妊娠中の抑うつ症状を同定することが，産後うつ病に進行するリスクがある女性を同定する良い治療戦略と考えられた．ところが，妊娠中にベックうつ病調査票（Beck Depression Inventory; BDI）[20]やエディンバラ産後うつ病自己調査票（Edinburgh Postnatal Depression Scale; EPDS）[21]など抑うつ症状のスクリーニングツールを使用すると，妊娠中から重篤な抑うつ症状

が存在する場合があることが明らかになった．加えて，うつ病を同定するためのカットオフ値を用いると（通常は産後の対象者に施行するために開発されたものだが），妊娠中のうつ病が，従来考えられていたよりも極めて高い有病率であることがAvonの縦断研究によって確かになった[22]．この研究では，14,541名の女性を対象に妊娠18週および32週にEPDSを施行したところ，得点は妊娠18週において6.62点，妊娠32週において6.72点となり産後の得点5.84（妊娠8週），5.25（妊娠32週）よりも有意に高い得点であった．EPDSのカットオフ値を12点以上とすると，産後8週において9.1％の女性が12点以上に該当したのに対して，妊娠32週においては13.5％の女性が該当した．

　その後の研究においても，妊娠中の抑うつ症状およびうつ病が高頻度で認められることが明らかになった．Bennettらが行ったシステマティックレビューでは，BDIおよびEPDSを主とした自己記入式質問紙による研究と，構造化された診断面接による研究のそれぞれを対象に検討された[23]．その結果，構造化された診断面接による有病率は，自己記入式質問紙を用いた有病率より大幅に低いことが判明した．妊娠第1三半期においては，BDIを使用した場合にうつ病の可能性がある妊婦の割合が最も高くなった（**図6.1**）．妊娠第3三半期においては，EPDSを使用した場合にうつ病の可能性がある妊婦の割合が最も高くなった．ただし，EPDSは産後うつ病を評価するために開発された評価尺度であり，うつ病に関連する身体症状は質問項目に含まれていない．一方，BDIは身体症状に関する質問項目が含まれている．したがって，身体症状を伴う妊娠中のうつ病に関しては，

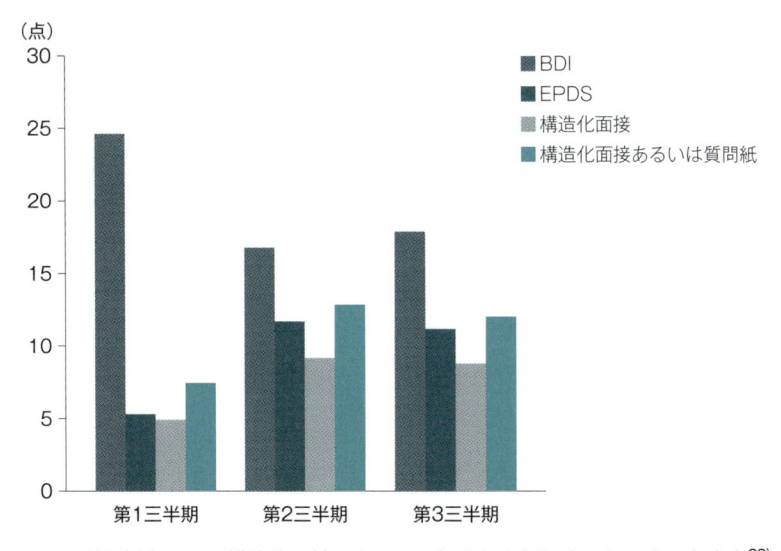

図6.1 ●　質問紙あるいは構造化面接によって評価された妊娠中のうつ病の有病率[23]

エジンバラ産後うつ病自己評価票（EPDS）のカットオフ値は10点以上．ベックうつ病調査票（BDI）のカットオフ値は9点以上．

身体症状が含まれていないEPDSを用いた場合にはうつ病の可能性がある妊婦の割合は低くなった可能性がある.

　構造化診断面接では，うつ病と診断された割合は質問紙より低い結果となった．なお，構造化診断面接により，うつ病と診断された割合が最も高くなった期間としては，妊娠第2三半期（9.1％），妊娠第3三半期（8.9％）が挙げられた．しかし，14,549名の女性を対象としたアルコール関連障害の地域疫学的研究（the National Epidemiologic Survey on Alcohol and Related Conditions; NESARC）[24]において，構造化面接によって明らかになった，妊産婦のうつ病の有病率よりは高くなかった．すなわち，本研究によると，妊娠していない女性におけるうつ病の有病率は8.1％となり，昨年妊娠した女性の有病率（8.4％）に近い値であったが，産後女性のうつ病有病率は有意に高くなった（9.3％）.

　単極性うつ病ないし双極性障害の再発に関して特に興味深い点として，産後，抑うつエピソードの再発リスクが特に高くなるという報告が挙げられる．Vigueraらは，双極I型障害，双極II型障害，または単極性うつ病と診断された女性を対象に，妊娠中から産後6ヵ月以内の期間におけるコホート研究を施行し，気分エピソードをDSM-IVの診断基準に基づき評価した[25]．その結果，抑うつエピソードは，単極性うつ病を有する1,132名の女性の2.7％で妊娠中に再発し（なお，全体の1.89％が妊娠中に不安症状またはパニック症状を報告），産後においては，6ヵ月以内に16.1％が再発したことが明らかになった.

うつ病が及ぼす影響

　こうした研究から，妊娠中のうつ病は3〜9％の有病率であることが判明した．また，妊娠中に重篤な抑うつ症状を示す女性が多く存在することが明らかになった．うつ病および抑うつ症状は，妊娠・出産という人生の重要な移行期において，女性に重大な苦痛と障害を引き起こし，潜在的に妊娠そのもののアウトカムおよび胎児発達に悪影響を及ぼすことがある．母親のうつ病は，早産，低出生体重，妊娠高血圧[26, 27]および周産期死亡[28]のリスク増加と関連している．ただし，これがうつ病の直接的な結果によるものか，食事，喫煙，経済的困難，あるいは睡眠薬，制吐薬，オピオイド鎮痛薬などの薬物使用の結果によるものかは不明である[29]．また，母親のうつ病は，乳児の成長発達に悪影響を及ぼす可能性がある母乳摂取量の低下[26, 27]とも関連している.

　妊娠中のうつ病は，幼児の情緒および認知機能の発達に悪影響を及ぼすこともある[4, 30, 31]．うつ病発症の生物学的なメカニズムの観点から，例え

ば胎児自体に視床下部−下垂体−副腎系（hypothalamic- pituitary-adrenal system; HPA系）の活性化が生じ，将来うつ病を発症するリスクが高まることや，母親のHPA系の活性化により，胎盤においてコルチコトロピン放出因子の過分泌が発生し，胎児にも出産にも有害な影響が及ぶ可能性が指摘されている[4, 31]．このような知見からも，妊娠中のうつ病を発見し治療することの重要性を強調したい．

妊娠中におけるうつ病の再発リスク

　妊娠中に抗うつ薬の服用を継続した場合と中止した場合との再発率の差が報告されている．Cohenらにより，女性うつ病患者が妊娠中に抗うつ薬の服用を中止した場合，抗うつ薬の服用を継続した場合より有意に高い割合で再発することが明らかになった[32]．しかし，その後のYonkersらの研究によると，まったく違いがなかったとも報告されている[33]．ただし，患者集団の違いや，疾患の重症度の違いなど，研究方法によって大きく異なる点があるため，リスクに関する確固たる結論を導き出す能力には限界があるとも述べられている[33]．しかし，妊娠が判明した段階で抗うつ薬を突然中断した女性を対象にした妊娠早期の研究では，31％が希死念慮を示していたことも判明している[34]．地域サンプルでは，妊娠が判明した際に高率で服薬中断が起こるため[35]，この結果は特に懸念すべき点であろう．

　抗うつ薬の曝露に関する生物学的メカニズムに関しては「4. セロトニン再取り込み阻害薬の出生前曝露に影響する母体と胎児の因子」（→p. 35）で述べる．また，うつ病を含む精神疾患を未治療で経過した場合のリスクは「5. 妊娠うつ病と子どもの発達：トランスミッションメカニズムの理解」（→p. 49）で解説する．

妊娠中におけるうつ病の評価

　妊娠中におけるうつ病のマネジメントを成功させる鍵は，適切な評価である．抑うつ症状を示すにすぎない女性と，うつ病の診断基準に合致する女性とを区別することは重要である．もちろん，抑うつ症状を示すがうつ病には至らない女性に注意を払わなくて良いというわけではない．いずれの場合も，その原因を検索し，関連するストレス要因を特定し，支持的カウンセリングによりそれらの要因を取り扱う必要がある．うつ病と妊娠に伴う症状には重複があるため，妊娠中にうつ病を診断することは特に困難

である．Yonkersらは，食欲，睡眠，意欲低下のような典型的な身体に関連する抑うつ症状のいくつかは，抑うつ状態の妊婦と，非抑うつ状態の妊婦との間での区別が困難であることを報告している[36]．一方，うつ病に伴う認知のゆがみ（たとえば罪悪感，物事を大変だと感じる，集中困難であるなど）は，前者とは対象的に区別しやすい．診断過程においてはこれらを考慮する必要がある．EPDSは診断ツールではなく，スクリーニングツールとして使用されるように作成されたものであるが，こうした質問紙を診断ツールとして用いた研究でも同様のことが明らかになっている．EPDSの得点は，初回施行時に上昇していることが多く（特に，初回の産後訪問に用いられた場合），より正確な結果を得るには，高得点の女性には1週間ないし2週間後に再施行すべきであるとの報告もある[37]．また，EPDSにおいて，妊娠に伴う正常な身体的変化に起因する症状が除外された場合，（構造化面接により同定される）うつ病の割合が変化することも報告されている[38]．

　妊娠中の女性を評価する際には，診断目的で質問紙を用いたアプローチを行うだけではなく，その女性の症状自体に関心をもち，症状を確認する必要がある．さもなければ，誤診，過剰診断などの危険性がある．

　現在のうつ病エピソードへの対処に有用な情報なので，うつ病の既往についても，過去の治療反応性とともに確認すべきである．また，双極性障害の抑うつエピソードである可能性も考慮する必要がある．特に，双極性障害の家族歴がある場合には，過去の軽躁または躁病エピソードを確認することが不可欠である．

　うつ病の評価には，うつ病の重症度とタイプの評価が含まれる．より深刻なメランコリー型うつ病の治療アプローチは，心理社会的困難が原因となり，それに対する介入が有効となる軽度うつ病の女性に対する治療とは大きく異なることに留意する．

妊娠中におけるうつ病の治療

　成人における中等症〜重症のうつ病治療においては，抗うつ薬が主に用いられる．しかし，周産期における治療ガイドラインに特有の点として，心理社会的介入が有効ではなかった場合，重症の場合に抗うつ薬使用を検討するように示唆されている点が挙げられる[39, 40]．米国，カナダ，デンマークにおける研究では，妊娠中の抗うつ薬使用が増加しているとのエビデンスがあるが[41-44]，オランダと豪州の共同研究では約2％と低い使用率にとどまっている[35, 45]．

　妊娠中のうつ病に対する抗うつ薬の有効性を調べる確固たる方法は存在

	薬物療法を行わなかった場合	薬物療法を行った場合
母 親	・うつ病の持続 ・精神的・身体的苦痛 ・妊娠への悪影響 ・出産への悪影響	・精神的・身体的健康の獲得 ・薬物の副作用
発達段階 の胎児	・薬物による有害事象のリスクなし ・母親のうつ病による発達への 　悪影響の可能性	・重症うつ病による発達への 　悪影響のリスク減少 ・経胎盤的な薬物曝露による 　有害事象のリスク

図 6.2 ● 妊娠中における薬物療法のリスクとベネフィット

しない．妊婦は臨床試験から常に除外されているため，妊娠中の抗うつ薬の有効性に関するエビデンスが十分にないことは驚くべきことではない[46]．しかし，妊娠中におけるうつ病の臨床症状は，一般的なうつ病と変わらないため，前述のようにエビデンスが得られないことを考慮すると，一般的なうつ病に対する治療を行うことは合理的と言える[47, 48]．おおむね，軽症〜中等症のうつ病女性には，対人関係療法[49]や認知行動療法などの心理社会的治療を優先すべきと考えられている．しかし，これに関しても，推奨するに足るエビデンスがあるとは言えない．特に，抗うつ薬の使用を考慮する際には，慎重にリスクとベネフィットを検討することが不可欠である．リスクとベネフィットに関する詳細は**図 6.2**に示す．まず，発達中の胎児への悪影響が懸念されるため，抗うつ薬を使用しないで治療を行うことを検討する．多くの女性は，発達中の胎児に害を及ぼす可能性があると考えて妊娠第1半期に抗うつ薬を中断する危険性があり，妊娠中に薬剤を服用したいとは考えない[35]．しかし，その結果，うつ病が改善せず，妊娠アウトカムに悪影響を及ぼす可能性がある．また，胎児も，薬物の曝露はないものの，母親のうつ病による悪影響を受け得る．しかし，女性が抗うつ薬を服用すれば，うつ病は改善するかもしれないが（もちろん，すべての場合において改善するわけではない），一方で服用に伴う重大な副作用，産科の転帰に影響を与える副作用，および妊娠高血圧などのリスクが上昇する可能性がある[50]．したがって，効果的で耐容性の高い抗うつ薬を選択することに留意する必要がある[51]．抗うつ薬を使用した場合，胎児は薬剤や潜在的な有害事象にさらされることになる．Galballyによるレビューによると，抗うつ薬により胎児の奇形リスクがわずかに増加したことを示す8本のメタ解析が紹介されている[52]．なお，妊娠中において抗うつ薬を使用した場合の主な副作用には，胎児奇形，持続性肺高血圧症および新生児不適応症候群などが挙げられる．

（訳：久保田 智香, 尾崎 紀夫）

抗うつ薬使用に伴う妊娠合併症と新生児合併症

1 | 奇 形

　SSRI抗うつ薬曝露とさまざまな奇形との関連については，相反する研究結果が報告されており，議論の対象となっている．さまざまな結果を示した数多くの研究のほかに，この問題を解決するために行われたメタ解析が8報あるが，やはり結果は一致していない[53-57]．8報のメタ解析のうち，4報では抗うつ薬曝露と奇形との関連は認められないとしたが，3報ではパロキセチンと心奇形との関連がみられた[58, 59]．また，最も新しいメタ解析2報では，fluoxetineと奇形リスク増加との関連が認められた[57, 60]．三環系抗うつ薬（TCA）と選択的ノルアドレナリン再取り込み阻害薬（SNRI）などの新規抗うつ薬については奇形との関連は認められなかったが，文献の数は大変限られている[61, 62]．

　一次研究とメタ解析における難しい課題は，方法論的なばらつきが大きいことである．SSRIの催奇形性について調べた大規模な研究は，住民ベースの登録調査か，本来研究プロジェクトのために収集されたわけではない変数を分析した診療記録調査に基づく後ろ向き研究であることが多かった．これらの研究の多くは，処方箋によって曝露を評価しているので，曝露に関するデータが確実ではない．また，重要な交絡変数を適切に調整しておらず，それ自体が催奇形性を有する可能性がある母親の精神疾患の評価を行っていない．

　Malmらの研究およびLewisらの研究ではアルコールとたばこの曝露が多く，特にたばこは，抗うつ薬を服用している女性では他の処方薬と同じくらい曝露が多かったことから，交絡変数の問題は重要である[45, 63]．うつ病などの精神疾患の女性は，ビタミンDなどのビタミン欠乏，栄養不良，肥満，計画外の妊娠の割合が高いと考えられる[64]．特に神経管閉鎖障害などの奇形（可能性としては心奇形も）を予防するための[65, 66]，理想的には受胎前および妊娠初期の葉酸服用の重要性を考えると，無計画な妊娠が多いことは問題である．また，母親の肥満も重要な潜在的交絡因子であるが，ほとんど調べられていない．うつ病は高い肥満合併率と関連しており[67]，さらに母親の肥満は奇形のリスク増加と関連している[68]．母親のどのような精神疾患が児の奇形のリスク増加と関連するのかについては，適切に調べられていない．他にも風疹，糖尿病，妊娠糖尿病などの母体疾患は催奇形性であるとされている[69]．母親の不安は，特定の胎児転帰や児の長期的な発達への影響との関連が認められるので，不安に特化した研究が現在多く行われている[70]．うつ病と不安のどちらに催奇形性のリスクがあり，構造奇形または神経行動催奇形の発生と関連するのかについては，ま

だ探索中である.

奇形学の基本的な前提は,妊娠初期の特定の物質への曝露の結果として特定の奇形が起こるということである.このリスクは本質的に奇形のベースラインリスクである2～3%を上回っていなくてはならない.妊娠中の抗うつ薬,特にパロキセチンなど特定のSSRI曝露によって奇形リスクが少し増加する可能性について懸念されるデータがある一方で,このリスクを証明する決定的なデータはいまだ存在していない.抗うつ薬曝露と奇形とのあらゆる関係を明らかにするためには,重要な鍵となる交絡変数を明確に説明し,曝露と母親の精神疾患を正確に記録する研究が今後必要である.

2 | 流 産

自然流産率と抗うつ薬曝露を調べた以前のメタ解析2報では,リスク増加が認められた[53, 71].しかし,これらのメタ解析では,採用した研究の変数として母親のうつ病の影響を考慮していない.興味深いことに,最近のメタ解析では,自然流産率と抗うつ薬曝露の間に関連は認められなかった[72].

3 | 分娩合併症:出生時体重,早産,新生児適応

抗うつ薬の曝露を受けた児には,分娩時期に生じる重大な問題が2つある.一つは発育への影響の可能性で,もう一つは新生児適応の問題である.特に後者は母親の臨床管理において重要であり,分娩に先だって薬剤を減量すれば乳児へのネガティブな影響を減らすことができるのか,このリスクを母親のうつ病再発のリスクとどのように比較して評価するかという問題に関わってくる.

妊娠中のSSRI初回使用についての過去の評価では,早産と低出生体重(在胎週数で補正)が多いと報告されている.Kallenの2004年のメタ解析では,このリスクが2～3倍に増加すると推定した[73].われわれが行った,抗うつ薬投与された女性と投与されていない女性を比較した前向き研究では[74, 75],前者の方が出生時体重が少なく,身長が低く,頭囲が小さい児を出産する率が有意に高かった.Davidsonらの研究でも同様の結果を報告しており,コルチゾールの低値,TSHの高値,胎盤IGF-1受容体発現の増加と関連する可能性があることを示した[76].Wisnerらは,SSRIを投与された女性の早産率(21%)は,うつ病であるがSSRIを使用していない女性(23%)と比較すると同等であったが,SSRI曝露がなくうつ病でもない女性の6%と比較すると多かった.しかし,これらの3群において,身長,体重,頭囲の差はみられなかった[77].

上記のWisnerらの研究の比較群は,この研究において難しい領域の一つを重視している.すなわち,多くの研究では十分なまたは適切な比較群

を置いておらず，母親の症状や交絡変数を考慮に入れていない．Groteら
は，うつ病の女性の傾向として，妊婦健診をきちんと受けない，孤立してい
る，喫煙している，栄養状態が悪い，違法薬物を使用する可能性が高い
ことを挙げており，これらはすべて胎児の発育や新生児適応に影響を及ぼ
す可能性があると結論した[26]．彼らは母親のうつ病と関連して早産のリス
クが39%，低出生体重が49%，胎児発育不全が45%増加することを示し
た．また，これらのリスク増加のメカニズムとして，HPA系脱調節によっ
て，母親のストレスや炎症反応に続発する胎盤過灌流によって子宮動脈抵
抗が増加する可能性を示した．

Wisnerらは，うつ病とSSRIの因果関係を調べるために，妊娠20週〜
産後52週の間にSSRIを使用していないうつ病でない女性97人，SSRIを
使用した女性46人，うつ病であるがSSRIを使用していない女性31人につ
いて，詳細な前向き研究を行った[78]．3群の間で，児の出生時体重，身長，
頭囲との有意な違いは認められなかった．SSRI曝露群では，SSRI非曝露
群と比較して早産増加との関連がみられたが，うつ病でSSRIを使用して
いない群と比較した場合には関連が認められなかった．うつ病の女性の数
が比較的少ないため，このような結果が出た可能性があるものの，不安も
調整していること，乳児の評価を盲検で行っていることが本研究の強みで，
このような転帰を防ぐために服薬を中止するよう女性に勧める根拠はない
ことが示唆される．

SSRIに曝露された児において，出生後びくつき，筋緊張低下，啼泣減少，
呼吸窮迫，低血糖，低アプガースコア，けいれんなどを特徴とする新生児
不適応症候群（PNAS）のリスクが増加することが指摘されている[79]．著
者らは6件の研究のレビューを行い，絶対リスクは最高で30%（非曝露ま
たは妊娠初期に曝露された児では6〜9%）で，分娩時期周辺に曝露を受
けた場合には2〜10倍に増加すると結論している．Warburtonらが行っ
た大規模住民データ研究では，出生直前の14日間曝露を受けた新生児は，
より早い時期に曝露された児と比較して呼吸窮迫が高率にみられたが，交
絡変数を調整すると差はなかった[80]．以前の仮説では新生児不適応の現象
は毒性や離脱によるものであるとされていたが，彼らはそのような急性の
薬理学的事象ではない可能性があると述べた．

Byattらの文献レビューでは，PNASは最高で30%の児にみられるとし
たが，体系的な乳児の評価が行われていないこと，評価を盲検下に行って
いないこと，適切な比較群を置いていないこと，母親の変数を考慮に入れ
ていないことから，データを批判している[81]．PNASの機序としては，セ
ロトニン毒性や過剰刺激のほかに，乳児の遺伝子型も検討されている．明
確な関連性が欠如していること，症状は比較的軽度で自然治癒すること，
母親の再発リスクと出産前および出産後の無治療のうつ病を介する乳児へ
のリスクがあることから，管理方針としては，母親の状態を良好に維持し，

乳児は保存的に治療することが推奨される傾向にあるが，観察と治療は新生児専門のユニットで行うことが望ましい．過去に分娩前に漸減するように推奨されていたことについて，Korenらは実際には漸減することは好ましくなく，危険である可能性さえあると述べている[79]．最近のメタ解析では，包含基準を満たす研究12報を同定し，妊娠中に抗うつ薬に曝露された新生児においてPNASのリスクが増加するというエビデンスを示した[82]．

4 新生児遷延性肺高血圧症

新生児遷延性肺高血圧症（persistent pulmonary hypertension of the newborn; PPHN）は，乳児1,000人当たり1〜2人に起こる．分娩時に新生児の循環機能への移行がうまくいかないことによるものである．PPHNは罹患率と死亡率の増加が関連しており，重大な懸念事項である．妊娠中のSSRI曝露とPPHNの間の関連性の可能性を調べた研究が7報ある．このうち4報では関連が認められたが，3報では関連はみられなかった[83]．

最近の研究2報[84, 85]が発表されるまでは，研究間の方法論的な多様性が大きいこと，帝王切開などの既知の交絡変数を説明できていないことが懸念点であった[83]．この最近の研究2報では，Wilsonらは関連が認められなかったとし，Kielerらは小さい関連がみられたとしており，相反する結果であった[85]．後者はスカンジナビア各国の国民健康レジストリーの共同研究で，そのため比較的まれな疾患を調べるのに十分な検出力を有する研究を行うことができた．彼らの報告では，一般のPPHN発生率は1,000人あたり1.2人で，SSRI曝露があると1,000人あたり3人に増加した．リスクは増加するが，以前報告されたよりもオッズ比はかなり低かった．

Kielerらは，三環系抗うつ薬（TCA）や選択的ノルアドレナリン再取り込み阻害薬（SNRI）など他のさまざまな抗うつ薬についても調べ，妊娠後期の曝露がリスク増加と関連していたと報告した．最近のメタ解析では，妊娠中の抗うつ薬曝露に伴いPPHNが少し増加すると報告された[86]．

5 長期的合併症

抗うつ薬子宮内曝露後の児の発達転帰を調べた研究の数は限定されており，幼児期を超えて子どもを追跡した研究はない[87, 88]．これらの研究では主にSSRIについて調べており，TCAについても調べた研究もあった．これらの研究では，12ヵ月齢未満の乳児を対象に予測妥当性の低い方法を用いて検査している[87]．12ヵ月齢以上の子どもに対して，ベイリー乳幼児発達調査またはウェクスラー式検査などの，より総合的な発達尺度を使用して検査を行った研究が7報ある．多くの研究では，小児発達障害との関連は認められなかったが，3報では運動発達の遅れが認められた[89-91]．

これは「真の」結果の表れなのか，なぜ抗うつ薬が運動発達に潜在的に影響するのかという疑問については，今でも答えがでていない．神経発達において，セロトニンが発生のシグナルとして作用することは知られている[92, 93]．ネコで行ったJacobらの試験などの動物モデルでは，セロトニン作動系が活動を制御していることが示されている[94]．

　妊娠中の抗うつ薬曝露の影響に関して発表された，ほとんど研究と同じように，小児の発達に関する研究は，研究方法，曝露の確認，母親の精神疾患など重要な交絡変数の適切な評価にばらつきがあることによって妨げられる．発表された研究21報において全体的な認知への影響がみられた研究はないということは，安心できる所見である[88]．

特異的な臨床的考慮点と推奨されるモニタリング

　うつ病を患う女性では，認識されていない身体的な共存疾患が存在するリスクが高いことを踏まえ，当然のこととしてベースラインの器質的なスクリーニングを行うことが推奨される．通常の産科的検査に加えて，全血球計算，腎機能，甲状腺機能，肝機能の検査，鉄，ビタミンB_{12}，葉酸，ビタミンD，空腹時血糖，血清脂質測定を行うべきである．QT間隔に影響を与える可能性がある薬剤（高用量のTCAやcitalopram，エスシタロプラムなど）を服用している患者の場合には，心電図検査も考慮するべきである．

　抗うつ薬の胎盤通過性（一部は分子量やタンパク結合度による）や乳汁分泌の程度は薬剤によって異なる．SSRIの臍帯血濃度値を測定する胎盤通過性に関する研究では，さまざまな濃度が示されたが，すべて母親の濃度よりもはるかに低かった[95]．このようなデータと催奇形性や新生児の有害転帰を起こす可能性に関する知見に基づいて，使用する抗うつ薬の選択を行うべきである．

　妊娠中の胃内容物排出の変化，分布容積の増加，胃腸運動の減少，薬物結合能の低下，肝代謝の増加により，抗うつ薬の治療用量が変化することがしばしばある．精神科への受診回数を増やすことが不可欠で，治療効果を維持するために薬剤投与量を増やさなくてはならない場合もある（特に第3三半期）．

　葉酸によってさまざまな先天奇形のリスクが減少する可能性があるので，女性の神経管欠損のリスクの大きさに応じて，好ましくは妊娠の3ヵ月前から全妊娠期間，1日0.5 ～ 5mgの葉酸投与を考慮するべきである．また，うつ病患者では栄養やセルフケアが不適切である割合が高いことを踏まえて，妊婦用として作られたマルチビタミンの使用を勧めてもよい．

　うつ病とその薬物療法は両者とも（複数の研究で）早産，発育不全，子宮内発育遅延と関連しているので，通常のケア以上に十分な産科モニタリングが必要になるかもしれない．

　それぞれの母児のために周産期メンタルヘルスケア個別計画書を準備し，症例ファイル内の目立つ位置に入れておかなくてはならない．個別計画書は，現在の治療チーム，すべての薬物療法などの治療，乳児栄養方法の計画，推奨される支援，最小限の入院期間，定期的な精神科および小児科受診の計画，および理想的には，包括的な退院計画を概説するものでなくてはならない．退院計画には母親，パートナー，母児関係のサポート，初期の育児技術，再発した場合のケアへの道筋の確立を含むのが理想的である．

（訳：渡邉 央美）

妊娠中におけるうつ病の治療において推奨されるべき事項

1. 生物・心理・社会・文化モデルに従い，慎重に診断と評価を行う．
2. 系統的なスクリーニングを計画する．
3. うつ病に苦しむ女性には，可能な限り妊娠の可能性を考慮して，最適な治療法を選択する．軽症の場合，第一に，有効性が確立されている心理社会的介入により治療を行う．薬物療法は，中等症〜重症の女性と，精神療法的介入単独では反応性の悪い場合に備えて留保する．
4. 良い治療関係に基づく非薬物的治療を行う．
5. 運動，食事，睡眠，日光への曝露，ストレス，タバコ，物質依存，サポートの構造などの生活因子に対処する．
6. 既に抗うつ薬による治療を行っている女性が妊娠した場合の服薬継続に関しては，患者個々の再発リスク因子を考慮して，受動的ではなく能動的な決定にいたるようにする．
7. 妊娠中における抗うつ薬使用は，胎盤通過性，母乳移行性，催奇形性，出産時のリスク，新生児への有害性，長期的影響などの情報を踏まえて検討する．
8. 薬物療法を行う場合には，可能な限り単剤治療を目指す．
9. 抗うつ薬は，有効かつ最低限の量を使用する．ただし，効果不十分な治療は，母親と胎児双方のリスクにしかならないことから，量よりも有効性を重視する必要がある．
10. 妊娠3ヵ月前から妊娠中を通じ，マルチビタミン同様に葉酸を毎日服用することを検討する．

11. 周産期に薬物療法を受けた場合と受けなかった場合のリスクとベネフィットに関するすべての情報を提供し，インフォームド・コンセントを得る．
12. 精神科，産科，小児科，その他の一般医，助産師をはじめ，社会福祉領域，母子保健看護領域など，関与するすべての職種間での密接な連携を確立する．
13. 全妊娠期間を通じ，胎児発達，妊娠に伴う生理学的変化，母親の精神状態を適切にモニタリングする．
14. 出産時には，新生児不適応症候群，新生児毒性，過鎮静，持続性肺高血圧症または他の有害作用の徴候を観察し，必要な検査を確実に行う．
15. すべての医療関係者と密接に連携を図り，抗うつ薬を内服していた母親，経子宮的に曝露された新生児の両方を観察できる産後のメンタルヘルスケアプランを作成し，実施する．
16. 再発の早期徴候を理解し，それに対処するための道筋を確立しておく．
17. 出産適齢期にあるうつ病女性を治療する際は，妊娠する可能性に配慮して治療にあたる．抗うつ薬を服用している女性は妊娠時のリスクを意識している．特に，妊娠を計画している場合には，医学的見地に基づく助言を行うことが肝要となる．

Conclusion

　母親のうつ病は，妊娠・出産に伴う最も一般的な合併症の1つであり，薬物療法のリスクとベネフィットを理解することが多くの臨床領域で必要であることが認識されている．妊娠中における抗うつ薬の使用が増えているとのエビデンスもあり，さらに，SSRIが最も一般的に処方されている向精神薬の一つであることを考慮すると，これは驚くべきことではない．母親のうつ病が子どもの発達に影響を与える機序の解明についても，研究者は挑戦していく必要がある．それにより，うつ病に罹患する母親の子どものリスクを減少させるために，どの治療選択肢が最も有効であるかが一層明確になる可能性がある．妊産婦のうつ病を改善し，さらには子どもの成長発達への影響を予防することは，将来，公衆衛生学的研究にとって重要な研究領域となるであろう[96]．

（訳：久保田 智香，尾崎 紀夫）

References

1）Murray CJ, et al: Disability-adjusted life years (DALYs) for 291 diseases and injuries in 21 regions, 1990–2010: a systematic analysis for the Global Burden of Disease Study 2010. Lancet, 380: 2197–2223, 2012. doi: 10.1016/S0140-6736(12)61689-4.

2）Kessler RC, et al: The epidemiology of major depressive disorder: results from the National Comorbidity Survey Replication (NCS-R). JAMA, 289: 3095–3105, 2003. doi: 10.1001/jama.289.23.3095.

3）Slade T, et al: 2007 National Survey of Mental Health and Wellbeing: methods and key findings. Aust N Z J Psychiatry, 43: 594–605, 2009. doi: 10.1080/00048670902970882.

4）Chaudron LH: Complex challenges in treating depression during pregnancy. Am J Psychiatry, 170:12–20, 2013. doi: 10.1176/appi.ajp.2012.12040440.

4）Deave T, et al: The impact of maternal depression in pregnancy on early child development. BJOG, 115: 1043–1051, 2008. doi: 10.1111/j.1471-0528.2008.01752.x.

5）Kendell RE, et al: The social and obstetric correlates of psychiatric admission in the puerperium. Psychol Med, 11: 341–350, 1981.

6）Kendell RE, et al: Epidemiology of puerperal psychoses. Br J Psychiatry, 150: 662–673, 1987.

7）Boyce P, et al: Puerperal psychosis. Arch Womens Ment Health, 13: 45–47, 2010. doi: 10.1007/s00737-009-0117-y.

8）Tod ED: Puerperal depression. A prospective epidemiological study. Lancet, 2: 1264–1266, 1964.

9）Kumar R, et al: A prospective study of emotional disorders in childbearing women. Br J Psychiatry, 144: 35–47, 1984.

10）Pitt B: 'Atypical' depression following childbirth. Br J Psychiatry, 114: 1325–1335, 1968.

11）O'Hara MW, et al: Prospective study of postpartum depression: prevalence, course and predictive factors. J Abnorm Psychol, 93: 158–171, 1984.

12）Watson JP, et al: Psychiatric disorder in pregnancy and the first postnatal year. Br J Psychiatry, 144: 453–462, 1984.

13）Boyce PM, et al: The importance of postnatal depression. Med J Aust, 161: 471–472, 1994.

14）Murray L: The impact of postnatal depression on infant development. J Child Psychol Psychiatry, 33: 543–561, 1992.

15）Buist AE, et al: To screen or not to screen–that is the question in perinatal depression. Med J Aust, 177(Suppl): S101–105, 2002.

16）Boyce P, et al: Psychosocial risk factors to major depression after childbirth. Soc Psychiatry Psychiatr Epidemiol, 40: 605–612, 2005.

17）O'Hara MW, et al: Rates and risk of postpartum depression – a meta-analysis. Int Rev Psychiatry, 8: 37–54, 1996.

18）Appleby L, et al: Screening women for high risk of postnatal depression. J Psychosom Res, 38: 539–545, 1994.

19）Austin MP, et al: Antenatal screening for the prediction of postnatal depression: validation of a psychosocial Pregnancy Risk Questionnaire. Acta Psychiatr Scand, 112: 310–317, 2005. doi: 10.1111/j.1600-0447.2005.00594.x.

20）Beck AT, et al: An inventory for measuring depression. Arch Gen Psychiatry, 1961;4:561–571, 1961.

21）Cox JL, et al: Detection of postnatal depression: development of the 10-item Edinburgh Postnatal Depression Scale. Br J Psychiatry, 150: 782–786, 1987.

22）Evans J, et al: Cohort study of depressed mood during pregnancy and after childbirth. BMJ, 323: 257–260, 2001.

23）Bennett HA, et al: Prevalence of depression during pregnancy: systematic review. Obstet Gynecol, 103: 698–709, 2004. doi: 10.1097/01.AOG.0000116689.75396.5f. 103/4/698 [pii].

24）Vesga-Lopez O, et al: Psychiatric disorders in pregnant and postpartum women in the United States. Arch Gen Psychiatry, 65: 805–815, 2008. doi: 10.1001/archpsyc.65.7.805.

25）Viguera AC, et al: Episodes of mood disorders in 2,252 pregnancies and postpartum periods. Am J Psychiatry, 168: 1179–1185, 2011. doi: 10.1176/appi.ajp.2011.11010148.

26）Grote NK, et al: A meta-analysis of depression during pregnancy and the risk of preterm birth, low birth weight, and intrauterine growth restriction. Arch Gen Psychiatry, 67: 1012–1024, 2010. doi: 10.1001/archgenpsychiatry.2010.111.

27) Grigoriadis S, et al: The impact of maternal depression during pregnancy on perinatal outcomes: a systematic review and meta-analysis. J Clin Psychiatry, 74: e321–341, 2013. doi: 10.4088/JCP.12r07968.

28) Howard LM, et al: Sudden infant death syndrome and maternal depression. J Clin Psychiatry, 68: 1279–1283, 2007.

29) Newport DJ, et al: Maternal depression and anxiety differentially impact fetal exposures during pregnancy. J Clin Psychiatry, 73: 247–251, 2012. doi: 10.4088/JCP.10m06783.

31) Field T: Prenatal depression effects on early development: a review. Infant Behav Dev, 34: 1–14, 2011. doi: 10.1016/j.infbeh.2010.09.008.

32) Cohen LS, et al: Relapse of major depression during pregnancy in women who maintain or discontinue antidepressant treatment. JAMA, 295: 499–507, 2006. doi: 10.1001/jama.295.5.499. 295/5/499.

33) Yonkers KA, et al: Does antidepressant use attenuate the risk of a major depressive episode in pregnancy? Epidemiology, 22: 848–854, 2011. doi: 10.1097/EDE.0b013e3182306847.

34) Einarson A, et al: Discontinuing antidepressants and benzodiazepines upon becoming pregnant. Beware of the risks of abrupt discontinuation. Can Fam Physician, 47: 489–490, 2001.

35) Ververs T, et al: Prevalence and patterns of antidepressant drug use during pregnancy. Eur J Clin Pharmacol, 62: 863–870, 2006. doi: 10.1007/s00228-006-0177-0.

36) Yonkers KA, et al: Typical somatic symptoms of pregnancy and their impact on a diagnosis of major depressive disorder. Gen Hosp Psychiatry, 31: 327–333, 2009. doi: 10.1016/j.genhosppsych.2009.03.005. S0163-8343(09)00050-4 [pii].

37) Matthey S, et al: Repeat testing on the Edinburgh Depression Scale and the HADS-A in pregnancy: differentiating between transient and enduring distress. J Affect Disord, 141: 213–221, 2012. doi: 10.1016/j.jad.2012.02.037.

38) Matthey S, et al: The validity of DSM symptoms for depression and anxiety disorders during pregnancy. J Affect Disord, 133: 546–552, 2011. doi: 10.1016/j.jad.2011.05.004.

39) Yonkers KA, et al: The management of depression during pregnancy: a report from the American Psychiatric Association and the American College of Obstetricians and Gynecologists. Obstet Gynecol, 114: 703–713, 2009. doi: 10.1097/AOG.0b013e3181ba0632. 00006250-200909000-00044 [pii].

40) Austin M, et al: The beyondblue clinical practice guidelines for depression and related disorders – anxiety, bipolar disorder and puerperal psychosis – in the perinatal period. A guideline for primary care health professionals providing care in the perinatal period. Melbourne: beyondblue: the national depression initiative, 2011.

41) Cooper WO, et al: Increasing use of antidepressants in pregnancy. Am J Obstet Gynecol, 196: 544. e1–5, 2007. doi: 10.1016/j.ajog.2007.01.033. S0002-9378(07)00144-5 [pii].

42) Jimenez-Solem E, et al: Prevalence of antidepressant use during pregnancy in Denmark, a nation-wide cohort study. PLoS One, 8: e63034, 2013.

43) Andrade SE, et al: Use of antidepressant medications during pregnancy: a multisite study. Am J Obstet Gynecol, 198: 194.e1–5, 2008. doi: 10.1016/j.ajog.2007.07.036. S0002-9378(07)00915-5 [pii].

44) Oberlander TF, et al: Neonatal outcomes after prenatal exposure to selective serotonin reuptake inhibitor antidepressants and maternal depression using population-based linked health data. Arch Gen Psychiatry, 63: 898–906, 2006. doi: 10.1001/archpsyc.63.8.898. 63/8/898 [pii].

45) Lewis A, et al: Perinatal mental health, antidepressants and neonatal outcomes: findings from the Longitudinal Study of Australian Children. Neonatal Paediatr Child Health Nurs, 15: 22–28, 2012.

46) Coverdale JH, et al: The ethics of randomized placebo-controlled trials of antidepressants with pregnant women: a systematic review. Obstet Gynecol, 112: 1361–1368, 2008. doi: 10.1097/AOG.0b013e31818c2a27.

47) Yonkers KA, et al: The management of depression during pregnancy: a report from the American Psychiatric Association and the American College of Obstetricians and Gynecologists. Gen Hosp Psychiatry, 31: 403–413, 2009. doi: 10.1016/j.genhosppsych.2009.04.003.

48) Bennett HA, et al: Depression during pregnancy: overview of clinical factors. Clin Drug Investig, 24: 157–179, 2004. doi: 10.2165/00044011-200424030-00004.

49) Spinelli MG: Interpersonal psychotherapy for depressed antepartum women: a pilot study. Am J Psychiatry, 154: 1028–1030, 1997.

50) Toh S, et al: Selective serotonin reuptake inhibitor use and risk of gestational hypertension. Am J Psychiatry, 166: 320–328, 2009. doi: 10.1176/appi.ajp.2008.08060817.

51) Malhi GS, et al: Pharmacological management of unipolar depression. Acta Psychiatr Scand Suppl, 443: 6–23, 2013. doi: 10.1111/acps.12122.

52) Galbally M: Teratology: more than malformations. Aust N Z J Psychiatry, 47: 1082–1084, 2013. doi: 10.1177/0004867413495931.

53) Rahimi R, et al: Pregnancy outcomes following exposure to serotonin reuptake inhibitors: a meta-analysis of clinical trials. Reprod Toxicol, 22: 571–575, 2006. doi: 10.1016/j.reprotox.2006.03.019. S0890-6238(06)00099-2 [pii].

54) Addis A, et al: Safety of fluoxetine during the first trimester of pregnancy: a meta-analytical review of epidemiological studies. Psychol Med, 30: 89–94, 2000.

55) Einarson TR, et al: Newer antidepressants in pregnancy and rates of major malformations: a meta-analysis of prospective comparative studies. Pharmacoepidemiol Drug Saf, 14: 823–827, 2005. doi: 10.1002/pds.1084.

56) O'Brien L, et al: Does paroxetine cause cardiac malformations? J Obstet Gynaecol Can, 30: 696–701, 2008.

57) Myles N, et al: Systematic meta-analysis of individual selective serotonin reuptake inhibitor medications and congenital malformations. Aust N Z J Psychiatry, 47: 1002–1012, 2013. doi: 10.1177/0004867413492219. 0004867413492219 [pii].

58) Wurst KE, et al: First trimester paroxetine use and the prevalence of congenital, specifically cardiac, defects: a meta-analysis of epidemiological studies. Birth Defects Res A Clin Mol Teratol, 88: 159–170, 2010. doi: 10.1002/bdra.20627.

59) Bar-Oz B, et al: Paroxetine and congenital malformations: meta-analysis and consideration of potential confounding factors. Clin Ther, 29: 918–926, 2007. doi: 10.1016/j.clinthera.2007.05.003. S0149-2918(07)00121-X [pii].

60) Grigoriadis S, et al: Antidepressant exposure during pregnancy and congenital malformations: is there an association? A systematic review and meta-analysis of the best evidence. J Clin Psychiatry, 74: e293–308, 2013. doi: 10.4088/JCP.12r07966.

61) Lennestal R, et al: Delivery outcome in relation to maternal use of some recently introduced antidepressants. J Clin Psychopharmacol, 27: 607–613, 2007. doi: 10.1097/jcp.0b013e31815ac4d2. 00004714-200712000-00009 [pii].

62) Simon GE, et al: Outcomes of prenatal antidepressant exposure. Am J Psychiatry, 159: 2055–2061, 2002.

63) Malm H, et al: Selective serotonin reuptake inhibitors and risk for major congenital anomalies. Obstet Gynecol, 118: 111, 2011.

64) Warner R, et al: Demographic and obstetric risk factors for postnatal psychiatric morbidity. Br J Psychiatry, 168: 607–611, 1996.

65) Scanlon KS, et al: Preconceptional folate intake and malformations of the cardiac outflow tract. Epidemiology, 9: 95–98, 1998.

66) Leanza V, et al: Folates and prevention of neural-tube diseases. Science, 2: 47–51, 2013.

67) Onyike CU, et al: Is obesity associated with major depression? Results from the Third National Health and Nutrition Examination Survey. Am J Epidemiol, 158: 1139–1147, 2003.

68) Stothard KJ, et al: Maternal overweight and obesity and the risk of congenital anomalies. JAMA, 301: 636–650, 2009.

69) Balsells M, et al: Major congenital malformations in women with gestational diabetes mellitus: a systematic review and meta-analysis. Diabetes Metab Res Rev, 28: 252–257, 2012.

70) Van den Bergh BRH, et al: Antenatal maternal anxiety and stress and the neurobehavioural development of the fetus and child: links and possible mechanisms. A review. Neurosci Biobehav Rev, 29: 237–258, 2005.

71) Hemels ME, et al: Antidepressant use during pregnancy and the rates of spontaneous abortions: a meta-analysis. Ann Pharmacother, 39: 803–809, 2005. doi: 10.1345/aph.1E547. aph.1E547.

72) Ross LE, et al: Selected pregnancy and delivery outcomes after exposure to antidepressant medication: a systematic review and meta-analysis outcomes after antidepressant use in pregnancy. JAMA Psychiatry, 70: 1–8, 2013.

73) Kallen B: Neonate characteristics after maternal use of antidepressants in late pregnancy. Arch Pediatr Adolesc Med, 158: 312–316, 2004. doi: 10.1001/archpedi.158.4.312. 158/4/312 [pii].

74) Galbally M, et al: Serotonin discontinuation syndrome following in utero exposure to antidepressant medication: prospective controlled study. Aust N Z J Psychiatry, 43: 846–854, 2009. doi: 10.1080/00048670903107583. 913775190 [pii].

75) Lewis AJ, et al: Neonatal growth outcomes at birth and one month postpartum following in utero exposure to antidepressant medication. Aust N Z J Psychiatry, 44: 482–487, 2010. doi: 10.3109/00048670903559593.

76) Davidson S, et al: Effect of exposure to selective serotonin reuptake inhibitors in utero on fetal growth: potential role for the IGF-I and HPA axes. Pediatr Res, 65: 236–241, 2009.

77) Wisner KL, et al: Major depression and antidepressant treatment: impact on pregnancy and neonatal outcomes. Am J Psychiatry, 166: 557–566, 2009. doi: 10.1176/appi.ajp.2008.08081170. appi.ajp.2008.08081170 [pii].

78) Wisner KL, et al: Does fetal exposure to SSRIs or maternal depression impact infant growth? Am J Psychiatry, 170: 485–493, 2013. doi: 10.1176/appi.ajp.2012.11121873. 1669748.

79) Koren G, et al: Is maternal use of selective serotonin reuptake inhibitors in the third trimester of pregnancy harmful to neonates? CMAJ, 172: 1457–1459, 2005. doi: 10.1503/cmaj.1041100. 172/11/1457.

80) Warburton W, et al: A register study of the impact of stopping third trimester selective serotonin reuptake inhibitor exposure on neonatal health. Acta Psychiatr Scand, 121: 471–479, 2010. doi: 10.1111/j.1600-0447.2009.01490.x. ACP1490 [pii].

81) Byatt N, et al: Antidepressant use in pregnancy: a critical review focused on risks and controversies. Acta Psychiatr Scand, 127: 94–114, 2013. doi: 10.1111/acps.12042.

82) Grigoriadis S, et al: The effect of prenatal antidepressant exposure on neonatal adaptation: a systematic review and meta-analysis. J Clin Psychiatry, 74: e309–320, 2013. doi: 10.4088/JCP.12r07967.

83) Galbally M, et al: Further findings linking SSRIs during pregnancy and persistent pulmonary hypertension of the newborn. CNS Drugs, 26: 813–822, 2012.

84) Wilson KL, et al: Persistent pulmonary hypertension of the newborn is associated with mode of delivery and not with maternal use of selective serotonin reuptake inhibitors. Am J Perinatol, 28: 19, 2011.

85) Kieler H, et al: Selective serotonin reuptake inhibitors during pregnancy and risk of persistent pulmonary hypertension in the newborn: population based cohort study from the five Nordic countries. BMJ, 344: d8012, 2012.

86) Grigoriadis S, et al: Prenatal exposure to antidepressants and persistent pulmonary hypertension of the newborn: systematic review and meta-analysis. BMJ, 348: f6932, 2014.

87) Gentile S, et al: Prenatal exposure to antidepressant medications and neurodevelopmental outcomes: a systematic review. J Affect Disord, 128: 1–9, 2010. doi: 10.1016/j.jad.2010.02.125. S0165-0327(10)00262-4 [pii].

88) Galbally M, et al: The biology of fetal exposure to serotonin reuptake inhibitors: implications for neurodevelopment. In: Migne LJ, et al, eds, Antidepressants: pharmacology, health effects and controversy, Nova, pp. 1–26, 2012.

89) Galbally M, et al: Developmental outcomes of children exposed to antidepressants in pregnancy. Aust N Z J Psychiatry, 45: 393–399, 2011. doi: 10.3109/00048674.2010.549995.

90) Casper RC, et al: Follow-up of children of depressed mothers exposed or not exposed to antidepressant drugs during pregnancy. J Pediatr, 142: 402–408, 2003. doi: 10.1067/mpd.2003.139.

91) Casper RC, et al: Length of prenatal exposure to selective serotonin reuptake inhibitor (SSRI) antidepressants: effects on neonatal adaptation and psychomotor development. Psychopharmacology (Berl), 217: 211–219, 2011.

92) Whitaker-Azmitia PM, et al: Serotonin as a developmental signal. Behav Brain Res, 73: 19, 1996.

93) Whitaker-Azmitia PM: The discovery of serotonin and its role in neuroscience. Neuropsychopharmacology, 21(2 Suppl): 2S, 1999.

94) Jacobs BL, et al: Serotonin and motor activity. Curr Opin Neurobiol, 7: 820–825, 1997.

95) Hendrick V, et al: Placental passage of antidepressant medications. Am J Psychiatry, 160: 993–996, 2003.

96) Lewis A, et al: Early life programming as a target for prevention of child and adolescent mental disorders. BMC Med, 12: 33, 2014.

7 不安・睡眠障害，精神薬理学と妊娠

Abstract

妊娠中の不安は，胎児発育，妊娠経過，産褥期経過あるいは出生後の児の発達などさまざまな面で悪影響をもたらす可能性が指摘されていて，これらは児の形態異常，分娩合併症，神経行動学的問題へと至る可能性をはらんでいる．さらに，不眠は妊娠第1三半期に比較的良くみられ，これは通常，関連するホルモン変化の結果である．一方で，妊娠第3三半期においても不眠は通常にみられる．これには理由が多く挙げられるが，際立って多い理由として，母親の体重が増加し，また児が成長して母親の腹腔内臓器を圧迫するに従い生じる不快感のため，快適に眠れる体位を見つけにくくなるというものである．しかし，ベンゾジアゼピン系薬剤は，形態異常（特に鎖肛やその他の消化管異常および口蓋裂）の可能性，過量服薬時の分娩合併症（自然流産）のリスク，新生児合併症（新生児薬物離脱症候群）のリスクがあるため，妊娠第1三半期および第3三半期ともに，可能ならば使用を避けるべきである．睡眠薬に関する予備的データは一見確かそうにみえるが，形態的な催奇形性を確定するにしても否定するにしても，不十分すぎる．何よりも複数の安全性に関するシグナルとしては，妊娠中の睡眠薬使用が分娩合併症〔早産，低出生体重，在胎不当過小（SGA）〕のリスクを増加させることで一致していて，使用を推奨していないと考えられる．以上を考慮すると，妊娠中における不安・睡眠障害の管理には，薬物療法に替わる介入方法を第一選択として考えるべきである．

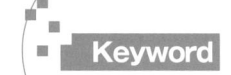

Keyword ベンゾジアゼピン，妊娠，催奇形性，プレガバリン，zaleplon，ゾルピデム，ゾピクロン

不安障害と妊娠・出産

1 妊娠期における不安障害の疫学

妊産婦外来を受診する妊婦のうち5人に1人以上が何らかのメンタルヘルスの問題を経験し，特に抑うつと不安が多い[1]．実際，妊娠期は不安症状の発症について非常に脆弱な時期である．

「健康不安」は妊娠中に目立って高まり，それは過去に妊娠合併症を経験した女性で特に顕著である[2]．流産，胎児死亡および早産の経験は，次子以降の妊娠時に女性の生活の質（quality of life; QOL）スコアを確かに減少させ，不安スコアを有意に上昇させる．

妊娠中における特定の不安障害の有病率はまちまちである．パニック障害（panic disorder; PD）は有病率が1.3〜2.0％と報告されている．産後にはPDの再発や新規発症のリスク増加が報告されているが，妊娠中のそれらのリスク自体は知られていない[3]．

妊婦の強迫性障害（obsessive-compulsive disorder; OCD）の有病率を調査した研究はわずかであり，有病率は0.2〜3.5％と幅がある[4,5]．既存の心的外傷後ストレス障害（posttraumatic stress disorder; PTSD）の妊娠中の経過については，データが存在しない．周産期PTSD（すなわち，医療行為，出産，その他妊娠中の出来事に関連したPTSD）については報告されている[6]．妊婦の20％が産科処置に関連した心的外傷体験を報告し，そのうち6％がPTSDの診断基準を満たした[7]．

全般性不安障害（generalized anxiety disorder; GAD）は，症状の6ヵ月以上の持続が診断に必須であるため[8]，新たに発症したGADが妊娠中に診断基準を満たすことはまれである[3]．このような理由から，妊娠中のGADに関する疫学データは極めて乏しく，有病率を調査した研究はたった一つだけである．それによると，妊娠第3三半期において8.5％にGADがみられた[9]．既存のGADにおける妊娠中の経過については情報がない．

2 妊娠中のホルモン変化および不安障害発症との関係

妊娠中のホルモン変化は不安障害の発症を促進するかもしれない[10]．プロゲステロンは脳内でプレグナノロンやアロプレグレナノロンに代謝され，神経伝達物質であるγ-アミノ酪酸（gamma-aminobutyric acid; GABA）のアゴニストとして働く．妊娠経過とともにこれらのホルモン分泌は増加し，それに従いGABA受容体はダウンレギュレーションされる．この一連の現象が妊婦における不安障害の発症脆弱性をもたらしているかもしれない[11-15]．

　さらに，急激なエストロゲンの減少はセロトニン神経の機能低下も生じうる．トリプトファンはセロトニンの「構成要素」であるアミノ酸だが[10]，妊娠期間において血清トリプトファン濃度は，特に競合して脳内移行する他のアミノ酸と比較して低下する[10]．こうした血清トリプトファン濃度の低下も，不安障害の発症に寄与している可能性がある[11-15]．

3 ｜ 妊娠期の不安障害：妊娠経過および産後への影響

　妊娠中の不安は，胎児発育，妊娠経過，産褥期経過あるいは出生児の発達などさまざまな面で悪影響をもたらす可能性があり，これらは「児の形態異常，分娩合併症，神経行動学的問題」へと至る可能性をはらんでいる[16]．

　Glover と O'Conner が[17] 興味深い論説を記している[17]．ヒトにおける妊娠中のストレスと不安の影響を調べた研究群において，妊娠第1三半期に過酷なライフイベントを体験した母親から出生した児は，先天性異常（特に口蓋裂）のリスクが50％増加していた[18]．

　妊婦のストレスや不安，感情が胎児機能に影響する可能性は，超音波検査が行われるより前の時代から指摘され，胎児心拍および胎動の増加により立証されていた[19]．超音波検査導入以後に行われた研究のレビューにおいて，妊娠中の不安・ストレスが胎児異常行動に直接関連するという良質なエビデンスが確認されている[20]．

　さらに興味深いことには，妊娠後期（早期ではない）における妊婦の重度の不安は，母体から胎児へ流れる臍帯動脈の血流低下や血流抵抗指数（resistance index; RI）の上昇に関連する可能性が指摘されている[21]．高い血流抵抗は出産予後の悪化，特に子宮内胎児発育不全や妊娠高血圧腎症といった妊娠合併症に関連し，不安を感じる母親のもとで胎児が在胎不当過小を来たしやすい理由を説明しうる[17]．実際に，ヒトにおいては早産および低出生体重が，妊娠中の不安あるいはストレスに最も関連してみられる分娩合併症である[22, 23]．この結果は，不安・ストレスを異なる指標で計測しても比較的一貫している[17]．

　良質なデザインの研究群により，妊娠中のストレスまたは不安と，出生児の行動または情動障害の関係が示されてきた．エイヴォン両親・子どもの縦断研究（Avon Longitudinal Study of Parents and Children; ALSPAC）は妊娠第3三半期の母親の不安と児の4歳時における行動・情動感情面の問題との間の強い関連を示している[24]．ALSPAC のコホート研究は，妊娠中の不安が神経学的発達に与える影響をも立証している．妊娠18週における母親の強い不安は，両親の利き手，産科的問題や他の妊娠中のリスクとは無関係に，児の非典型的な片側優位性（すなわち両利き）を実際に予測しうるであろう．

　さらに近年の研究では，妊娠中に不安症状を有していた母親から出生し

た児において，5歳時の神経認知機能が障害されることが示された[25]．このような子ども達は，多動・不注意の問題，情緒症状，対人関係障害，行為障害も同じ年齢で来たす[26]．特記すべきこととして，妊娠中に母親が不安にさらされた男児では，女児よりも全体的な問題行動の増加傾向が顕著である．さらに，妊娠中の状態不安の高値は，8～9歳時における注意欠陥多動性障害（attention-deficit hyperactivity disorder; ADHD）症状，外在化問題行動，不安などの小児発達障害に対する児の脆弱性を強める[27]．意思決定プロセスの障害パターンは17歳まで持続する可能性がある[28]．

　妊娠中のストレス・不安と出生児の疾病とを結びつける，妥当性のありそうな機序がいくつか提案されている．早産は，ADHDや統合失調症も含めた児の疾病に関する，最も大きい単独リスク因子であり，在胎不当過小も同様の精神・行動面の問題と関連している[29]．これらの機序に，母体における視床下部 – 下垂体 – 副腎系（hypothalamic-pituitary-adrenal system; HPA系）の関与を支持する研究が増えている．Gitauらは[30]，母体のコルチゾールレベルが高まると（慢性的な不安による），胎盤を経由して胎児への曝露を有意に変化させうることを提起した．

　さらに特筆すべきこととして，妊娠中のGAD合併は，妊娠中の他の不安障害の合併，妊娠中の抑うつ，出産時年齢，社会経済的因子および人種差の影響を除外した後でもなお，出産後のあらゆる時期におけるうつ病の独立した予測因子である[31]．

　すなわち，妊娠中に発症あるいは増悪した不安障害に対しては薬物療法が必要かもしれない．母親の精神面の問題に速やかな寛解をもたらすだけでなく，ひいては母児の双方で起こりうる重大な合併症を予防するからである[32]．

（訳：須田 哲史，重村　淳）

ベンゾジアゼピン系薬剤と妊娠

　ベンゾジアゼピン（benzodiazepine; BZD）は，妊婦においても不安症状の治療のためによく処方される薬剤である[33]．BZDは，発売されてから40年以上経過しており，世界の成人人口の少なくとも3～15％がBZD処方薬を使用していると推定される[34]．薬剤疫学データでは，女性は男性と比較してBZDを処方されることが多いだけでなく[35]，より長い期間処方される可能性が高いことが示唆されている[36]．また，女性は男性よりも，悲嘆やストレスなど医療以外の理由でBZDや睡眠薬を処方されることが多い[37]．さらに，病気ではなく出産のような場合にもBZDが処方される

ことがある[38]．

　世界的に，妊婦に処方されるすべての向精神薬の約85％はBZDであると推定される[39]．妊娠中のBZD使用率は明らかになっておらず[40]，報告された使用率は1〜3％から40％とさまざまである[41, 42]．これらの数字にはBZDを乱用する女性は含まれないが，BZDを乱用する女性の90％は妊娠可能年齢である[43]．

　ただし，BZDの催奇形性に関して相反する結果があるので，妊娠中の使用の安全性には論争の余地がある．したがって，BZD使用のリスク・ベネフィット比は依然として不明である．

1 | 構造異常

◆先天奇形のリスク増加を示唆した研究

　妊娠中にクロルジアゼポキシドを使用した母親から生まれた新生児201例において，心血管系の奇形のリスクが有意に増加した（OR 2.5）と報告されている[44]．ただし，母親の90％以上が他の薬剤（プロメタジンが大半を占める）を使用していたことに注意すべきである．1974年のMilkovichと Van den Bergによる生産児19,044例の分析では，クロルジアゼポキシドを妊娠の最初の42日の間に使用した母親から生まれた児における重度の先天異常（痙性両麻痺，小頭症，十二指腸閉鎖，知的障害）の発生率は11.4％で，クロルジアゼポキシド以外の薬剤を使用していた母親から生まれた児（4.6％）および薬剤を使用しなかった母親の児（2.6％）と比較して高かった[45]．

　先天異常がみられた新生児262人において，妊娠中にロラゼパムかブロマゼパムのいずれかに曝露された児では，他のBZDに曝露した児と比較して，鎖肛および消化管異常のリスクが有意に高かった（鎖肛OR 6.19，消化管異常OR 6.15）[46]．Godetらの報告では，妊娠第1三半期にロラゼパムを含むBZDに曝露された出生児100,000例のうち187例に先天異常がみられた．ロラゼパムと鎖肛との間に関連はみられなかった（5例，$P<0.001$）[47]．

　ジアゼパムの生殖安全性については，ハンガリーの先天異常症例対照サーベイランスシステム（The Hungarian Case-Control Surveillance of Congenital Abnormalities; HCCSCA）を利用した症例対照研究が2つ行われている．1つ目の研究では，四肢奇形，直腸肛門狭窄または閉鎖，心血管奇形，多発奇形のリスクの統計学的に有意な増加が報告されている[48]．2つ目の研究は，case-time-control design[*1]を用いてHCCSCAのデータを調べた研究で，

訳者注

＊1：曝露に時間的変動（トレンド）があり，曝露とイベント間の関連の推定にバイアスが入ってしまうような場合は，イベントを発生していない人のデータを使って曝露のトレンドの影響を取り除く研究．

妊娠中のジアゼパムの使用は先天異常の発生リスクを有意に増加させる可能性があるとの結果が報告された（OR 1.2）[49].

　口唇口蓋裂を有する児の母親において，妊娠第1三半期のジアゼパム使用率が有意に高いことは，他の研究で既に示唆されていた．Aarskogの報告では，1967〜1971年米国で口蓋裂を有する乳児30人のうち6.3％が妊娠第1三半期にジアゼパムに曝露されていたが，対照群の児では1.1％であった[50].同時期にSaxenらによって発表された研究でも，同様の結果が確認された[51].Safraらの研究でも，口唇裂，口蓋裂，またはその両方を有する乳児の母親は，対照群の母親と比較して，ジアゼパム使用率が4倍であったと報告している[52].また，ジアゼパムを妊娠中に使用した母親の児では，コントロールと比較して，口唇口蓋裂の発生頻度は4倍であったと報告されている[52].

　Saxenによる599例の口唇口蓋裂の児のレビューでは，妊娠第1三半期の抗不安薬（ほとんどがジアゼパム）の服用との有意な関連性が示されている（$P<0.05$）[53].他の多くの疫学研究は，妊娠第1三半期のジアゼパムの服用と口唇口蓋裂との関連を示している[54-57].妊娠中の向精神薬使用の乳児への影響についての前向き研究では，胎児性アルコール症候群[58]と類似した胎児障害が妊娠中のBZDの使用と関連していた[59].前向き研究において36人の母親（出生児37人）が妊娠中に定期的にBZDを使用しており，形態異常がみられた7人の児に特異的なBZD症候群がみられたと報告している．7人の児のうち5人の母親がジアゼパムを服用していた.

　ニメタゼパムについては，過剰摂取による自殺未遂後のBZDを過量投与・曝露と先天異常の発生率増加との関連が確認された[60].

◆先天奇形のリスクが増加しないことを示唆した研究

　妊娠第1三半期の妊娠悪阻治療目的のジアゼパム（1回10mgを1日2回）短期曝露は，先天異常のリスク増加と関連しなかった[61].

　妊娠中のクロナゼパム単剤使用による児への影響について検討した研究が2報ある．2004年のLinらの研究では，妊娠第1三半期に2mg/日以下のクロナゼパムに子宮内曝露された新生児73例について調査を行ったが，先天異常の発生頻度の増加はみられなかった[62].2008年のAlmgrenらの研究で，クロナゼパムに子宮内曝露された新生児71例において，出生体重で補正した頭囲の有意な変化はみられなかった[63].しかし，小頭症のリスクについては検討されていない.

　他の研究においても，妊娠第1三半期にクロルジアゼポキシドを使用した女性の乳児における先天異常の発生頻度は，予測値を上回らなかった[64-68].

　1982年から1992年にかけて行われた前向き研究では，妊娠第1三半期にアルプラゾラムに曝露された542例の妊娠転帰について評価を行っている[69].妊娠第1三半期にアルプラゾラムに曝露された乳児411人において，特定の先天異常のパターンは認められず，頻度も増加しなかった．他

の研究では，妊娠第1三半期に治療用量のアルプラゾラムを使用した母親236例を前向きに調査したところ，先天異常が認められた症例は5例のみであった[70]．これらのデータは，妊娠中のアルプラゾラム曝露と先天異常との関連を裏付けるものではない．

2 妊娠への影響

◆流産のリスク増加を示唆した研究

自殺企図で高用量のBZDを用服用した女性における生殖安全性について調べた研究がいくつかある．

高用量（平均29.8mg，範囲7.5～100mg）のアルプラゾラムを使用した女性についての小規模な研究では，自然流産率の増加が認められたが（30例中7例：23.3％），先天異常のリスク増加は認められなかった[71]．

クロルジアゼポキシドやジアゼパムを過量服用した母親においても，自然流産と低出生体重児が高率にみられている[72, 73]．メダゼパムとニトラゼパムの曝露に関する研究では，BZD過量投与が自然流産のリスク増加と強く関連することが確認されている[60, 74]．

3 出産前後の影響

◆出産前後のリスク増加を示唆した研究

妊娠中に使用した場合，すべてのBZDが新生児の離脱症状のリスク増加と関連する[75]．新生児離脱の症状を**表 7.1**に要約するが，floppy infant症候群と類似した症状が含まれることがある．この新生児離脱は，生後数日～21週以内に発現し（使用したBZDの半減期に依存する），数ヵ月後まで続く可能性がある．この症候群は，分娩前にBZDの用量を徐々に減らすことによって最小限にすることが可能である．また，BZDによる新生児離脱症状を発症した乳児は，通常長期的な後遺症を起こすことなく回復する[75]．

4 神経行動発達への影響

◆神経行動発達のリスクにおいてリスク増加を示唆した研究

子宮内でさまざまなBZDに曝露された児に，18ヵ月齢の時点で精神発

表 7.1 ● BZDによる新生児離脱症候群

・筋緊張低下／亢進	・反射亢進	・振戦	・睡眠障害
・チアノーゼ	・無呼吸	・徐脈	・誤嚥
・嘔吐	・下痢	・哺乳困難	・成長遅延

達遅滞や神経心理学的症状がみられた研究があるが[76]，小規模で，その後再現されていない（潜在的交絡因子の影響や薬剤別の影響を調べていない）.

◆**神経行動発達のリスクが増加しないことを示唆した研究**

対照的に，クロルジアゼポキシドに子宮内で曝露された多数の児を対象とした研究では，安心できる結果が示されている[68]．実際，クロルジアゼポキシドに曝露された児において，3歳時の運動，精神，IQスコアは正常であった．

妊娠第3三半期にジアゼパムに曝露された児では，就学前時点で神経発達上の問題はなかった[73]．

過量摂取（自殺目的の使用）であってもBZD（特にアルプラゾラム）は主要な神経発達マイルストーンに影響を及ぼさなかった[71]．

プレガバリンと妊娠

プレガバリン（pregabalin; PGB）は抗けいれん薬で，神経障害性疼痛の治療や，成人の部分発作（二次性全般化の有無を問わない）の補助療法に使用される．GADにも有効であることが分かっており，欧州連合ではGADに対する使用が承認されている（2007年以降）.

1 | 構造異常，妊娠への影響，出産前後の影響，行動発達への影響

妊娠中のPGB使用に関する公表された情報はない．乳汁への薬物移行が多いとの1例報告があるが，乳児のPGB濃度は低かった[77]．

不眠症と妊娠

妊娠は，女性の人生において大きな変化の時である．睡眠も妊娠を機に変化し，出産後数年は，妊娠前の状態に戻らないことがある[78]．数回不眠があると，睡眠関連障害の前徴である[78]．もし，睡眠関連障害が認識されておらず，治療されない場合は，患者自身や胎児に悪影響を及ぼす可能性がある[78]．

妊娠第1三半期の不眠症は一般によくあることで，ホルモンの変化によって起こる[79]．不眠を引き起こす主な原因の1つは，プロゲステロンの分泌である．プロゲステロンは天然の鎮静薬で，女性は，疲れを感じて通常の睡眠サイクルではないときに眠りにつき，眠るべきときには目が冴

えてしまう[79]．これは，疲労が妊娠によく起こる症状である理由も説明している[79]．さらにプロゲステロンは，ノンレム睡眠を増加させることが示されている[80]．実際に，妊婦の睡眠構造に関する研究では，浅い睡眠（ステージ1の睡眠）が増加し，夢を見る睡眠（レム睡眠）が抑制され，覚醒期が増加することが示されている[81]．実際，妊婦の睡眠構造に関する研究は，軽い睡眠（ステージ1の睡眠）と夢の睡眠の抑制（レム睡眠）ならびにより多くの覚醒を示す[81]．

不眠症は，妊娠第3三半期においてもよくみられる．これらの理由はいくつかあるが，最も一般的なのは，母親の体重が増加し，胎児が母親の臓器を圧迫するようになって不快感があり，快適に睡眠できる姿勢を見つけにくくなることである[79]．それに加えて，胎児が母親の膀胱をずっと圧迫しているので，妊婦は夜間頻繁にトイレに行く必要がある[79]．また，多くの妊婦は，足のけいれんのため，眠ることが困難になると報告されている[82]．

多くの身体的，感情的な変化が起こるので，10人中8人の妊婦が不眠症やその他の睡眠の障害を抱えていることは驚くことではない[82]．

催眠薬と妊娠

催眠BZD受容体アゴニスト（HBRA；ゾルピデム，ゾピクロン，zaleplon）は，不眠症の治療に広く使用されている．

1 ｜ 催奇形性

◆先天奇形のリスク増加を示唆した研究

現時点では，妊娠中の催眠薬曝露が胎児奇形の頻度を増加させる可能性があるとした報告はない．

◆先天奇形のリスクが増加しないことを示唆した研究

1995年7月1日〜2007年までのスウェーデンのMedical Birth Registryからのデータを用いて，妊娠初期にHBRAを使用したと報告した1,318人の女性を特定した[83]．HBRAは構造奇形のリスク増加と関連はしていなかった．

ゾルピデムは，ヒトの胎盤を通過し，急速に胎児循環へ入る．臍帯血と母体血漿中のゾルピデム濃度比は0.48〜2.75であった[84]．通常用量のゾルピデム使用は催奇形作用と関連しないが，妊娠第1三半期の高用量曝露後児に神経管閉鎖障害がみられた症例が報告されている[85]．

2 | 妊娠への影響

◆産科的な異常のリスク増加を示唆した研究

　ゾルピデムへの胎児曝露の程度と臨床的後遺症を調査するために，精神疾患の妊婦が参加して向精神薬の薬物動態研究が行われた[84]．ゾルピデム曝露群と1：1マッチングを行った比較群で結果を比較した．妊娠中にゾルピデムを使用した女性45人について調査したところい，ゾルピデム曝露群の早産率は26.7％，低出生体重児率は15.6％，比較対照群の早産率は13.3％，低出生体重児率は4.4％で，有意差はみられなかった．しかし，薬剤と関連するかどうかは明らかでないが，ゾルピデムを投与されている精神疾患を有する妊婦は最適な産科的転帰は得られない可能性がある[84]．

　台湾で全国規模の住民ベースの研究が行われ，妊娠中に不眠症のためにゾルピデムを使用した女性における有害妊娠転帰のリスクを，ゾルピデムを投与されていない女性と比較した[86]．確認して評価した有害転帰は，低出生体重児の集散，早産，妊娠週数に比して小さい児（SGA児）の出産，先天異常を有する児の出産，帝王切開分娩であった．母児の他の特徴を調整後，これらの転帰の発生率を群間で比較した．この研究では，台湾国民健康保険研究データセット（National health insurance research database; NHIRD）と出生証明書レジストリーを使用した．合計で，妊娠中にゾルピデムを使用した母親2,497人と，無作為に選ばれた本薬を使用しなかった母親12,485人のデータが分析に含まれた．有害な妊娠転帰はゾルピデムを妊娠中に使用した女性の方が無作為に選ばれた対照群よりも多く，調整オッズ比は，出生時低出生体重1.39（95％CI 1.17-1.64），早産1.49（95％CI 1.28-1.74），低出生体重1.34（95％CI 1.20-1.49），帝王切開1.74（95％CI 1.59-1.90）であった．

3 | 分娩前後の異常，神経行動異常

　現在までに，HBRAの子宮内曝露に関連する分娩前後の合併症や神経行動発達障害の報告はない．

（訳：八鍬 奈穂）

妊娠中の不安障害の管理

　妊娠中の不安障害を有する女性においては，児の健康に悪影響を及ぼしうる諸症状を軽減するために，適時かつ有効な介入が必要である．

1 │ 薬物療法

◆BZD系薬剤

　妊娠第1三半期および第3三半期におけるBZD系薬剤の使用は，以下の理由から可能な限り避けるべきである．

　　1) 児における形態異常（特に鎖肛，他の消化管異常，口蓋裂）の可能性
　　2) 過量服薬時の分娩合併症（自然流産）のリスク
　　3) 新生児合併症（新生児薬物離脱症候群）のリスク．新生児離脱症候群のリスクを最小限に留めるために，BZD系薬剤は分娩までの漸減中止が望ましい．出産日は出産予定日から2週間ほど前後するため，漸減は出産予定日の3〜4週前から開始し，少なくとも1週間前に中止すべきである[87]．

◆PGB

　妊娠中のPGB使用に関するデータは不十分であり，使用を避けることが望ましい．

◆BZD受容体作動性睡眠薬

　予備的データは，一見確かそうにみえるが，形態的な催奇形性を確定するにしても否定するにしても，不十分すぎる．何よりも複数の安全性に関するシグナルとしては，妊娠中の睡眠薬使用に関して，分娩合併症（早産，低出生体重，在胎不当過小）のリスクを増加させることで一致していて，使用を推奨していないと考えられる．

2 │ 抗うつ薬

　抗うつ薬は，OCD[88]およびGAD[89]を含めた幅広い不安障害で有効な治療であることが示されている．妊娠中の抗うつ薬による治療のリスクに関する詳細は，「6. 妊娠中における大うつ病薬物療法のマネジメント」（→p. 76）を参照のこと．

3 │ 非薬物療法

　以上を考慮すると，薬物療法に替わる介入療法を第一選択として考えるべきである．

　軽度〜中等度の不安症状は認知行動療法（cognitive behavioral therapy; CBT）によってかなり治療可能である．CBTはエビデンスに基づいた短期集中的な治療法で，患者が思考の歪みを同定し，トリガーへの気づきを高め，不適応的な行動を修正することを学習できる[90]．英国国立医療技術評価機構（National Institute for health and Clinical Excellence; NICE）発行のガイドラインは，特に妊娠中のGADとPDの管理においてCBTを

第一選択の介入として推奨し，一方，重症OCDに対しては薬物療法を考慮すべきとしている[91]．妊娠中のPTSDと診断された患者に対しては，眼球運動による脱感作と再処理法（eye movement desensitization and reprocessing; EMDR）などのトラウマ焦点化心理療法が提供されるべきである[91]．これとは対照的に，対人関係療法が確実に有効かを判断するエビデンスは不足している[92]．

瞑想，腹式呼吸[93]や運動（医学的に許可される場合）といったストレス軽減法は，他の治療法の補助になり得る[94]．

同様に，鍼治療やバイオフィードバック療法（患者が自身の身体反応を用いて不安をモニター，コントロールする方法）も有望な治療法だが，その有効性については結論が出ていない[94]．

中国の研究者により，妊娠中の不安を軽減する安全かつ安価な方法として，音楽療法も評価されている．研究者らは，安静臥床中の妊婦で音楽療法が不安を軽減するかどうかを検証した．募集した120人に30分，3日間連続の音楽療法を行ったところ，この群は，通常のヘルスケアを行った群と比して不安の程度が有意に低下した[95]．

アロマセラピーやマッサージは，いずれも臨床的に有意な不安軽減をもたらす可能性が予備的情報によって示されている[96]．

（訳：須田 哲史，重村　淳）

References

1) Qiao Y, et al: Effects of depressive and anxiety symptoms during pregnancy on pregnant, obstetric and neonatal outcomes: a follow-up study. Obstet Gynecol, 32: 237-240, 2012.
2) Collingwood J: Anxiety in pregnancy. <http://psychcentral.com/lib/2010/anxiety-in-pregnancy/> Accessed 26 Oct 2012.
3) Vythilingum B: Anxiety disorders in pregnancy. Curr Psychiatry Rep, 10: 331-335, 2008.
4) Ross LE, et al: Anxiety disorders during pregnancy and the postpartum period: a systematic review. J Clin Psychiatry, 67: 1285-1298, 2006.
5) Uguz F, et al: Obsessive-compulsive disorder in pregnant women during the third trimester of pregnancy. Compr Psychiatry, 48: 441-445, 2007.
6) Beck CT: Post-traumatic stress disorder due to childbirth: the aftermath. Nurs Res, 53: 216-224, 2004.
7) Menage J: Post-traumatic stress disorders in women who have undergone obstetric and/or gynaecological procedures. J Reprod Infant Psychol, 11: 221-228, 1993.
8) American Psychiatric Association: Diagnostic and statistical manual of mental disorders. 4th ed, American Psychiatric Association, 1994.
9) Shear KM, et al: Anxiety disorders in pregnant and postpartum women. Psychopharmacol Bull, 31: 693-703, 1995.
10) Miller LJ: Treating perinatal anxiety disorder. <http://www.cmellc.com/psychcongress /2011/syllabi/309.pdf> Accessed 5 Oct 2012.
11) Smith SS, et al: Neurosteroid regulation of GABA(A) receptors: focus on the alpha4 and delta subunits. Pharmacol Ther, 116: 58-76, 2007.
12) Parizek A, et al: Neuroactive pregnanolone isomers during pregnancy. J Clin Endocrinol Metab, 90: 395-403, 2005.

13) Altemus M, et al: Changes in cerebrospinal fluid neurochemistry during pregnancy. Biol Psychiatry, 56: 386-392, 2004.

14) Hill M, et al: Neuroactive steroids, their precursors and polar conjugates during parturition and postpartum in maternal blood: 2. Time profiles of pregnanolone isomers. J Steroid Biochem Mol Biol, 78: 51-57, 2001.

15) Maes M, et al: Effects of pregnancy and delivery on the availability of plasma tryptophan to the brain: relationships to delivery-induced immune activation and early post-partum anxiety and depression. Psychol Med, 31: 847-858, 2001.

16) Gentile S: Bipolar disorder and pregnancy: to treat or not to treat? BMJ, 345: e7367, 2012.

17) Glover V, et al: Effects of antenatal stress and anxiety. Implications for development and psychiatry. Br J Psychiatry, 180: 389-391, 2002.

18) Hansen D, et al: Serious life events and congenital malformations: a national study with complete follow-up. Lancet, 356: 875-880, 2000.

19) Van den Bergh BRH: Maternal emotions during pregnancy and fetal and neonatal behavior. In: Nijhuis JG, ed, Fetal behaviour: developmental and perinatal aspects, pp 157-178, Oxford University Press, 1992.

20) Van den Bergh BRH, et al: Antenatal maternal anxiety and stress and the neurobehavioural development of the fetus and child: links and possible mechanisms. A review. Neurosci Biobehav Rev, 29: 237-258, 2005.

21) Teixeira JM, et al: Association between maternal anxiety in pregnancy and increased uterine artery resistance index: cohort based study. Br Med J, 318: 153-157, 1999.

22) Hedegaard M, et al: Psychological distress in pregnancy and preterm delivery. BMJ, 307: 234-239, 1993.

23) Lou HC, et al: Psychosocial stress and severe prematurity. Lancet, 340: 54, 1992.

24) O'Connor TG, et al: Maternal antenatal anxiety and children's behavioural/emotional problems at 4 years. Report from the Avon Longitudinal Study of Parents and Children. Br J Psychiatry, 180: 502-508, 2002.

25) Loomans EM, et al: High levels of antenatal maternal anxiety are associated with altered cognitive control in five-yearold children. Dev Psychobiol, 54: 441-450, 2012.

26) Loomans EM, et al: Antenatal maternal anxiety is associated with problem behaviour at age five. Early Hum Dev, 87: 565-570, 2011.

27) Van den Bergh BRH, et al: High Antenatal maternal anxiety is related to ADHD symptoms, externalizing problems, and anxiety in 8- and 9-year-olds. Child Dev, 75: 1085-1097, 2004.

28) Mennes M, et al: Developmental brain alterations in 17 year old boys are related to antenatal maternal anxiety. Clin Neurophysiol, 120: 1116-1122, 2009.

29) Hultman CM, et al: Prenatal and perinatal risk factors for schizophrenia, affective psychosis, and reactive psychosis of early onset: case-control study. BMJ, 318: 421-426, 1999.

30) Gitau R, et al: Fetal HPA stress responses to invasive procedures are independent of maternal responses. J Clin Endocrinol Metabol, 86: 104-109, 2001.

31) Coelho HF, et al: Antenatal anxiety disorder as a predictor of postnatal depression: a longitudinal study. J Affect Disord, 129: 348-353, 2011.

32) Gentile S: Drug treatment for mood disorders in pregnancy. Curr Opin Psychiatry, 24: 34-40, 2011.

33) Daw RJ: Prescription drug use in pregnancy: a retrospective, population-based study in British Columbia, Canada (2001–2006). Clin Ther, 34: 239-249.e2, 2012.

34) Bendtsen P, et al: Prescribing benzodiazepines – a critical incident study of a physician dilemma. Soc Sci Med, 49: 459-467, 1999.

35) Taylor S, et al: Extent and appropriateness of benzodiazepine use: results from an elderly community. Br J Psychiatry, 173: 433-438, 1998.

36) Jorm AF, et al: Long-term benzodiazepine use by elderly people living in the community. Aust N Z J Public Health, 24: 7-10, 2000.

37) Currie JC: British Columbia Centre of excellence for women's health. Policy Series. Manufacturing addiction. The over-prescription of benzodiazepines and sleeping pills to women in Canada. <http://www.cwhn.ca/en/node/39526> Accessed 24 Sept 2012.

38) Morales-Suárez-Varela M, et al: Sociodemographic characteristics of female habitual benzodiazepine consumers in the catchment area of a health care centre. Scand J Soc Med,

3: 176-179, 1997.

39) Marchetti F, et al: Use of psychotropic drugs during pregnancy. Eur J Clin Pharmacol, 45: 495-501, 1993.

40) Bcnc.org.uk: Benzodiazepine use in pregnancy. 2012. <http://www.bcnc.org.uk/BZ_pregnancy.pdf> Accessed 6 Oct 2012.

41) Ormond KE, et al: Vermont pregnancy risk information service. <www.bcnc.org.uk.>

42) McElhatton PR: The Effects of benzodiazepine use during pregnancy and lactation. Reprod Toxicol, 8: 461-475, 1994.

43) Institute for the Study of Drug Addiction (ISDD): Drug situation in the UK – trends and update, 24.01.2000. <www.bcnc.org.uk>

44) Czeizel AE, et al: A population-based case-control study of oral chlordiazepoxide use during pregnancy and risk of congenital abnormalities. Neurotoxicol Teratol, 26: 593-598, 2004.

45) Milkovich L, et al: Effects of prenatal meprobamate and chlordiazepoxide hydrochloride on human embryonic and fetal development. N Engl J Med, 291: 1268-1271, 1974.

46) Bonnot O, et al: Maternal exposure to lorazepam and anal atresia in newborns: results from a hypothesis-generating study of benzodiazepines and malformations. J Clin Psychopharmacol, 21: 456-458, 2001.

47) Godet PF, et al: Benzodiazepines in pregnancy: analysis of 187 exposed infants drawn from a population based birth defects registry. Reprod Toxicol, 9: 585, 1995.

48) Czeizel AE, et al: Short-term oral diazepam treatment during pregnancy: a population-based teratological case-control study. Clin Drug Investig, 23: 451-462, 2003.

49) Kjaer D, et al: Use of phenytoin, phenobarbital, or diazepam during pregnancy and risk of congenital abnormalities: a case-time-control study. Pharmacoepidemiol Drug Saf, 16: 181-188, 2007.

50) Aarskog D: Association between maternal intake of diazepam and oral clefts [letter]. Lancet, 2: 921, 1975.

51) Saxen I: Associations between oral clefts and drugs taken during pregnancy. Int J Epidemiol, 4: 37-44, 1975.

52) Safra MD, et al: Association between cleft lip with or without cleft palate and prenatal exposure to diazepam. Lancet, 2: 478-480, 1975.

53) Saxen I, et al: Association between maternal intake of diazepam and oral clefts. Lancet, 2: 498, 1975.

54) Rosenberg L, et al: Lack of relation of oral clefts to diazepam use during pregnancy. N Engl J Med, 309: 1282-1285, 1983.

55) Entman SS, et al: Lack of relation of oral clefts to diazepam use in pregnancy [letter]. N Engl J Med, 310: 1121-1122, 1984.

56) Czeizel A: Diazepam, phenytoin, and aetiology of cleft lip and/or cleft palate [letter]. Lancet, 1: 810, 1976.

57) Saxen I: Epidemiology of cleft lip and palate: an attempt to rule out chance correlations. Br J Prev Soc Med, 29: 103-110, 1975.

58) Olegård R, et al: Effects on the child of alcoholic abuse during pregnancy. Retrospective and prospective studies. Acta Paediatr Scand, 275: 112-121, 1979.

59) Laegreid L, et al: Abnormalities in children exposed to benzodiazepines in utero. Lancet, 1: 108-109, 1987.

60) Gidai J, et al: Congenital abnormalities in children of 43 pregnant women who attempted suicide with large dose of nitrazepam. Pharmacoepidemiol Drug Saf, 19: 175-182, 2010.

61) Tasci Y, et al: Use of diazepam for hyperemesis gravidarum. J Matern Fetal Neonatal Med, 22: 353-356, 2009.

62) Lin AE, et al: Clonazepam use in pregnancy and the risk of malformations. Birth Defects Res A Clin Mol Teratol, 70: 534-536, 2004.

63) Almgren M, et al: Population-based study of antiepileptic drug exposure in utero-influence on head circumference in newborns. Seizure, 18: 672-675, 2008.

64) Czeizel A: Lack of evidence of teratogenicity of benzodiazepine drugs in Hungary. Reprod Toxicol, 1: 183-188, 1988.

65) Bracken MB, et al: Exposure to prescribed drugs in pregnancy and association with congenital malformations. Obstet Gynecol, 58: 336-344, 1981.

66) Kullander S, et al: A prospective study of drugs and pregnancy: I. Psychopharmaca. Acta

Obstet Gyn Scand, 55: 25-33, 1976.

67) Crombie DL, et al: Letter: fetal effects of tranquilizers in pregnancy. N Engl J Med, 293: 198-199, 1975.

68) Hartz SC, et al: Antenatal exposure to meprobamate and chlordiazepoxide in relation to malformations, mental development, and childhood mortality. N Engl J Med, 292: 726-728, 1975.

69) St Clair SM, et al: First trimester exposure to alprazolam. Obstet Gynecol, 80: 843-846, 1992.

70) Schick-Boschetto B, et al: Alprazolam exposure during early human pregnancy [abstract]. Teratology, 45: 460, 1992.

71) Gidai J, et al: An evaluation of data for 10 children born to mothers who attempted suicide by taking large doses of alprazolam during pregnancy. Toxicol Ind Health, 24: 53-60, 2008.

72) Gidai J, et al: A study of the teratogenic and fetotoxic effects of large doses of chlordiazepoxide used for self-poisoning by 35 pregnant women. Toxicol Ind Health, 24: 41-51, 2008.

73) Gidai J, et al: No association found between use of very large doses of diazepam by 112 pregnant women for a suicide attempt and congenital abnormalities in their offspring. Toxicol Ind Health, 24: 29-39, 2008.

74) Gidai J, et al: A study of the effects of large doses of medazepam used for self-poisoning in 10 pregnant women on fetal development. Toxicol Ind Health, 24: 61-68, 2008.

75) Iqbal MM, et al: Effects of commonly used benzodiazepines on the fetus, the neonate, and the nursing infant. Psychiatr Serv, 53: 39-49, 2002.

76) Viggedal G, et al: Mental development in late infancy after prenatal exposure to benzodiazepines – a prospective study. J Child Psychol Psychiatry, 3: 295-305, 1993.

77) Ohman I, et al: Pregabalin kinetics in the neonatal period, and during lactation. Epilepsia, 52(Suppl 6): 249-250, 2011.

78) Sharma S, et al: Sleep and its disorders in pregnancy. MWJ, 103: 48-52, 2004.

79) Pregnancy Calendar: Insomnia during pregnancy. <http://www.pregnancy-calendars.net/insomnia.aspx> Accessed 6 Oct 2012.

80) Friess E, et al: Progesterone-induced changes in sleep in male subjects. Am J Physiol, 272: E885-891, 1997.

81) Driver HS, et al: A longitudinal study of sleep stages in young women during pregnancy and postpartum. Sleep, 15: 877-885, 2002.

82) BabyCenter Medical Advisory Board. Sleep problem: insomnia during pregnancy. <http://www.babycenter.com/0_sleep-problem-insomnia-during-pregnancy_7521.bc.>Accessed 6 Oct 2012.

83) Wikner BN, et al: Are hypnotic benzodiazepine receptor agonists teratogenic in humans? J Clin Psychopharmacol, 3: 356-359, 2011.

84) Juric S, et al: Zolpidem (Ambien) in pregnancy: placental passage and outcome. Arch Womens Ment Health, 12: 441-446, 2009.

85) Sharma A, et al: High dose zolpidem induced fetal neural tube defects. Curr Drug Saf, 6: 128-129, 2011.

86) Wang LH, et al: Increased risk of adverse pregnancy outcomes in women receiving zolpidem during pregnancy. Clin Pharmacol Ther, 88: 369-374, 2010.

87) Vythilingum B: Anxiety disorders in pregnancy and the postnatal period. CME, 27: 450-452, 2009.

88) Insel TR, et al: The psychopharmacological treatment of obsessive-compulsive disorder: a review. J Clin Psychopharmacol, 1: 304-311, 1981.

89) Ballenger JC, et al: Consensus statement on generalized anxiety disorder from the International Consensus Group on Depression and Anxiety. J Clin Psychiatry, 62 (Suppl 13): 47-55, 2001.

90) Butler AC, et al: The empirical status of cognitive-behavioral therapy: a review of meta-analyses. Clin Psychol Rev, 26: 17-31, 2006.

91) NICE guidelines: Antenatal and postnatal mental health. Clinical management and service guidance. <http://www.nice.org.uk/nicemedia/live/11004/30433/30433.pdf> Accessed 10 Jan 2013.

92) Dennis CL, et al: Psychosocial and psychological interventions for treating antenatal depression. Cochrane Database Syst Rev, 18: CD006309, 2007.

93) Wiegartz PS, et al: The pregnancy and postpartum anxiety workbook: practical skills to help you overcome anxiety, worry, panic attacks, obsessions and compulsions. Oakland, 2009.

94) Avni-Barron O: Anxious for two: assessing and treating antenatal anxiety disorders. <http://hcp.obgyn.net/blog/content/article/1760982/1974839> Accessed 26 Oct 2012.

96) Bastard J, et al: Aromatherapy and massage for antenatal anxiety: its effect on the fetus. Complement Ther Clin Pract, 12: 48-54, 2006.

8 双極性障害：精神薬理学と妊娠

Abstract ▮▮▮▮▮

　双極性障害を合併した妊産婦のマネジメントは，催奇形性について配慮を必要とする状態像や治療に関連する固有の危険性のために，産科医とメンタルヘルスサービスにとって主要な課題となっている．特にこの患者層では計画外の妊娠がありふれており，治療を開始する時点から，生殖可能年齢のすべての女性において，妊娠の可能性を考えるべきである．双極性障害のすべての女性に対して，周産期には特別な配慮を行い，モニタリングシステムを確立し，経過を追っていくことが非常に重要である．

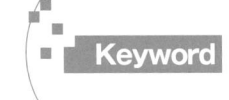 **Keyword** 双極性障害，精神薬理学，妊娠，ガイドライン

　双極性障害の生涯有病率は約1％とされているが，最新の治療やプロラクチンの上昇を抑えることが可能になったことによる効果と，生殖可能年齢の間に病状が顕在化する傾向が部分的に関与していることにより，双極性障害患者における出生率は増加しており，すべての臨床医は，どこかの時点で周産期における治療と未治療の固有の危険性について考えることが必要となるであろう．特に，有病率は年齢によって異なっており，18〜24歳で最も多く（0.9％），徐々に減じて55歳以上で最少となっている（0.1％）．

　双極性障害はしばしば再発し，多くの患者が複数の病相に苦しみ（年に平均0.4〜0.7病相），生活が困難となる疾患である．各病相は3〜6ヵ月間持続し[1]，50％しか症候学的には回復せず，25％しか症状や機能が回復しない[2]といわれている．そして，自殺率は一般人口の15倍であるという[3]．認識されていない重篤な身体合併症の頻度が高いこと[4]や治療の不遵守率の高いこと[5]なども，さらに危険を高めている．

　周産期は長い間，双極性障害に苦しむ女性にとって，著しく再発の危険性が高まる期間として認識されてきた．しかしながら，次第にその固有の危険性だけでなく，妊娠や授乳中における薬物療法の急な中断による問題についても分かってきた．一般人を対象として書かれた治療ガイドラインは，妊娠を考えている，もしくは妊娠を確認した場合に，しばしば胎児発達への悪影響を避けることを望むのと同様に，法医学的な理由のために，薬剤の漸減中止を助言することによる危険性についてほとんど触れていない．平均的な妊娠成立までの期間は1年を要し，妊娠は約9ヵ月持続するが，この間が再発や心理社会的な状況の悪化をもたらすこととなる．多くの最近の論文は，双極性障害のほとんどの女性が妊娠期間中の治療の継続を必要としているという事実の認識のもとに，インフォームド・コンセントを得る過程や，十分な産科的かつ精神科的なモニタリングについてより注意を向けている[6,7]．

女性における双極性障害

　双極性障害患者の約65％が精神的もしくは身体的な併存疾患を有しているが[8]，女性は男性より2.7倍多いという[9]．性差については，女性では，急速交代型や混合性エピソードを経験することや，維持治療に至るまでの期間が長いこと，疾患の経過中に抑うつ傾向（素因）が生じることがあるという[10]．これらすべてが，周産期に危険性を増す可能性がある．

　さらに，リチウム服用の中止が一般的な双極性障害患者において再発

の危険性を有意に上昇させる[11], 多くの再発は中止後3ヵ月以内に生じる[12, 13], この現象は他の気分安定薬の中断についても同様である[14] という重要なエビデンスがある.

妊婦における双極性障害

残念ながら, 妊娠中の双極性障害の自然経過に関する情報は明らかに不足したままである. 以前から, この生理学的にも心理学的にも変化した状態は, 疾患の経過に好ましい効果をもたらすのではないかと提唱されてきたが[15], もっとも最近の研究は, 再発率を高めることを示唆している[16, 17]. ほかにも, 双極性障害の女性の半数が妊娠中に症状の増悪を報告していると指摘している[18]. これはおそらくいくつかの病態生理的プロセス, エストロゲン濃度の変化, 炎症プロセスを反映しており, 潜在的な病因の誘因としてバイオリズムや機能の変動について現在研究が進められている.

前向き研究によると, 妊娠中に双極性障害の妊婦が気分安定薬を中断した場合の再発率は2倍以上となるという（85.5% vs 37%）[19]. さらに, 再発の多くはうつ病もしくは混合性エピソードであり, 薬物継続群に比べて5倍の期間, 調子が悪かったという. これらの観察研究から, 妊娠期は, 特に維持療法を中断した場合には再発率は高くなる時期であると考える. そして, 女性にみられるそのような双極性障害の「特質」は, おそらく問題をさらに複雑にさせていると思われる.

しかし実際のところ, 双極性障害の女性のうち, 妊娠中に薬物治療が必要な場合とそうでない場合をどのように見分ければよいだろうか？意思決定の情報を提供するために, 多くの治療ガイドラインが発表されてきた. しかしながら, エビデンスやコンセンサスに基づいたガイドラインにおける方法論上の違いによって, 明確さと同じように混乱をも招いている. さらに, 治療効果についてのエビデンスよりも催奇形性についてのエビデンスが優先されると, 提唱されたアルゴリズムは劇的に変化するかもしれない. たとえば, 英国の国立医療技術評価機構（National Institute for Health and Clinical Excellence; NICE）のガイドラインでは, 妊娠していない双極性障害患者の第1選択薬に対して, エビデンスに基づき抗けいれん薬とリチウムを使用することを支持しているが, その推奨は妊娠中については撤回され, 治療効果のエビデンスはやや乏しい第二世代抗精神病薬をより好ましいとしている[20]. 双極性障害における薬物療法の成功率は良くて中等度までであることを考えると, われわれは, 最良の選択肢は通常どのような特定の患者に対しても効果があるものを想像する. またここでは, 母親の健康は子どもよりも優先されるべきかという問題も生じる. し

かし，気分安定薬の中断を検討するならば，緩徐に減量して離脱症状を避けるべきということは一般的に容認されている．

　双極性障害は，急性期の病態だけでなく長期経過においても不均一である．臨床医は再発予防の治療の推奨よりも，以下に示す多くの因子について検討する必要がある．つまり，再発の回数や重症度，精神病性エピソードの重症度，合併症，特定の薬剤に対する過去の治療反応性の有無，副作用，双極性障害の家族歴，自殺企図歴，残遺症状，持続中のストレスの多いライフイベントや乏しい社会支援，発症年齢，各エピソード間の時間間隔である．長期的な治療の期間についてもコンセンサスは欠落しており，NICEのガイドラインは再発リスクがある場合は5年間の維持治療を勧めているが，世界生物学的精神医学会（World Federation of Societies of Biological Psychiatry; WFSBP），英国精神薬理学会（British Association for Psychopharmacology; BAP），気分および不安治療のカナダのネットワーク（Canadian Network for Mood and Anxiety Treatments; CANMAT）などのエビデンスに基づいたガイドラインでは，生涯にわたる治療を勧めている[21]．

　最近の論文では，産褥期に限定した精神疾患の既往がある女性には胎児への薬物曝露を避けるために産後速やかな予防治療を，また双極性障害の女性には周産期の再発リスクを減らすために産前産後を通じて継続した予防を勧めることによって，ハイリスクの女性の，産褥精神病や躁病の再発を防ぐための試みが記載されている[22]．ここで実際に認識されたことは，産褥精神病は必ずしも双極性障害のエピソードではないということである．

　妊娠中に多くのケースが向精神薬による維持治療を要するかは明らかであるから，問題は「治療するかしないか？」ではなく「どのように適切に治療するか？」であるといわれている[23]．これらを考慮して，われわれは妊娠中の双極性障害の治療を検討することになる．

妊娠中の双極性障害の治療

　The Developmental Origins of Health and Disease paradigm（DOHaD）によると，妊娠期ならびに幼少期は成長と発達の過程において，その後一生涯に影響を与える重要な時期であると提唱している[24]．未治療の双極性障害は早産，低出生体重，アプガースコア低値，誘発分娩，帝王切開，器械分娩，小頭症，新生児低血糖などの数々の妊娠合併症のリスクの増加と関連するという[25-27]．また，双極性障害に罹患する女性の児は，感情面，社会面，行動面の問題と同様に，記憶や注意障害の出現率が増加することが示されており，これらは小頭症ならびに繰り返す新生児低血糖が一因ではないかと指摘されている[23]．現在のところ，妊娠期の十分な治療介入がこ

れらのリスクを減少させるかどうかは不明であるものの，それ以上に産科領域において，ほとんど事例確認がなされてこなかったことが問題である[28]．

　双極性障害の一般的な治療としては，炭酸リチウムや抗けいれん薬のバルプロ酸ナトリウム，カルバマゼピン，ラモトリギン，ならびに最近増えている第二世代抗精神病薬の投与がある．目標は，これら薬剤の効果的な最少の至適用量で投与することである．しかしながら，しばしば問題になるわけではないが，強調すべきは「最少」であることよりも「効果的」であるかどうかである．最悪のシナリオは，治療と母体の精神疾患による両方の危険性を児に曝してしまうような中途半端な治療に代表される．多剤療法は全体的な催奇形性を高めるというエビデンスがある[29]にもかかわらず，症状が残存する多くの患者は単剤療法による利益を享受できていない．また，内服頻度を増やすことで血漿中の薬物濃度を最小限にとどめることで有益性を得ることも可能性として検討できるが，患者の服薬アドヒアランスの問題を考慮する必要がある．原則として，リスクがまったくないシナリオはない．母体の生理学的な指標や胎児の解剖学的な指標と同様に，インフォーム・ドコンセントや注意深いメンタルヘルス管理が，有害事象の最小化にとって重要なことである．

　心理療法は，いかなる精神疾患の治療においても，薬物療法の補助として行うことは重要である．双極性障害における非薬物療法の直接・間接的な効果についての研究は少ないにもかかわらず，心理療法が全体的な心理社会的機能の改善を促進することは広く認められていることであり[30]，健康的で治療的な医師—患者関係はケアにおいて大切な要素である．また，患者の生活や生活上のストレス因，睡眠時間の確保，現実的な見込みの確立，再発を示唆する前駆症状，患者支援の仕組みや治療経路などにも注意を向ける必要がある．

妊娠中の双極性障害に対する特異的な治療の安全性

　どこかの段階で難しい決断を迫られることは不可避であるが，その際，理想的には医師と患者間での協働的なアプローチがなされることが望ましい．インフォームド・コンセントを得るための過程が患者に理解され，その後意思決定の過程においても患者の希望が含まれることが重要である．母体と児の双方に対し，治療による危険性だけでなく，治療しないことによる危険性についても検討するといった，包括的なリスクと効果のベネフィットが必要である．考慮すべき事項は，催奇形性のリスク，各種妊娠合併症，新生児不適応症候群，神経発達やその他の健康面に対する長期的な悪影響など多岐にわたる．そして，ひとたび決定が下されると，産科・

小児科・精神科のモニタリングに対する包括的な計画は，周産期に生じる特有の試みを考慮する必要がある．

　主要な先天異常の発生率の違いを評価するには最低でも 500 症例が必要であると言われており，さらに他の変数について十分に検討するにはより多くの症例が必要であるとされている[31]．この点において，現在までにいくつかの抗けいれん薬を除き，十分な検討はなされていない．妊娠期間中のリチウムの使用に関連した危険性に関するデータのもっともな結果は示されている．しかしながら，われわれに妊娠中の抗精神病薬の処方をしやすくさせているのは，肯定的なデータの存在よりも，否定的なデータがないことによるものである．また，さらにこの問題をより複雑にしているのは，向精神薬に対する出生前曝露に関連した催奇形性のリスクを評価し，明確化するための大多数の研究が，双極性障害に与える催奇形性の可能性の効果を照査するために計画されていないという事実である．われわれは，未治療のコントロール群を含めた前向き研究により，これらの問題が明確化されることを期待する．

（訳：竹内　崇，武藤 仁志，三瀬 耕平）

妊娠中のリチウムの安全性

　リチウムは，現在でも双極性障害の代表的な治療薬であるが，初期の後ろ向き報告において，心奇形，特に三尖弁の右心室側への偏位とさまざまな程度の右心室形成不全を特徴とするエブスタイン奇形のリスク上昇が確認された[32]．より最近の研究では，0.05 ～ 0.1％の発生率で，一般の集団危険性の20 ～ 40倍であると推定され，下方修正された[33]．また，リチウムが神経管欠損のわずかなリスク増加と関連する可能性が示唆する報告もある[34]．しかし，リチウムの毒性に関する最近のシステマティックレビューやメタ解析では，先天性奇形の有意なリスク増加は認められなかった[35]．リチウムは完全な胎盤移行性を示し，母体循環と胎児循環が平衡状態となる．そして，分娩時の濃度が高いほど，多くの有害周産期転帰が起こる[36]．

　リチウム曝露は，新生児における尿崩症，羊水過多，甲状腺機能異常，floppy baby syndrome，心調律異常のリスク増加と関係するが[34, 37]，これらの懸念の多くは，症例報告から生じたものである．

　リチウムに曝露された児は妊娠期間に比して大きいことが多いが，これは用量依存性ではなさそうである[38, 39]．リチウムの子宮内曝露後の神経発達に関する情報は非常に乏しいが，利用できる情報ではリチウム曝露児と非曝露児の間に差が見られていないので，安心することができる[38, 40, 41]．

特定のガイドライン（例えばNICE 2006）では第1三半期のリチウム曝露が禁忌とされている一方で，実際の奇形全体の発生リスクは当初推定されたよりも小さく，また多くの選択肢（すなわち抗けいれん薬であるバルプロ酸ナトリウムやカルバマゼピン）と比較し確実に少ないことが，現在では広く知られている[20]．リチウム中止による再発リスクに関して臨床的判断を行い厳選された患者集団において，第1三半期の曝露を回避することができる．

妊娠中の抗けいれん薬の安全性

抗けいれん薬を使用している女性の妊娠における構造奇形や神経認知発達に関する研究のほとんどは，双極性障害ではなくてんかん治療を受ける女性に焦点をあてており，遺伝的素因や発作単独の影響といった潜在的交絡因子が存在している．したがって，このようなリスクに関していくらか明確になったのは，この10年ほどのことである．

抗けいれん薬が催奇形物質であることは明らかであり，前向きレジストリーデータの最近のレビューではラモトリギンが2.7％，カルバマゼピンが2.9％，バルプロ酸ナトリウムが8.7％といった奇形発生率が示されている[42]．構造異常の多くは，中枢神経系異常，特に神経管閉鎖障害（バルプロ酸ナトリウムは5～9％，カルバマゼピンは0.5～1％），心臓，顔面，四肢，泌尿生殖器系の異常と関連している[43]．バルプロ酸ナトリウムでは1,000mg/日を上回ると奇形のリスクが最も劇的に上昇しており，用量依存性があるように見えるが[44]，このことはすべての抗けいれん薬にあてはまる可能性がある[45]．顔面正中低形成，前傾鼻孔を伴う短い鼻，長い上唇といった特異的な顔面の異常のパターンは，バルプロ酸ナトリウムとカルバマゼピンの両剤で示されている[46]．カルバマゼピンは，出生体重（約250g）と平均頭囲の減少とも関連していた[47, 48]．ラモトリギンについても，口腔顔面裂のわずかなリスク上昇に関して相反する報告がある[49]．

バルプロ酸ナトリウム使用に伴う最も大きな問題は新生児合併症として，心拍数減少や離脱症状（例えば易刺激性，びくつき，筋緊張異常，哺乳困難），肝毒性，低血糖，フィブリノーゲンの減少のリスク増加の報告がある．カルバマゼピンとラモトリギンは肝毒性と関連し，またラモトリギンは乳児スティーブンス・ジョンソン症候群を起こす可能性がある[43]．

抗けいれん薬の子宮内曝露後の神経発達への悪影響の可能性に関する研究は増えてきている．カルバマゼピンとラモトリギンは，発達障害やIQ低下と関係していなかったが，バルプロ酸ナトリウムは明らかに催奇形性をもち，IQ低下，言語獲得障害，不適応行動の増加，全般的神経発達遅滞と明らかに関連することが示されている[50, 51]．有害神経発達転帰のリスクは，用量依

存的であり，他の抗けいれん薬との併用によりさらに悪化するようである．

　原則として，バルプロ酸ナトリウムは必須でない限り妊娠期間を通じて避けるべきである．また，他の気分安定薬として使われる抗けいれん薬の第1三半期での曝露も避けるべきである．ただし，これは理想論で，妊娠中に維持薬物療法を中止した双極性障害の女性が再発するリスクは高いので，すべての患者がこのような余裕があるわけではないことを認識する必要がある．

妊娠中の抗精神病薬の安全性

　現時点では，妊娠中の女性に抗精神病薬を処方する際には，肯定的なデータがあることより否定的なデータがないということから安心感を得ることができるかもしれない．前向きにデータを収集するデザインの妊娠レジストリーから，処方を後押しするデータが徐々に出てきている．最近のレビューでは妊娠結果と抗精神病薬曝露に関する研究7報のみを確認しており，あらゆる特定の奇形との明確な関連はみられなかった[52]．しかしながら，妊娠初期と後期における抗精神病薬治療のシステマティックレビューでは，適切に非定形抗精神病薬の子宮内曝露に起因する異常について適切に助言することはできないと結論づけた[53]．

　抗精神病薬は，低出生体重児とlarge-for-dates児のどちらとも関連があり，後には主に第二世代抗精神病薬と関連しているとされた[54]．第一世代抗精神病薬では新生児における筋緊張亢進，振戦，運動機能の発達障害が観察された[55]．しかし，第二世代抗精神病薬によって新生児期にどのような合併症が生じる可能性があるかは不明なままであるが，一過性の錐体外路症状や離脱症状，鎮静を観察することが推奨される[6, 7]．

　最近の前向きに行った症例対照研究では，第二世代抗精神病薬の子宮内曝露と神経筋機能低下との関連が明らかになった．特に，認知機能，運動スキル，社会的・感情的領域および適応可能領域において遅延がみられた[56, 57]．よく言えば，薬剤曝露によって増えるのは発達遅滞のリスクであって永続的な障害ではないと言えるが，追跡調査期間がもっと長い研究が必要である．また，児の転帰と母体の精神疾患の指標との間には負の相関があるが，その後の児の神経発達には，母親の精神病と胎児期の抗精神病薬曝露の両者が悪影響を与えると考えられ，これらの影響は相加的である可能性がある．

臨床的留意事項と推奨されるモニタリング

特に断らない限り，以下の推奨事項はGalballyら [6, 7, 58] による過去の刊行物に由来する。

双極性障害を患う女性は認識されていない身体共存症を有するリスクが高いことを考えると，ベースラインの器質性疾患のスクリーニングを行うことが推奨される。通常の産科で行う検査に加えて，全血球計算，腎機能，甲状腺機能，肝機能，鉄，ビタミンB12，葉酸，ビタミンD，空腹時血糖値，血清脂質検査を行うべきである。QT間隔に影響を及ぼす薬剤を服用している患者の場合，心電図検査を行うことを検討するべきである。

双極性障害の治療に用いられる薬剤のほとんどは胎児奇形発生リスクが高いため，妊娠12週と20週時に，特に神経管，心臓，顔面の構造に焦点を当てた高解像度超音波検査を行うことが推奨される。

妊娠中には胃内容排出の変化，分布容積の変化，肝代謝の低下，薬物結合能の低下，胃腸運動性の減少，薬量が変わってしまうことがよくある。すべての向精神薬の治療用量が変わってしまうことがよくある。精神科受診の頻度を多くすることをともに，リチウムやや抗けいれん薬の血清濃度測定の頻度を多くすることが推奨される。葉酸はさまざまな先天異常のリスクを低下させる可能性があるので，気分安定薬や抗精神病薬を服用するすべての妊婦または妊娠を検討している人に対し，1日5mgの葉酸投与が推奨されているが，この提案に関しては議論の余地がある [59, 60]。理想的には，受胎の3ヵ月前から薬酸の服用を開始し，妊娠全期間を通して服用を継続するべきである。特に，葉酸代謝に悪影響を与える可能性のある抗けいれん薬を服用している女性には推奨される。同様に，この患者集団では栄養やセルフケアが不十分である割合が高いことを考えると，妊娠のために特別に配合されたマルチビタミンの使用も推奨される。

書面の個別周産期周産期メンタルヘルスケア計画を，それぞれの母親と乳児のために準備し，症例ファイル内の目に付きやすい場所に入れておかなくてはならない。その中で以下を概説しなければならない。

・現在の治療チーム
・薬剤その他の治療（周産期の推奨用量を含む）
・乳児栄養方法の計画と乳汁分泌を抑制する薬剤の回避（再発を誘発する可能性があるため）
・支援に関する推奨
・低刺激環境下での安静と睡眠の確保
・最小限の入院の入院期間に関する推奨
・定期的な精神科および小児科受診の計画
・理想的には母親，パートナー，母子関係のサポート，初期の育児スキル，再発時のケアへの道筋の確立を含む総合的な退院計画

リチウム：妊娠中のモニタリング

　妊娠中に起こる生理的変化を考慮すると，妊娠全期間を通してリチウム濃度を注意深くモニタリングする必要があり，特に第3三半期は通常よりも必要性が高い[61]．妊娠期間を通して月1回，妊娠36週以降は週1回血清濃度を測定する必要がある．また，妊娠初期の血清カルシウム濃度測定に加え，各三半期毎に甲状腺機能と腎機能を測定しなければならない．

　妊娠12週時に胎児項部透過像（nuchal translucency; NT）に焦点を置いた超音波検査を実施し，妊娠16週時に初期の心臓評価のための高解像度超音波とドップラー検査，妊娠20週時に特に胎児心エコー検査を重視する胎児形態スキャンを行う．妊娠週数に比して大きい児である可能性が高いので，リチウムに曝露されたすべての妊婦に対し第3三半期に胎児発育検査を行う必要がある．

　可能な場合は，分娩の24〜48時間前にリチウムを中止し，分娩後に妊娠前の用量で再開すべきである．分娩時は十分な水分補給が必要であり，必要に応じて点滴による水分補給も考慮する．アミノ配糖体や非ステロイド性抗炎症薬のような腎毒性がある薬剤は避ける．また，リチウム濃度と腎機能および甲状腺機能検査のために臍帯血の採取を行う必要がある．新生児は，リチウムの毒性や離脱の徴候がないか慎重にモニターする必要がある．リチウム服用中は授乳しないことが推奨されている．

抗けいれん薬：妊娠中のモニタリング

　バルプロ酸ナトリウム，カルバマゼピン，ラモトリギンを投与されている妊婦は，妊娠12週前後に超音波検査を受けなければならない．この時期に無脳症の初期徴候を発見しなければならない．また，NTの計測は心臓などの構造奇形のスクリーニングのために有用である．あまり信頼性が高くない母体血清アルファフェトプロテイン測定よりも，神経系，心臓，顔面に特に注意を払う妊娠中期の胎児形態超音波検査を優先して行うべきである．また，胎児発育についての適切な検査（妊娠28週時と34週時に行うことが望ましく，適応があれば追加で行う）が推奨される．

　抗けいれん薬の血清濃度測定は，妊娠全期間を通じて毎月行われなければならない．特に，ラモトリギン濃度は妊娠中に大きく変化し，臨床的に有意な薬物濃度の変動が観察されている[62, 63]．同様に，血清ラモトリギン濃度は分娩後に劇的に上昇し，用量調整を行わなければ毒性が生じる可能性がある[63]．バルプロ酸ナトリウム使用中の女性では血小板数をモニター

し，バルプロ酸ナトリウムやカルバマゼピンを使用している女性では，各三半期ごとに肝機能検査を行う必要がある．代謝酵素を誘導するカルバマゼピンやバルプロ酸ナトリウムに曝露されたすべての新生児に対し，新生児出血の危険性を最小限にするため出生時にkonakion（フィトメナジオン）を投与する必要がある．また毒性や離脱症状の有無を観察し，慎重な形態学的検査を実施する必要がある．

抗精神病薬：妊娠中のモニタリング

　第二世代抗精神病薬の使用に伴うメタボリックシンドロームや妊娠糖尿病のリスク増加の可能性を考慮すると，グルコースチャレンジテストよりもブドウ糖負荷試験を妊娠第2三半期の早期（14 〜 16週）と28週時に実施するべきだと提案されている．同様に出生時体重異常のリスクが高いことを考慮すると，胎児発育の適切な検査（妊娠28週時と34週時，適応があれば追加で胎児発育超音波検査を行うことが望ましい）が不可欠である．

　妊娠12週時にNTを評価する超音波検査を実施し，妊娠20週時に高解像度胎児形態超音波検査を行う．妊娠週数に比して大きい児または小さい児のリスクが高いので，抗精神病薬曝露妊娠はすべて第3三半期の超音波検査で発育をモニターする必要がある．

　新生児に毒性，離脱症状，鎮静，錐体外路症状の所見がないか観察する必要がある．

妊娠中に気分安定薬，抗精神病薬を使用する場合のモニタリングの概要[6, 7]

妊娠期	すべての気分安定薬と抗精神病薬	炭酸リチウム	抗けいれん薬	抗精神病薬
第1三半期	・全血球計算 ・尿素および電解質 ・肝機能検査 ・甲状腺機能検査 ・鉄，ビタミンD，B$_{12}$，葉酸 ・NTに着目した高解像度超音波検査（妊娠12週時）	・血清濃度（月1回） ・カルシウム濃度	・血清濃度（月1回）	・BMI ・空腹時血糖 ・脂肪 ・心電図

（次ページへ続く）

（前ページより続き）

妊娠期	すべての気分安定薬と抗精神病薬	炭酸リチウム	抗けいれん薬	抗精神病薬
第2三半期	・高解像度胎児形態超音波検査（妊娠20週時） ・発育モニタリング	・血清濃度（月1回） ・胎児心蔵超音波検査，ドップラー血流検査（妊娠16週時） ・尿素および電解質 ・甲状腺機能検査	・血清濃度（月1回） ・血小板数 ・肝機能検査	・初回グルコース負荷試験（妊娠14～16週時） ・体重 ・血圧
第3三半期	・発育超音波検査（妊娠28週時と34週時）	・血清濃度（月1回，36週以降週1回） ・尿素および電解質 ・甲状腺機能検査	・血清濃度，血小板数（月1回） ・肝機能検査	・体重 ・血圧 ・グルコース負荷試験再検査（妊娠28週時）
分娩後	・毒性，離脱，鎮静の観察 ・慎重な形態学的検査	・母体血清濃度 ・尿素および電解質 ・甲状腺機能検査 ・臍帯血リチウム濃度	・血清濃度 ・血小板数 ・肝機能検査 ・バルプロ酸とカルバマゼピン曝露例はフィトナジオン投与	・新生児における錐体外路症状の観察

（訳：石井 真理子）

妊娠中の双極性障害女性の治療に関する推奨事項

1. 双極性障害に罹患している女性に対する薬物療法は，どのような場合でも，妊娠する可能性を考慮して，もっとも適切な方法によりなされるべきである．

2. 治療上の連携と非薬理学的治療を最大限活用する．

3. 精神科，産科，小児科，助産師，ソーシャルワーカー，母子保健医療の看護師を含めたあらゆる専門分野間の緊密なリエゾン関係を確立する．

4. 疾患とその治療の両方によって損なわれる可能性のある生物学的パラメーターの基本的措置を得る．

5. 周産期において，治療を行うことと，治療しないことによるリスクとベネフィットに関するすべての利用できる情報を詳細に提示したうえで，インフォームド・コンセントが実施されることを保証する．

6. 5mg/日の葉酸を，マルチビタミンと同様に受胎3ヵ月前から妊娠中を通して処方する．

7. 可能な限り単剤療法を目標とし，コンプライアンスが保たれる範囲で内服回数を頻回にすることで血漿中の薬物濃度の最小化を図る．

8. ハイリスクなケースを専門とする治療チームが産科的ケアを引き受けることを強調する．

9. 妊娠期を通して，胎児の成長，妊婦の生理機能，薬物血中濃度，母体の精神状態を十分にモニタリングすることを保証する．

10. 分娩の際は，新生児薬物離脱症候群，中毒，過鎮静やその他の有害事象の徴候に対する観察を開始し，形態学的検査を注意深く行うことを保証する．

11. 分娩後に刺激の少ない環境や十分な睡眠を確保するための「メンタルヘルスケアプラン」を計画し実行する．そして，すべてのヘルスケア提供者との連携を密にする．また，子宮内での向精神薬の曝露により二次的に生じた新生児への影響について観察が十分なされるように，入院の延長も図れるようにする．

12. 再発の前駆症状を察知し，再発した際の対応策を確立させておく．

（訳：竹内　崇，武藤 仁志，三瀬 耕平）

References

1) Angst J, et al: Historical perspectives and natural history of bipolar disorder. Biol Psychiatry, 48: 445–457, 2000.

2) Keck Jr PE, et al: 12-month outcome of patients with bipolar disorder following hospitalization for a manic or mixed episode. Am J Psychiatry, 155: 646–652, 1998.

3) Harris EC, et al: Suicide as an outcome for mental disorders: a meta-analysis. Br J Psychiatry, 170: 205–228, 1997.

4) Feldman NS, et al: Co-occurrence of serious or undiagnosed medical conditions with bipolar disorder preventing clinical trial randomization: a case series. J Clin Psychiatry, 73: 874–877, 2012.

5) Colom F, et al: Clinical factors associated with treatment noncompliance in euthymic bipolar patients. J Clin Psychiatry, 61: 549–555, 2000.

6) Galbally M, et al: Mood stabilisers in pregnancy: a systematic review. Aust N Z J Psychiatry, 44: 967–977, 2010.

7) Galbally M, et al: Management of antipsychotic and mood stabilizer medication in pregnancy: recommendations for antenatal care. Aust N Z J Psychiatry, 44: 99–108, 2010.

8) Sasson Y, et al: Bipolar comorbidity: from diagnostic dilemmas to therapeutic challenge. Int J Neuropsychopharmacol, 6: 139–144, 2003.

9) Strakowski SM, et al: Comorbidity in mania at first hospitalization. Am J Psychiatry, 149: 554–556, 1992.

10) Barnes C, et al: Considerations in the management of bipolar disorder in women. Aust N Z J Psychiatry, 39: 662–673, 2005.

11) Biel MG, et al: Continuation versus discontinuation of lithium in recurrent bipolar illness: a naturalistic study. Bipolar Disord, 9: 435–442, 2007.

12) Suppes T, et al: Risk of recurrence following discontinuation of lithium treatment in bipolar disorder. Arch Gen Psychiatry, 48: 1082–1088, 1991.

13) Cavanagh J, et al: Relapse into mania or depression following lithium discontinuation. Acta Psychiatr Scand, 109: 91–95, 2004.

14) Franks M, et al: Bouncing back: is the bipolar rebound phenomenon peculiar to lithium? A retrospective naturalistic study. J Psychopharmacol, 22: 452–456, 2008.

15) Grof P, et al: Protective effects of pregnancy in women with lithium-responsive bipolar disorder. J Affect Disord, 61: 31–39, 2000.

16) Freeman MP, et al: The impact of reproductive events on the course of bipolar disorder in women. J Clin Psychiatry, 63: 284–287, 2002.

17) Viguera AC, et al: Episodes of mood disorders in 2252 pregnancies and postpartum periods.

Am J Psychiatry, 168: 1179–1185, 2011.

18) Blehar MC, et al: Women with bipolar disorder: findings from the NIMH genetics initiative sample. Psychopharmacol Bull, 34: 239–243, 1998.

19) Viguera AC, et al: Risk of recurrence in women with bipolar disorder during pregnancy: prospective study of mood stabilizer discontinuation. Am J Psychiatry, 164: 1817–1824, 2007.

20) National Institute for Health and Care Excellence: The management of bipolar disorder in adults, children and adolescents, in primary and secondary care. <http://www.nice.org.uk/CG38>

21) Samalin L, et al: Methodological differences between pharmacological treatment guidelines for bipolar disorder: what to do for the clinicians? Compr Psychiatry, 54: 309–320, 2013.

22) Bergink V, et al: Prevention of postpartum psychosis and mania in women at high risk. Am J Psychiatry, 169: 609–615, 2012.

23) Gentile S: Bipolar disorder in pregnancy: to treat or not to treat? Br Med J, 345: e7367, 2012.

24) Gluckman PD, et al: Effect of in utero and early-life conditions on adult health and disease. N Engl J Med, 359: 61–73, 2008.

25) Jablensky AV, et al: Pregnancy, delivery and neonatal complications in a population cohort of women with schizophrenia and major affective disorders. Am J Psychiatry, 162: 79–91, 2005.

26) Lee HC, et al: Maternal bipolar disorder increased low birthweight and preterm births: a nationwide population based study. J Affect Disord, 121: 100–105, 2010.

27) Bodén R, et al: Risks of adverse pregnancy and birth outcomes in women treated or not treated with mood stabilisers for bipolar disorder: population based cohort study. Br Med J, 345: e7085, 2012.

28) Spitzer RL, et al: Validity and utility of the PRIMEMD patient health questionnaire in assessment of 3000 obstetric-gynecologic patients: the PRIME-MD Patient Health Questionnaire Obstetrics-Gynecology Study. Am J Obstet Gynecol, 183: 759–769, 2000.

29) Burt VK, et al: Bipolar disorder and pregnancy: maintaining psychiatric stability in the real world of obstetric and psychiatric complications. Am J Psychiatry, 167: 892–897, 2010.

30) Scott J: Psychotherapy for bipolar disorders—efficacy and effectiveness. J Psychopharmacol, 20(2 Suppl): 46–50, 2006.

31) Meador KJ, et al: Pregnancy registries in epilepsy. A consensus statement on health outcomes. Neurology, 71: 1109–1117, 2008.

32) Schou M, Lithium and pregnancy, I: report from the Register of Lithium Babies. Br Med J, 2: 135–136, 1973.

33) Cohen LS, et al: A re-evaluation of risk of in utero exposure to lithium. JAMA, 271: 146–150, 1994.

34) Gentile S: Lithium in pregnancy: the need to treat, the duty to ensure safety. Expert Opin Drug Saf, 11: 425–437, 2012.

35) McKnight RF, et al: Lithium toxicity profile: a systematic review and meta-analysis. Lancet, 379: 721–728, 2012.

36) Newport DJ, et al: Lithium placental passage and obstetric outcome: implications for clinical management during late pregnancy. Am J Psychiatry, 162: 2162–2170, 2005.

37) Llewellen A, et al: The use of lithium and management of women with bipolar disorder during pregnancy and lactation. J Clin Psychiatry, 59 (Suppl 6) 57–64, 1998.

38) Jacobson SJ, et al: Prospective multicentre study of pregnancy outcome after lithium exposure during first trimester. Lancet, 339: 530–533, 1992.

39) Troyer WA, Pet al: Association of maternal lithium exposure and premature delivery. J Perinatol, 13: 123–127, 1993.

40) Schou M: What happened later to the lithium babies? A follow up study of children born without malformations. ACTA Psychiatr Scand, 54: 193–197, 1976.

41) van der Lugt NM, et al: Fetal, neonatal and developmental outcomes of lithium exposed pregnancies. Early Hum Dev, 88: 375–378, 2012.

42) Walker SP, et al: The management of epilepsy in pregnancy. Br J Obstet Gynaecol, 116: 758–767, 2009.

43) Yonkers KA, et al: Management of bipolar disorder during pregnancy and the postpartum period. Am J Psychiatry, 161: 608–620, 2004.

44) Morrow J, et al: Malformation risks of antiepileptic drugs in pregnancy: a prospective study from the UK Epilepsy and Pregnancy Register. J Neurol Neurosurg Psychiatry, 77: 193–198,

2006.

45) Tomson T, et al: Dose-dependent risk of malformations with antiepileptic drugs: an analysis of data from the EURAP epilepsy and pregnancy registry. Lancet Neurol, 10: 609–617, 2011.

46) Jones KL, et al: Pattern of malformations in the children of women treated with carbamazepine during pregnancy. N Engl J Med, 320: 1661–1666, 1989.

47) Diav-Citrin O, et al: Is carbamazepine teratogenic? A prospective controlled study of 210 pregnancies. Neurology, 57: 321–324, 2001.

48) Hiilesmaa VK, et al: Fetal head growth retardation associated with maternal antiepileptic drugs. Lancet, 2: 165–167, 1981.

49) Hunt SJ, et al: Increased frequency of isolated cleft palate in infants exposed to lamotrigine during pregnancy. Neurology, 72: 1108–1109, 2009.

50) Meador KJ, et al: Cognitive/behavioral teratogenetic effects of antiepileptic drugs. Epilepsy Behav, 11: 292–302, 2007.

51) Bromley RL, et al: The prevalence of neurodevelopmental disorders in children prenatally exposed to antiepileptic drugs. J Neurol Neurosurg Psychiatry, 84: 637–643, 2013.

52) Einarson A, et al: Use and safety of antipsychotic drugs during pregnancy. J Psychiatr Pract, 15: 183–192, 2009.

53) Gentile S: Antipsychotic therapy during early and late pregnancy. A systematic review. Schizophr Bull, 36: 518–544, 2010.

54) Newham JJ, et al: Birth weight of infants after maternal exposure to typical and atypical antipsychotics: prospective comparison study. Br J Psychiatry, 192: 333–337, 2008.

55) Auerbach JG, et al: Maternal psychotropic medication and neonatal behavior. Neurotoxicol Teratol, 14: 399–406, 1992.

56) Peng M, et al: Effects of prenatal exposure to atypical antipsychotics on postnatal development and growth of infants: a case-controlled, prospective study. Psychopharmacology (Berl), 228: 577–584, 2013.

57) Johnson KC, et al: Prenatal antipsychotic exposure and neuromotor performance during infancy. Arch Gen Psychiatry, 69: 787–794, 2012.

58) Galbally M, et al: A review of the use of psychotropic medication in pregnancy. Curr Opin Obstet Gynecol, 23: 408–414, 2011.

59) Lassi ZS, et al: Folic acid supplementation during pregnancy for maternal health and pregnancy outcomes. Cochrane Database Syst Rev, 28: 3, 2013.

60) Sotres-Alvarez D, et al: Maternal dietary patterns are associated with risk of neural tube and congenital heart defects. Am J Epidemiol, 177: 1279–1288, 2013.

61) Malhi GS, et al: The science and practice of lithium therapy. Aust N Z J Psychiatry, 46: 192–211, 2012.

62) Patsalos PN, et al: Antiepileptic drugs–best practice guidelines for therapeutic drug monitoring: a position paper by the subcommission on therapeutic drug monitoring, ILAE Commission on Therapeutic Strategies. Epilepsia, 49: 1239–1276, 2008.

63) Clark CT, et al: Lamotrigine dosing for pregnant patients with bipolar disorder. Am J Psychiatry, 170: 1240–1247, 2013.

9 統合失調症と妊娠，精神薬理学

Abstract

統合失調症を有する女性患者の出生率は，一般女性と比較して低いが，彼女らの多くは人生のある時点で子どもを授かる．彼女らはしばしば，胎児への影響を懸念し向精神薬を止めてしまう．産後は再発のハイリスク期だという十分なエビデンスがあるが，妊娠により再発のリスクがどれほど高まるかについては定かでない．統合失調症を合併していると，妊娠高血圧症候群や胎児発育不全，早産，低出生体重児，死産，新生児期および新生児期後の死亡などのリスクが高まる．これらの原因の多くは，喫煙や栄養失調など，生活習慣に関わる因子によって説明できるだろう．これまでの研究から，催奇形性の主原因となるような抗精神病薬はほとんどないことが明らかになっているが，他の有害事象（発育遅滞など）がどの程度薬物によるものなのか，もしくは交絡因子によるのかは明らかでない．統合失調症を合併している妊婦はハイリスクと考え，注意深く関わるべきである．理想的には妊娠前から肥満や喫煙などの改善しうるリスクを軽減したり，妊娠期間を通して適切な管理下で，効果のある最少量の薬物治療を継続することが，脆弱性を有する家族における長期的な予後を改善させる鍵となる．

Keyword 抗精神病薬，統合失調症，精神病

統合失調症：概要

統合失調症は，思考，知覚，感情，行動が障害されることに特徴づけられる，代表的な精神疾患である．統合失調症の症状は，妄想や幻覚，思考形式の障害といった陽性症状と，意欲の欠如や感情鈍麻，思考や会話内容の浅薄化といった陰性症状に分けられることが多い．重症例では，認知機能障害も認められる．比較的まれな疾患だが，生涯リスクは7.2/1,000（人）で，1.4：1の割合で女性より男性に多い[1]．思春期や青年期に発病することが多いが，どの年代にも発病しうる．たいていの場合，初回の急性エピソードは薬物療法が奏効するが，完全に回復する例，重度の障害を伴う慢性の経過を辿る例，完全〜部分寛解の時期を挟みながら，急性エピソードを繰り返す例など，発病後の経過は多岐にわたる[2]．再発を繰り返すと，人格水準の低下，社会機能の低下，就労能力の低下をもたらし，慢性化のリスクを高める[3, 4]．抗精神病薬のアドヒアランス低下や薬物乱用，介護者の批判的な言動，発病前の適応能力の低さが再発のリスクに関与している[5]．薬物やアルコールの乱用，うつ病や不安障害，肥満，喫煙，高血圧や心血管系障害，糖尿病などの身体疾患等，合併症を有する率も高い[6, 7]．

薬物療法，特に抗精神病薬による治療は，少なくとも統合失調症の陽性症状に対しては第一選択である．抗精神病薬は，急性エピソード，再発予防，急性の行動障害への緊急処置や，症状の軽減に有効である．最近のシステマティックレビューおよびメタ解析[8]（研究数65，$n=6,493$）によれば，プラセボと比較し，抗精神病薬は一年間の再発率を大幅に減少させ〔実薬群27% vs プラセボ群64%；リスク比（RR）0.4，95%信頼区間（95%CI）0.33−0.49；利益を得るための必要治療数（NNTB）3，95%CI 2−3〕，再入院率も下げる（10% vs 26%；RR 0.38，95%CI 0.27−0.55；NNTB 5，95%CI 4−9）．また，QOLが高くなり，攻撃的な行動が減少する．一方，プラセボ群より実薬群の方が体重増加（10% vs 6%；RR 2.07，95%CI 2.31−3.25），運動障害（16% vs 9%；1.55，1.25−1.93），鎮静（13% vs 9%；1.50，1.22−1.84）の副作用が認められた．持効性注射剤は，経口剤よりも再発率が低かった（持効性注射剤：RR 0.31，95%CI 0.21−0.41，経口剤：0.46，0.37−0.57；$P=0.03$）．同研究グループは，統合失調症に対して，「第二世代」と「第一世代」どちらの抗精神病薬が有効かを比較した（150の無作為化比較試験，$n=21,533$）[9]．その結果，4種類の抗精神病薬は，小〜中程度の効果が認められ，他の薬と比べて総体的な有効性が高かった（amisulpride：−0.31［95%CI −0.44−0.19，$P<0.0001$］，クロザピン：−0.52［−0.75−0.29，$P<0.0001$］，オランザピン：−0.28［−0.38−0.18，$P<0.0001$］，リスペリドン：−0.13［−0.22−0.05，$P=0.002$］）．その他の第二世代抗精神病薬は，陰性症状への効果も含め，第一世代抗精神病薬と有意差がなかった．第二世代抗

精神病薬は，少量のハロペリドールと比較しても錐体外路症状が少なかった．また，アリピプラゾールとziprasidone以外の第二世代抗精神病薬は，程度の差はあれど，ハロペリドールよりも体重増加の副作用が多かった．

陰性症状や認知機能障害に対する抗精神病薬の効果は芳しくないため，心理学的・心理社会的な介入といった補助的療法が研究されている．統合失調症に伴う気分の問題に対する認知行動療法[10, 11]や認知機能や実行機能に対する認知機能改善療法[12]での多少のエビデンスがある．また，家族への介入で入院率が下がり，全般的な重症度も和らいだとの報告がある[10]．

周産期における統合失調症の自然経過

統合失調症を有する女性の出生率は，一般女性と比較して低いが，近年の研究では，高プロラクチン血症を起こさない抗精神病薬が用いられるようになった後から上昇している[13, 14]．統合失調症を発病すること自体が，人間関係を築いたり維持したりする能力を低下させる[15]ため，全般的な出生率にも影響するだろう．しかし，統合失調症を有する女性の多くには子どもがおり[16]，母親であることに重きを置き，しばしば母親であることが自分の生きがいだと話す[17]．それでも，統合失調症を有する女性の妊娠は，一般女性に比して計画的でない妊娠であったり，望まない妊娠であることが多い．ちなみに，一般女性の妊娠の約半数が計画的でない妊娠とされている[18]．

妊娠が統合失調症にどのように影響するかを調べた研究は少ない．数少ない前向き研究のひとつが30年以上前に行われているが，精神病の既往がある妊婦のうち2/3が，明らかな精神症状があるにもかかわらず，妊娠中に精神科への通院を中断したと報告している[19]．妊娠すること自体が統合失調症の症状にどう影響するか，というエビデンスはほとんどない．普段は自身の精神状態を安定させるために服薬を継続している女性でも，妊娠が分かると，胎児の奇形が起こるのではないかと恐れて服薬を中断してしまう．このことが，統合失調症合併妊婦の抗精神病薬処方率が，妊娠第第1三半期と比べ，第2三半期，第3三半期の方が低い[20]理由かもしれない．妊娠中に薬物治療を中断した患者と比較して，薬物治療を続けた患者の妊娠中の再発率がどの程度かということは明らかではない．

統合失調症を合併していると，妊娠高血圧症候群，胎児発育不全，早産，低出生体重児，アプガースコアの低下，先天性欠損，死産，新生児での死亡や乳幼児突然死症候群などの分娩合併症のリスクが高まる[15, 21-27]．喫煙[23, 28]，飲酒や薬物乱用[29]，経済的な困窮[16]，家庭内暴力[30]，栄養障害[31]，肥満や糖尿病[32]，妊婦検診の受診率の低下[15]など，分娩合併症を引き起

こす危険因子を有する率も高い．禁煙は，先進国においては胎児の疾病率や死亡率を減らすことのできる主要な原因である．喫煙は妊娠高血圧症候群，流産，先天奇形，低出生体重児，未熟児，死産や乳幼児突然死症候群，幼少期の身体的精神的障害のリスクを高める[33]．精神疾患を有する女性は，妊娠中から出産直前まで喫煙する傾向にあり[28,34]，禁煙も容易でない[35]．禁煙外来に通院しても，その傾向に変わりはない[36]．重篤な精神疾患であるほど，ヘビースモーカーでニコチンに依存する傾向がある[37]．一般女性と比較すると，喫煙の有無を確認される機会も少ない[23]．

　喫煙と同様に，統合失調症患者に対しては，健康面や社会生活におけるケアの必要性が医療者から見落とされているかもしれないが，これらは妊娠中の健康に影響するものである[35,38,39]．しかし，喫煙や社会経済的状況を考慮してもなお，統合失調症合併妊婦の周産期の予後はよくない[27]．さらに，慢性的に病状のよくない患者で，過去に親権を失ったことがあるような場合，精神病の症状として妊娠を否認する可能性がある[40]．否認により，妊婦検診を拒んだり，出産の徴候に気づけずに，自力出産になってしまうということも起こりうる[41]．したがって，統合失調症合併妊婦に対しては，妊娠管理と同様に適切な精神的介入が提供されるべきである．

　産後に精神病を再発するリスクは高まる．デンマーク国民の医療データに基づく研究によると，産後1ヵ月の間に入院する相対危険度は，統合失調症を有する女性では5倍であった[42]．これは，双極性障害を有する女性の産後の入院リスクを遥かに下回る（→p. 103）．この再発リスクが高い状態は，産後1年を通して持続する．睡眠がよくとれなかったり，行政の介入のもとで子どもの面倒をみなければいけないというストレスなど，母親になったことによるさまざまな要因が関わっているのだろう[43]．情動不安定や直近の精神症状，妊娠中の入院，長期入院を含む重症の疾患歴も，リスク因子となる[44-46]．精神病の再発リスクだけでなく，統合失調症を有する母親は，一般群と比較し産後うつになりやすい[47]．

　一般に，嬰児殺しや自殺は稀である．統合失調症の女性患者についても同様である[48]．妊産婦死亡に関する英国の機密調査によれば，妊娠中の自殺は全般的に低い．出産後1年は，精神疾患を合併している群は自殺のリスクが高まるが，統合失調症よりも気分障害で顕著である[49]．イングランドとウェールズにおける，1996〜2001年の間の嬰児殺しの研究では，事件発生時に精神疾患の症状が認められたのは24％（112人中17人）だった．多くがうつ病で，統合失調症の診断を受けていた加害者はたったの4人だった[48]．

周産期に精神状態を改善しうる治療についての
エビデンスの要約

　周産期における統合失調症についての介入研究は少なく，妊娠中の抗精神病薬による薬物療法に関する質の高い研究はない[50]．エビデンスが弱い小規模な研究として，20人の抗精神病薬を投与されている統合失調症合併妊婦に対して産科ケアスタッフによるリエゾンや，パートナーに育児協力を促すなどの薬物療法以外でのサポートが，精神状態の改善に役立ったという報告がある[51]．このため，統合失調症患者に対する周産期ケアの診療ガイドラインとしては，他の情報源に頼るほかない．

妊娠中に統合失調症への治療を行わないリスク
（母親，妊娠，胎児に対して）

　上述したように，予防的に抗精神病薬を投与することが，妊娠中の統合失調症再発リスクをどの程度減らせるのかは定かではない．非妊娠時の統合失調症再発に関する研究は，抗精神病薬を中断した際の再入院率や再発率が，男女ともに著しく増加することを示唆している．また，抗精神病薬中断によるリスクは，発症後1年で特に高まる[52, 53]．急性かつ未治療の精神病は，精神的苦痛や行動異常に関連することがよく知られており，その結果として，母親と胎児を危険な状態にさらしたり，もし再燃した症状が産後も続く場合は，育児にも支障をきたす．

　急性精神病は，視床下部−下垂体−副腎系の著明な活性化に関連する[54]．これらの生理的変化は，胎盤を通じて胎児の発育や，中枢神経系の発達に影響する可能性がある[55]．また，統合失調症の母親において，急性期エピソードは，感情障害の母親ほどではないが，自殺や子殺しのリスクも高める可能性がある[48]．忘れてはならないのは，内服中断後の急性エピソードに対しては，しばしば維持療法よりも高用量の薬が必要となり，胎児がより多くの薬に曝露されるということだ．

　引きこもりや妄想，不適切な行動があると，日常生活[15]や母子の相互関係，継続的な育児行動[39, 56, 57]に支障をきたしうる．しかし，母親の重度の精神症状を改善させることで，母児関係を修復しうるといういくつかのエビデンスがある[58]．もし妊娠中や産後に適切な治療を受けていれば，統合失調症を有する母親において数多く報告されてきたような，厳重な社会的な介入や観察下に置かれること，親権を失うことなどを受けずにすむかもしれない[43, 47]．

（訳：渡部 衣美，根本 清貴）

現代の問題としての母体と胎児の向精神薬曝露

　これまで以上に抗精神病薬に曝露されている妊婦と胎児が増えている．特に，新しい第二世代の薬剤に曝露される可能性が高い．クロザピン，オランザピン，リスペリドン，クエチアピンなどの薬剤が，統合失調症以外の精神疾患や行動障害の領域で，生殖年齢の女性に使用されることが多くなってきている[59]．生殖安全性のデータは驚くほど不十分であり，臨床的なリスクとベネフィットを検討するにあたり，ガイドラインの推奨はあまり役に立たない[15, 60-62]．データが不足している原因は，ゴールドスタンダードである無作為化比較試験は妊娠中の向精神薬の使用を評価する上では非倫理的であると考えられている一方で，利用できる観察研究は通常サンプルが偏っており検出力不足であるため，急速に処方内容に変化がみられている中で生殖安全性を評価する目的には不適当であることである[62]．

　6,600万人近い人口の英国では，年間3,000〜4,000人の出生児が抗精神病薬などの向精神薬に曝露されているとみられる．本項では抗精神病薬曝露の潜在的リスクに関する最新の知見を要約し，エビデンスが乏しい領域で実行可能な新しい臨床指針を提供するために，将来の観察研究が重大なギャップをどのように埋めていくかを提案する．

　女性の重篤な精神疾患（統合失調症および関連障害や双極性障害）のほとんどは生殖年齢時期に発症し，継続的に向精神薬による治療が行われることがほとんどである．ここ数十年で，脱施設化，妊孕性への影響が少ない新規薬剤の使用など，治療に重要な変化がいくつかあった．この変化によって，妊娠可能年齢の女性に多い他の精神障害に対しても新しい「第二世代」抗精神病薬が幅広く使用されるようになるとともに，抗精神病薬を投与された女性が妊娠する機会が増えてきている．したがって，向精神薬が妊娠している女性に処方される可能性がますます高くなっている[63]．驚くべきことに，これらの薬剤に関する生殖安全性のデータは依然として不十分なままであり，女性，パートナー，治療を行う臨床医が臨床的なリスクとベネフィットを検討する際に，ガイドラインの推奨はあまり役に立たない[61]．最近の報告では，リスクの推定において，母親の精神疾患の診断，喫煙，妊娠前の体重，多剤併用などの重要な特性を考慮に入れることができる，偏りが少なく信頼性の高い（すなわちサンプルサイズが十分に大きい）向精神薬曝露症例にアクセスできる前向き研究が必要であると結論づけている．

抗精神病薬

　抗精神病薬は，一般に第一世代抗精神病薬と第二世代抗精神病薬と呼ばれる2つの分類のもと検討される．第二世代抗精神病薬に関する研究は限られているが，第一世代抗精神病薬については多くの情報があると通常考えられている．実際，薬剤の副作用に関する情報のほとんどは，自発報告や製薬会社によって集められた副作用報告を通じて，ゆっくり蓄積されたものである．その性質上，これらのデータは偏っており，代表性がなく，信頼することができない．第一世代抗精神病薬，第二世代抗精神病薬の両者ともに，われわれが検討したい重要な結果（先天性奇形，妊娠結果，母体転帰，発達転帰）を検討した研究は，現在も数と規模が制限されているため，全体的に一貫しない結果しか得ることができない（**表9.1**）．

表 9.1 ● 妊娠中の抗精神病薬曝露における悪影響

研　究	転　帰	出生前曝露状況	n	結　果
Boden, et al (2012)	妊娠糖尿病	第1三半期， 全抗精神病薬	507	2倍リスク増加
	早　産			60%リスク増加
	在胎不当過少児			2倍以上リスク増加 （しかし，おそらく混同 している）
Reis and Kallen (2008)	重症先天異常・先天奇形	第1三半期， 全抗精神病薬	576	50%リスク増加
	妊娠糖尿病			2倍リスク増加
	LSCS			リスク増加なし
	早　産			70%リスク増加
	在胎不当過少児			50%リスク増加
	在胎不当過大児			リスク増加なし
	早　産			リスク増加なし
Newham, et al (2008)	在胎不当過少児	第1三半期， 全抗精神病薬	70	リスク増加なし
	在胎不当過大児			第二世代抗精神病薬で リスク増加 〔ただし少数（n＝5）〕
Newport, et al (2007)	低出生体重児	第二世代 抗精神病薬	41	有意な増加リスクなし
	低酸素症			
McKenna, et al (2005)	先天異常・先天奇形	第二世代 抗精神病薬	151	有意な増加リスクなし
	自然流産			
	早　産			
	妊娠合併症			
	低出生体重児			
Lin, et al (2010)	早　産	第1三半期， 全抗精神病薬， 統合失調症で抗精 神病薬を服用して いない女性と比較	242， 統合 失調症 のみ	第1世代抗精神病薬 のみ2倍リスク増加
	低出生体重児			
	在胎不当過少児／ 在胎不当過大児			リスク増加なし
	早　産			

1 | 先天奇形

◆第一世代抗精神病薬

1960年にSobelは，妊娠中のクロルプロマジン使用の有無にかかわらず，精神病の女性の妊娠転帰が先天奇形または胎児死亡となる確率が一般集団と比較して2倍であると報告した[64]．現在のところ，グループとしての抗精神病薬が，一般集団の頻度である2.4%を上回る先天異常の増加を引き起こすか否かは不明である（ONS Congenital Anomaly Statistics, England and Wales）．以前の調査で，先天異常と母体の非器質性精神病[65]，または母体の産後精神病[66]との間に関連性は認められなかった．理論的には，母親が重大な精神疾患を患っている場合，肥満であることが多いことと，質の悪い食生活に関連する血清葉酸濃度の低下により，児に神経管閉鎖障害が生じることが多くなるはずである[31]．西オーストラリア州の比較的サンプルサイズが小さい研究では，Jablenskyらは，母親の統合失調症に関連した先天奇形全体の発生リスクの増加はみられなかったが，心血管系異常や他の軽度の身体的奇形の増加がみられたと報告した[24]．この疑問に答える最も信頼性が高い研究は，スカンジナビアの人口集団ベースのデータを利用したものである．Bennedsenらは，デンマークのレジストリーデータを利用して，統合失調症の母親から生まれた児において先天奇形のリスクがわずかに増加したと報告した[22]．Webbらの報告では，母親が統合失調症の場合には致命的な先天奇形発生リスクが著しく上昇したが（RR 2.34），父親が統合失調症の場合には上昇しなかった[67]．精神病の女性の児における先天性奇形の割合の増加は母親の遺伝的要因の関与によるものかもしれないが，喫煙や薬物曝露のような母親に限定される環境の影響も関与する可能性がある．上記の研究ではいずれも母親の薬剤曝露を検討することはできなかったが，分子量と脂溶性から向精神薬，特に抗精神病薬は胎盤を通過する可能性が高く[68]，この生物学的利用能により催奇形物質の潜在的候補になる．

以前行われた主に前向きコホート研究のメタ解析では，フェノチアジンに曝露された乳児（$n = 2,591$）における先天奇形発生率は，健康で曝露のない母親の児（$n = 71,746$）と比較して，わずかであるが有意に増加していた(OR 1.21, 1.01-1.45)[69]．この数十年に産科医療が変化したことによって，背景集団で一部の重要な転帰が起こる割合も変化してきており，そのためより最近のコホートからの推定値の方が信頼性が高い可能性がある．

Reisらはスウェーデンの国民レジストリーの10年間（1995〜2005年）の出生コホートを使用した研究で，母親の抗精神病薬使用は一般集団と比較して先天奇形の中等度の増加と関連していたと報告したが，有意差はみられなかった（OR 1.45, 0.99-1.41）[70]．この増加は主に心血管奇形（心房または心室中隔欠損症）によるものであった．抗てんかん薬併用について

調整した結果では（抗うつ薬使用については未調整），心血管異常のわずかな増加と関連があるとされた[71]．また，2008年7月までのレビューでは，第一世代抗精神病薬（ハロペリドール）曝露による四肢異常のリスクを除外することができないと結論づけた[72]．

◆第二世代抗精神病薬

当初，新しい第二世代抗精神病薬は統合失調症や精神病を治療するのに使用されていたが，現在では，大うつ病，双極性障害，反復自傷行為，心理外傷後ストレス障害（PTSD），その他の不安障害を含むさまざまな疾患の治療に使用されている[60]．オランザピン，リスペリドン，クエチアピン，アリピプラゾール，amisulpiride，クロザピンなど新しい薬剤についてのデータの蓄積は遥かに少ない．これらの薬剤の生殖に関連する安全性データも，大部分は製薬会社のケースシリーズや自発報告に限られている．製薬企業から報告されたオランザピンに曝露された妊娠症例では，先天大奇形の危険性の増加は認められていない．クロザピン曝露妊娠523例において，「特定されていない奇形」が22例（4.2%），クエチアピン曝露妊娠151例において先天奇形が8例（5.2%）報告された．リスペリドンを服用している250人の女性から生まれた乳児8例（3.2%）に先天異常が報告された．しかし，これらの製薬企業に報告された症例の多くは，妊娠転帰が不明であった[60]．まとめると，これらの報告は，一般集団で発生する以上の先天大奇形の増加を示唆するものではなく，SGAに曝露された乳児に特定の異常パターンは示されていない．この情報は，妊娠初期のSGA使用に関する特定の懸念を示唆するものではないが，やはりこの結論は暫定的なものに過ぎない．

◆個々の抗精神病薬

第一世代抗精神病薬に曝露された女性のほとんどは，精神疾患ではなく妊娠悪阻のために処方された．これは，（時期は異なるにせよ）潜在的に重要なコントロール群であり，母体の疾患による影響と，母体の薬剤との影響との違いを区別できる可能性がある．しかし，悪阻のために使用する場合は，FGAははるかに低用量で間欠的に使われる傾向があり，コントロール群としてこれを使用する利点は限られていた．比較的偏っていない集団サンプルからの症例に制限すると，オランザピン，ハロペリドール，フルフェナジンの症例は200例超，リスペリドンとflupentixolについては100〜200例，クロルプロマジン，クロザピン，スルピリド，trifluoperazine，クエチアピンなどその他の抗精神病薬については100例未満が報告されている[73]．まとめると，限られたデータがではあるが，多くの薬剤が利用できるようになってかなりの年数が経っており，抗精神病薬が大奇形を引き起こす催奇性物質ではないことが示唆される．しかし，最近のレビューでは，ハロペリドールとpenfluridolの妊娠初期子宮内曝露に関連した，児の四肢の異常の危険性を除外できないとされた[72]．また，フルフェ

ナジン，チオリダジン，プロメタジンの催奇形性については結論を出すことができない．現在まで，アリピプラゾールの第1三半期曝露の報告は極めて少なく，先天大奇形を有する児の報告が1例あるのみである．sertindole, amisulpride, ゾテピンについては，ほとんどあるいはまったく公表情報がない．

2 妊娠と母体の転帰

「産科合併症」という用語は，主に一連のまれな産科イベントを指しており，「訓練されていない人によって娩出された」という謎めいたもの[74]から，未熟児や早産といった明確に定義される概念[21]までさまざまである．早産に関する変数でさえ不明瞭である可能性があり，37週以前の分娩と33週以前の分娩ではリスクの分布がかなり異なるにもかかわらず，区別していない研究もある．異なる合併症をグループ化することによって産科合併症への曝露がまれであることによる問題を回避しようとした研究もある．最もよく行われるグループ化の1つは，「虚血性低酸素に関連した」イベントである[75, 76]．エビデンスが不十分であるにもかかわらず，このような分類は，グループ内のさまざまな産科合併症が共通の機序で起こることを前提としている．例えば，「低酸素血症」は慢性胎児低酸素症につながる事象（例えば母体貧血，子癇前症，母親の喫煙）を含むかもしれないが，これらは急性胎児低酸素症に至る事象（例えば低アプガースコアに関連する出生時無呼吸，臍帯下垂による絞扼，胎便吸引，未熟性）とはかなり異なり，脳の発達やその後の神経発達異常のリスクに関する転帰が全く異なる可能性がある．この問題は，産科合併症を転帰尺度とする研究だけでなく，他の関連の潜在的交絡因子として産科合併症を調整する研究にも影響する．さらに，産科合併症としてまとめてしまうと，差が過小評価されてしまうことに加えて，単一の合併症を分析する場合と比較して，十分な追加情報を提供することができなくなる[77]．

このような点を考慮に入れて，豪州とスカンジナビアの人口集団サンプルから，重篤な精神疾患を有する女性の産科合併症のリスクについてさまざまな結果が報告されている．以前のデンマークの研究では，調整された相対危険度は低出生体重児については1.57倍，在胎不当過少児（SGA）については1.34倍と報告された[78]．西豪州では，統合失調症または重度の感情障害の診断を受けた女性は，胎盤異常と分娩前出血の危険性が高かった[24]．Bennedsenらは同様の方法を用いた研究を行い，デンマークの統合失調症女性においては産科合併症のリスク上昇はみられなかったと報告した[22]．Ellmanらは，統合失調症の診断を受けた母親の第一度近親者[*1]を

訳者注

＊1：親，子，兄弟，1/2の遺伝子を共有している者．

調べることによって，産科合併症リスクと統合失調症に共通する母親の遺伝的傾向に関連して起こる有害転帰があるかどうかを調査した．しかし，第一度近親者における産科合併症のリスクは，統合失調症の家族歴のないコントロール群と比較して高くなかった[79]．これらの研究のいずれも，薬剤曝露と産科合併症リスクとの関連を評価することはできなかった．スウェーデンからのより最近のデータベース連結研究だけが，特にこの問題に対処しようとしてきたが，これらの最近の報告の結果は以前の研究の結果を支持する傾向があり，未調整のリスクは同程度の大きさであることに注意が必要である．

◆ **第一世代抗精神病薬**

Reisらは，スウェーデンの医学的出生レジストリーから，1995 〜 2005年の出生児を調べた．いずれかの抗精神病薬に曝露された妊娠（$n = 576$）を曝露されていない一般集団と比較すると，早産（OR 1.73, 1.31-2.29），低出生体重（OR 1.67, 1.21-2.29）のリスク増加とSGA（OR 1.46, 0.99-2.15）の増加傾向がみられたと報告した[70]．Bodénらは，わずかに異なるスウェーデンのデータセットである処方薬レジストリーを利用して調査した．4年間の調査で（2005 〜 2009年），抗精神病薬に曝露された児（$n = 507$）はSGAのリスクが高いこと（OR 2.11, 1.29-3.47）と，妊娠糖尿病のリスクが増加すること（OR 2.78, 1.64-4.70）が分かった[80]．リスクは，在胎週数に比して低い出生時身長（OR 2.29, 1.41-3.73）と，在胎週数に比して小さい頭囲（OR 2.19, 1.33-3.62）に更に分けて解析された．しかし，喫煙などの母体要因を調整すると，これらのリスクはいずれも有意なものではなかった．

同時期のコホートで，Linらは2001 〜 2003年に出産し，何らかの抗精神病薬を処方された台湾人の統合失調症の母親（$n = 242$）について報告している[81]．第一世代抗精神病薬を投与された母親に限ると早産のリスク増加（OR 2.46, 1.50-4.11）がみられたが，抗精神病薬全体では妊娠初期曝露による低出生時体重，SGAまたは在胎不当過大児（LGA）のリスク増加はみられなかった．その他の転帰は評価されなかった．

英国のはるかに小規模な研究では，第一世代抗精神病薬曝露児（$n = 45$）と第二世代抗精神病薬曝露児（$n = 25$）では，曝露されていないコントロール群と比較して，SGAの有意なリスクはなかったと報告している[82]．第一世代抗精神病薬に曝露されている乳児は，比較グループよりもSGAが有意に多かったが，他の「体重に影響する」薬剤に曝露された母親を除外すると，この差は消失した．最後に，2008年7月までの研究のレビューでは，離脱症状から体温の不安定までさまざまな周産期合併症のリスクが，妊娠後期のハロペリドールとフェノチアジン系薬剤（クロルプロマジンなど）への子宮内曝露と関係していると結論づけた[72]．

◆第二世代抗精神病薬

　McKennaらは[60]，第二世代抗精神病薬に曝露された女性は，コントロール群と比較して低出生体重児を出産する割合が有意に高い（10% vs 2%）と報告したが[60]，その後の研究2報でLGAの乳児が多いことを報告した．Newhamらは，クロザピンかオランザピンに曝露された5例のみの症例に基づいて乳児の出生時体重の増加とLGAの増加について報告したが，妊娠糖尿病の症例は除外していた[82]．また，Bodénらは，妊娠初期にオランザピンやクロザピンに曝露されると，妊娠糖尿病（OR 2.39, 1.12-5.13）とSGAの児（OR 2.42, 1.24-4.70）のリスクが増加すると報告した[80]．彼らはオランザピンとクロザピンを一つのグループとして，胎児体重が増加するリスクを調べたが，有意な影響は見いだされなかった．この最新の研究では，これまでの研究の中でオランザピンまたはクロザピンに曝露された症例数が最も多い（$n = 169$）．クロザピンまたはオランザピン，クエチアピン，リスペリドンなどの他の薬剤を別々に検討した研究はない．これらの薬剤が英国で最も多く処方される抗精神病薬になっているだけでなく[83]，最近の抗精神病薬の胎盤通過性（臍帯血：母体血清薬物濃度）の検討ではオランザピンが最も高い通過性を示したこと（mean 72.1% SD 42.0%），オランザピンは他の抗精神病薬より低出生体重や周産期合併症の頻度が高いことからも，この事実は重要である[84]．

　最後に，妊娠中に抗精神病薬を中止した統合失調症や関連障害の女性の薬剤アドヒアランス，再発の時期，再発の危険性を十分なデータセットを用いて調べた研究は今までにないことに留意すべきである．さらに，生活の質など，精神科サービス使用者との関連性が高くなってきている転帰についての情報は，ほとんどのより古く大規模な住民登録データセットには欠けている．

3 ┃ 新生児のリスク

　妊娠中の抗精神病薬曝露による新生児への影響に関する系統的な研究は著しく不足している．第一世代抗精神病薬曝露による新生児錐体外路症候群の症例報告がいくつかあるが[72]，文献には他の一貫したパターンの悪影響の記載はない．

4 ┃ 発達および長期予後

◆神経認知障害および知的障害

　40年以上前，Barbara Fishは統合失調症女性の子どものいわゆる「ハイリスク」児における発達遅延と神経学的異常に関する影響力の大きい論文を発表した[85]．それ以降，統合失調症の母親の子どもにおける神経およ

び運動発達遅延，全般性認知障害，学習障害の報告や，コントロールと比較して特定の神経認知課題に関する成績が悪いことを示した報告がたくさんある．優れたレビューについては，引用文献を参照されたい[39, 86-89]．しかし，胎児期の抗精神病薬曝露が認知，精神病理学的，発達的アウトカムに及ぼす影響は考慮されていない．いわゆる「ハイリスク」と言っている文献の多くが，認知的，社会的，臨床的転帰が劣っていることを示しているため，このことは特に重要である[39]．例えば，Niemiらの報告は，精神病の母親の子ども145人では重度の学業問題を有する割合が15%にのぼり，コントロール群（8%）よりも有意に多いことが分かった[89]．言語能力，実行機能，処理能力といった特定の認知領域の障害に関する報告は，より一致した結果を示している[39]．

　初期の研究では，母親が第一世代抗精神病薬を服用した可能性がある場合には，乳児期や幼児期に報告された異常の診断価値は低く，小児期後期に消失する可能性がある[90]．一方，より古い文献のレビュー2報では，5歳までの行動機能やIQに差はみられなかった[69, 91]．Morganらによる最近の研究では，第二世代抗精神病薬に曝露された可能性がある母親を含めて，統合失調症，双極性障害，単極性うつ病の母親の子どもは，コントロール群と比較して知的障害を有する可能性が最大で3倍にのぼることが明らかになった[92]．Morganらは，多変量解析によって遺伝的リスクと環境リスクの両方が独立して作用していることを示唆した．

　多くの証拠が，転帰や障害にはかなり大きな家族性があること，すなわち統合失調症患者がいる家族において知的障害の割合が高いことを示しており[93-95]，逆もまた同様である[96]．統合失調症のみ，または知的障害のみを有する患者と比較して，知的障害と統合失調症を併発した患者では，家族が両者に罹患している割合が高かった[97, 98]．同様に，統合失調症患者の罹患していない親族における神経認知機能障害は[99]，神経認知の転帰に対する遺伝的要因の存在を示唆する．しかしながら，産科合併症を含む環境リスク因子も，自閉症などの神経認知機能障害と知的障害の両方の病因[100]に強く関係している[101, 102]．

◆ 精神医学的転帰

　一般集団では，影響が小さい複数の遺伝子が統合失調症などの重篤な精神疾患を発症するリスクに寄与している可能性が高く，さまざまな環境リスク因子がこの遺伝的感受性と相互に作用する可能性がある[103]．統合失調症女性の子どもは，一般集団と比較して統合失調症を発症する可能性が8〜10倍高く[104]，一卵性双生児の片方が統合失調症の場合もう一人が罹患している場合のリスクは約50倍にのぼる[105]．最近のデンマークのレジストリー研究からの報告では，片方の親が統合失調症のために精神科に入院または外来診療を受けていた子どもの52歳までの累積罹患率は7.0%であった[106]．両親がともに統合失調症のための入院歴がある子どもの統

合失調症累積罹患率は27.3％であり，統合失調症および関連障害（統合失調症型障害および妄想性障害）は39.2％，あらゆる精神障害を含めると67.5％まで上昇した．これらの統合失調症に関する住民のデータは，主に入院記録だけで統合失調症であるとみなしている．これは統合失調症のリスクの妥当な近似値である可能性が高いが（ほとんどすべての患者が1回は入院する），あまり重篤でない，より一般的な精神医学的転帰は含まれない．

この項で述べた文献はいずれも胎児の向精神薬曝露について説明しておらず，多くは測定していない家族の影響や交絡因子について説明できていない．Rochester統合失調症女性の子どものハイリスクサンプルでは，母親の診断そのものよりも，低い社会経済学的状態と母親の疾患の慢性化が，4歳時の早期転帰の重要な予測因子であった[90]．このことは，行動に関する転帰がより後期に起こり，より複雑であるほど，胎児の向精神薬曝露がリスク発生における強力な説明変数となる可能性が低くなることを示唆する．薬剤が知的障害を引き起こすとは考えにくいが，遺伝的素因と薬剤曝露との間に生じる「神経発達に対する危険性」を証明する相互作用は想定されるだけでなく，その可能性が高くなっている．

抗精神病薬への胎児曝露による長期的な神経行動学的続発症の可能性に関するデータは非常に限られているので，理解するのは難しくない．長期の追跡調査は費用がかかり，実施することが困難である．妊娠中に向精神薬を服用する必要がある重篤な症状を有する母親から生まれたことと関連する可能性がある多くの出生後のリスクの要因を説明することは難しい[107]．しかし，これらの家族にとってさまざまなより悪い有害転帰を示唆する証拠があることを考えると，出産前から始まって発達段階のライフコース全体にわたって母児双方に対して適切な介入を開発し，実施する必要がある．そのためには変更可能なリスク因子を正確に把握するために，より多くのトランスレーショナル・リサーチが必要である．

（訳：石井 真理子）

マネジメント

統合失調症の女性が妊娠することにはリスクがある．したがって，妊娠する前に考えられるリスクをできる限り説明すべきである．しかし，彼らは性的関係を持ちやすく，一般的な女性よりも避妊せず，相手に対してコンドームをつけるように伝えられない傾向がある[108]．このため，妊娠可能な年齢の精神疾患がある女性に対しては，家族計画について話し合うこと

はルーチンとすべきである[109]．精神疾患および喫煙，肥満，栄養失調などの併存する問題に対する介入は個々に応じた対応が必要である．すなわち，薬を一度やめてみる試みをする，女性は（男性に比べて）第二世代抗精神病薬でメタボリック・シンドロームや肥満になりやすい傾向にある[110]ため，妊娠の可能性がある若い女性に対して治療を計画する際には，妊娠を念頭においておく，といったことである．禁煙，ダイエット，運動療法などのためには，しっかりとしたサポートが必要である．これらは妊娠前に家族計画に対するアドバイスとともに行うことが望ましい．女性が急性期の精神状態ではなく，意思決定が可能である時期に妊娠前カウンセリングを受けさせて，向精神薬を内服しない場合と比べて向精神薬を内服することのリスクとベネフィットについて話し合い，女性およびその家族が十分な情報のもとに家族で意思決定を行うことができるようにすべきである．

　生殖と妊娠についての計画がないと，統合失調症の女性は向精神薬を内服したまま妊娠する可能性が高い．周産期メンタルヘルスに関わる医療者は，それらの患者では産科的・心理社会的な問題がおこるリスクがあることに留意する必要があり，適切な環境で出産ができるように備えておく必要がある．たとえば，統合失調症の女性は健康な女性に比べて，パートナーも精神疾患を抱えていたり，パートナーがいなかったり，社会的支援が少ないか全くなかったりする傾向にある[111]．女性が妊婦検診に来ることができるように手助けすることは，女性に対して適切なサポートやアドバイスを提供するために大切であり，妊婦検診に来やすくするかもしれない．また，家庭内暴力や喫煙などの問題がないかということを見つけ，適切なケアをすることも重要である．そのためには，包括的なケアができるように指定された専門職による調整や母性保護のための経路の改善が必要である[112]．

　統合失調症圏の診断がついている女性は，薬物療法が中止となった場合に再発する可能性が高い．重症であったり，直近に長い入院歴があったりする場合は特にリスクが高い可能性がある．再発して急性期エピソードとなった場合，結果は惨憺たるものとなる．胎児を守るための手続き[*1]が必要となり，異常行動やセルフネグレクトによって女性自身そして胎児のリスクが上がり，分娩合併症や胎児への有害事象が起こりうる．再発の可能性が高い女性は，周産期を通じて抗精神病薬による治療を必要とする．この場合，薬物療法の焦点は，何の薬を使うのか，そして，妊娠中の耐糖能の検査を増やす[113]などの，何をモニタリングするのかということにあてられる．相対的にリスクが低いからという理由でこれまで使っていない薬にスイッチングする場合，薬のスイッチングもしくは前薬の中止が再発につながるおそれがある．このため，もし女性が既に向精神薬を使用して

訳者注

＊1：児童相談所への通告などが挙げられる．

おり，状態が安定しているのならば，薬の変更は避けることを推奨する．特にクロザピンは，治療抵抗性統合失調症に処方され，継続する必要があるため，クロザピンの中止は重度の精神病症状の再発につながるおそれがある．

薬物療法に加えて，喫煙や物質濫用といったことがもたらすリスクについてもマネジメントが必要である．また，ストレスを減らし，家族全体のサポートを強めることができるような心理社会的な介入を提供する．これには，周産期全般にわたって継続してサポートをしていくこと，再発の初期徴候をモニタリングし，徴候が認められたらすぐに治療すること，母性を育むために必要な介入をすること，産後に家族が育児に関わることができるように，家族に積極的に関与してもらえるよう働きかけていくことなどがある．多職種で女性と家族に関わっていくことで，統合失調症の女性が調子を崩す可能性を最小限にし，母親となる喜びを最大限に味わうチャンスを提供することとなる．

（訳：根本 清貴）

References

1) McGrath J, et al: A systematic review of the incidence of schizophrenia: the distribution of rates and the influence of sex, urbanicity, migrant status and methodology. BMC Med, 2: 13, 2004.
2) Emsley R, et al: Remission in early psychosis: rates, predictors, and clinical and functional outcome correlates. Schizophr Res, 89: 129-139, 2007.
3) Wiersma D, et al: Natural course of schizophrenic disorders: a 15-year follow up of a Dutch incidence cohort. Schizophr Bull, 24: 75-85, 1998.
4) Wiersma D, et al: Social disability inschizophrenia: its development and prediction over 15 years in incidence cohorts in six European centres. Psychol Med, 30: 1155-1167, 2000.
5) Alvarez-Jimenez M, et al: Risk factors for relapse following treatment for first episode psychosis: a systematic review and metaanalysis of longitudinal studies. Schizophr Res, 139: 116-128, 2012.
6) Buckley PF, et al: Psychiatric comorbidities and schizophrenia. Schizophr Bull, 35: 383-402, 2009.
7) Wildgust HJ, et al: Are there modifiable risk factors which will reduce the excess mortality in schizophrenia? J Psychopharmacol, 24(4 Suppl): 37-50, 2010.
8) Leucht S, et al: Antipsychotic drugs versus placebo for relapse prevention in schizophrenia: a systematic review and meta-analysis. Lancet, 379: 2063-2071, 2012.
9) Leucht S, et al: Second-generation versus firstgeneration antipsychotic drugs for schizophrenia: a meta-analysis. Lancet, 373: 31-41, 2009.
10) Pharoah F, et al: Family intervention for schizophrenia. Cochrane Database of Systematic Reviews, CD000088, 2010.
11) Jones C, et al: WITHDRAWN: cognitive behaviour therapy versus other psychosocial treatments for schizophrenia. Cochrane Database Syst Rev, CD000524, 2011.
12) Wykes T, et al: A meta-analysis of cognitive remediation for schizophrenia: methodology and effect sizes. Am J Psychiatry, 168: 472-485, 2011.
13) Howard LM, et al: The general fertility rate in women with psychotic disorders. Am J Psychiatry, 159: 991-997, 2002.
14) Vigod SN, et al: Temporal trends in general and age-specific fertility rates among women

with schizophrenia(1996-2009): a population-based study in Ontario, Canada. Schizophr Res, 139: 169-175, 2012.

15) Howard LM: Fertility and pregnancy in women with psychotic disorders. Eur J Obstet Gynecol Reprod Biol, 119: 3-10, 2005.

16) Howard LM, et al: Psychosocial characteristics and needs of mothers with psychotic disorders. Br J Psychiatry, 178: 427-432, 2001.

17) Dolman C, et al: Pre-conception to parenting: a systematic review and metasynthesis of the qualitative literature on motherhood for women with severe mental illness. Arch Womens Ment Health, 16: 173-196, 2013.

18) Miller LJ, et al: Sexuality, pregnancy, and childbearing among women with schizophreniaspectrum disorders. JAMA, 296: 2582-2589, 1996.

19) McNeil TF, et al: Women with nonorganic psychosis: mental disturbance during pregnancy. Acta Psychiatr Scand, 70: 27-39, 1984.

20) Toh S, et al: Prevalence and trends in the use of antipsychotic medications during pregnancy in the U.S., 2001-2007: a population-based study of 585,615 deliveries. Arch Womens Ment Health, 16: 149-157, 2013.

21) Dalman C, et al: Obstetric complications and the risk of schizophrenia: a longitudinal study of a national birth cohort. Arch Gen Psychiatry, 56: 234-240, 1999.

22) Bennedsen BE, et al: Congenital malformations, stillbirths, and infant deaths among children of women with schizophrenia. Arch Gen Psychiatry, 58: 674-679, 2001.

23) Howard LM, et al: Medical outcome of pregnancy in women with psychotic disorders and their infants in the first year after birth. Br J Psychiatry, 182: 63-67, 2003.

24) Jablensky AV, et al: Pregnancy, delivery, and neonatal complications in a population cohort of women with schizophrenia and major affective disorders. Am J Psychiatry, 162: 79-91, 2005.

25) Webb RT, et al: Mortality in offspring of parents with psychotic disorders: a critical review and meta-analysis. Am J Psychiatry, 162: 1045-1056, 2005.

26) Webb RT, et al: Mortality risk among offspring of psychiatric inpatients: a population-based follow-up to early adulthood. Am J Psychiatry, 163: 2170-2177, 2006.

27) Matevosyan NR: Pregnancy and postpartum specifics in women with schizophrenia: a meta-study. Arch Gynecol Obstet, 283: 141-147, 2011.

28) Goodwin RD, et al: Mental disorders and nicotine dependence among pregnant women in the united states. Obstet Gynecol, 109: 875-883, 2007.

29) Menezes PR, et al: Drug and alcohol problems among individuals with severe mental illness in south London. Br J Psychiatry, 168: 612-619, 1996.

30) Trevillion K, et al: Experiences of domestic violence and mental disorders: a systematic review and meta-analysis. PLoS One, 7: e51740, 2012.

31) McColl H, et al: A systematic review of the nutritional status of pregnant women with severe mental illness. Arch Womens Ment Health, 16: 39-46, 2013.

32) Howard LM, et al: Obesity and mental health. In: Gilman M, et al, eds, Maternal obesity, Cambridge University Press, 2012.

33) Royal College of Physicians: Passive smoking and children: A report of the Tobacco Advisory Group of the Royal College of Physicians, Royal College of Physicians, 2010.

34) Shah N, et al: Screening for smoking and substance misuse in pregnant women with mental illness. Psychiatr Bull, 30: 3, 2006.

35) Webb RT, et al: Influence of environmental factors in higher risk of sudden infant death syndrome linked with parental mental illness. Arch Gen Psychiatry, 67: 69-77, 2010.

36) Howard LM, et al: Smoking cessation in pregnant women with mental disorders: a cohort and nested qualitative study. Br J Obstet Gynaecol, 120: 362-370, 2013.

37) Aubin HJ, et al: Smoking, quitting, and psychiatric disease: a review. Neurosci Biobehav Rev, 36: 271-284, 2012.

37) Howard LM, et al: The needs of mothers with severe mental illness: a comparison of assessmentts of needs by staff and patients. Arch Womens Ment Health, 11: 131-136, 2008.

39) Wan MW, et al: The transmission of risk to children from mothers with schizophrenia: a developmental psychopathology model. Clin Psychol Rev, 28: 613-637, 2008a.

40) Miller LJ: Psychotic denial of pregnancy: phenomenology and clinical management. Hosp Community Psychiatry, 41: 1233-1237, 1990.

41) Jenkins A, et al: Denial of pregnancy: a literature review and discussion of ethical and legal issues. J R Soc Med, 104: 286-291, 2011.

42) Munk-Olsen T, et al: New parents and mental disorders: a population-based register study. JAMA, 296: 2582-2589, 2006.

43) Howard LM, et al: Predictors of parenting outcome in women with psychotic disorders discharged from mother and baby units. Acta Psychiatr Scand, 110: 347-355, 2004.

44) McNeil TF: A prospective study of postpartum psychoses in a high-risk group: 2. Relationships to demographic and psychiatric history charateristics. Acta Psychiatr Scand, 75: 35-43, 1987.

45) Harlow BL, et al: Incidence of hospitalization for postpartum psychotic and bipolar episodes in women with and without prior prepregnancy or prenatal psychiatric hospitalizations. Arch Gen Psychiatry, 64: 42-48, 2007.

45) Kumar R, et al: Clinical survey of a psychiatric mother and baby unit: characteristics of 100 consecutive admissions. J Affect Disord, 33: 11-22, 1995.

47) Howard LM, et al: The psychosocial outcome of pregnancy in women with psychotic disorders. Schizophr Res, 71: 49-60, 2004.

48) Flynn SM, et al: Homicide of infants: a cross-sectional study. J Clin Psychiatry, 66: 1501-1509, 2007.

49) Cantwell R, et al: Saving Mothers' lives: reviewing maternal deaths to make motherhood safer, 2006-2008. The eighth report of the confidential enquiries into maternal deaths in the United Kingdom. BJOG, 118 (Suppl 1): 1-203, 2011.

50) Webb RT, et al: Antipsychotic drugs for non-affective psychosis during pregnancy and postpartum. Cochrane Database of Systematic Reviews, 2: CD004411, 2004.

51) Nishizawa O, et al: Effectiveness of comprehensive supports for schizophrenic women during pregnancy and puerperium: preliminary study. Psychiatry Clin Neurosci, 61: 665-671, 2007.

52) Robinson D, et al: Predictors of relapse following response from a first episode of schizophrenia or schizoaffective disorder. Arch Gen Psychiatry, 56: 241-247, 1999.

53) Morken G, et al: Non-adherence to antipsychotic medication, relapse and rehospitalisation in recent-onset schizophrenia. BMC Psychiatry, 8: 32, 2008.

54) Abel KM, et al: Enhancement of the prolactin response to D-fenfluramine challenge in drug-naive schizophrenia. Br J Psychiatry, 168: 57-60, 1996.

55) Cohen LS, et al: Psychotropic drug use during pregnancy: weighing the risks. J Clin Psychiatry, 59: 18-28, 1998.

56) Wan MW, et al: What predicts poor motherinfant interaction in schizophrenia? Psychol Med, 37: 537-546, 2007.

57) Wan MW, et al: A review of mother-child relational interventions and their usefulness for mothers with schizophrenia. Arch Womens Ment Health, 11: 171-179, 2008.

58) Kahng SK, et al: Mothers with serious mental illness: when symptoms decline does parenting improve? J Fam Psychol, 22: 162-166, 2008.

59) Buchanan RW, et al: The 2009 schizophrenia PORT psychopharmacological treatment recommendations and summary statements. Schizophr Bull, 36: 71-93, 2010.

60) McKenna K, et al: Pregnancy outcome of women using atypical antipsychotic drugs: a prospective comparative study. J Clin Psychiatry, 66: 444-449, 2005.

61) NICE: Antenatal and Postnatal Mental Health guidelines: Clinical guidelines CG45. N. I. f. H. a. C. E. London: British Psychological Society and the Royal College of Psychiatrists, 2007.

62) Abel KM: Fetal antipsychotic exposure in a changing landscape: seeing the future. Br J Psychiatry, 202: 1-3, 2013.

64) Sobel DE: Infant mortality and malformations in children of schizophrenic women. Psychiatr Q, 35: 60-64, 1961.

65) McNeil TF, et al: Congenital malformations and structural developmental anomalies in groups at high risk for psychosis. Am J Psychiatry, 149: 57-61, 1992.

66) Jr Paffenbarger RS, et al: The picture puzzle of the postpartum psychoses. J Chronic Dis, 13: 161-173, 1961.

67) Webb RT, et al: Parental mental illness and fatal birth defects in a national birth cohort. Psychol Med, 38: 1495-1503, 2008.

68) Pinkofsky HB: Psychosis during pregnancy: treatment considerations. Ann Clin Psychiatry, 9:

175-179, 1995.

69） Altshuler LL, et al: Pharmacologic management of psychiatric illness during pregnancy: dilemmas and guidelines. Am J Psychiatry, 153: 592-606, 1996.

70） Reis M, et al: Maternal use of antipsychotics in early pregnancy and delivery outcome. J Clin Psychopharmacol, 28: 279-288, 2008.

71） Reis M, et al: Delivery outcome after maternal use of anidepssant drugs in pregnancy: an update using Swedish data. Psychol Med, 40: 1723-1733, 2010.

72） Gentile S: Antipsychotic therapy during early and late pregnancy. A systematic review. Schizophr Bull, 36: 518-544, 2010.

73） Barnes TR: Evidence-based guidelines for the pharmacological treatment of schizophrenia: recommendations from the British Association for Psychopharmacology. J Psychopharmacol, 25: 567-620, 2011.

74） Sacker A, et al: Antecedents of schizophrenia and affective illness. Obstetric complications. Br J Psychiatry, 166: 734-741, 1995.

75） Zornberg GL, et al: PUB. Am J Psychiatry, 157: 196-202, 2000.

76） Cannon TD, et al: Fetal hypoxia and structural brain abnormalities in schizophrenic patients, their siblings, and controls. Arch Gen Psychiatry, 59: 35-41, 2002.

77） Bennedsen BE, et al: Obstetric complications in women with schizophrenia. Schizophr Res, 47: 167-175, 2001.

78） Bennedsen BE, et al: Preterm birth and intra-uterine growth retardation among children of women with schizophrenia. Br J Psychiatry, 175: 239-245, 1999.

79） Ellman LM, et al: The effects of genetic liability for schizophrenia and maternal smoking during pregnancy on obstetric complications. Schizophr Res, 93: 229-236, 2007.

80） Bodén R, et al: Antipsychotics during pregnancy: relation to fetal and maternal metabolic effects. Arch Gen Psychiatry, 69: 715-721, 2012.

81） Lin HC, et al: Maternal schizophrenia and pregnancy outcome: does the use of antipsychotics make a difference? Schizophr Res, 116: 55-60, 2010.

82） Newham JJ, et al: Birth weight of infants after maternal exposure to typical and atypical antipsychotics: prospective comparison study. Br J Psychiatry, 192: 333-337, 2008.

83） NHS Digital: Prescription Cost Analysis - England, 2010. <http://www.ic.nhs.uk/statistics-and-data-collections/primary-care/prescriptons/precription-cost-analysisengland-2010>

84） Newport DJ, et al: Atypical anipsychotic administration during late pregnancy: placental passage and obstetrical outcomes. Am J Psychiatry, 164: 1214-1220, 2007.

85） Fish B: Neurobiologic antecedents of schizophrenia in children. Arch Gen Psychiatry, 34: 1297-1313, 1977.

86） Goodman SH: Children of disturbed parents: the interface between research and intervention. Am J Community Psychol, 12: 663-687, 1984.

87） Asarnow JR: Children at risk for schizophrenia: converging lines of evidence. Schizophr Bull, 14: 613-631, 1988.

88） Cornblatt B, et al: Update of high-risk research: 1987-1997. Int Rev Psychiatry, 9: 437-447, 1997.

89） Niemi LT, et al: Childhood developmental abnormalities in schizophrenia: evidence from high-risk studies. Schizophr Res, 60: 239-258, 2003.

90） Sameroff A, et al: Early indicators of developmental risk: Rochester Longitudinal Study. Schizophr Bull, 13: 383-394, 1987.

91） Thiels C: Pharmacotherapy of psychiatric disorder in pregnancy and during breastfeeding: a review. Pharmacopsychiatry, 20: 133-146, 1987.

92） Morgan D, et al: Assessing the risk from emerging infections. Epidemiol Infect, 137: 1521-1530, 2009.

93） Heston L: Psychiatric disorders in foster home reared children of schizophrenic mothers. Br J Psychiatry, 112: 819-825, 1966.

94） Modrzewska K: The offspring of schizophrenic parents in a North Swedish isolate. Clin Genet, 17: 191-201, 1980.

95） Alaghband-Rad J, et al: Early-onset schizophrenia: mental retardation in siblings. J Am Acad Child Adolesc Psychiatry, 37: 137-138, 1998.

96） Gustavson KH, et al: Mental retardation in a North Swedish isolate. Clin Genet, 30: 374-380, 1986.

97) Penrose LS: A clinical and genetic study of 1280 cases of mental defect. Medical Research Council 1938: Special Report Number 229, H. M. Stationary Office, 1938.

98) Doody GA, et al: 'Pfropfschizophrenie' revisited. Schizophrenia in people with mild learning disability. Br J Psychiatry, 173: 145-153, 1998.

99) Gur RE, et al: The consortium on the genetics of schizophrenia: neurocognitive endophenotypes. Schizophr Bull, 33: 49-68, 2007.

100) Leonard H, et al: The epidemiology of mental retardation: challenges and opportunities in the new millennium. Ment Retard Dev Disabil Res Rev, 8: 117-134, 2002.

101) Glasson EJ, et al: Perinatal factors and the development of autism: a population study. Arch Gen Psychiatry, 61: 618-627, 2004.

102) Abel KM, et al: Deviant fetal growth and autism spectrum disorder. Am J Psychiatry, 170: 391-398, 2013.

103) Abel KM: Foetal origins of schizophrenia: testable hypotheses of genetic and environmentalinfluences. Br J Psychiatry, 184: 383-385, 2004.

104) Gottesman II, et al: Clinical genetics as clues to the "real" genetics of schizophrenia (a decade of modest gains while playing for time). Schizophr Bull, 13: 23-44, 1987.

105) Gottesman II, et al: Family and twin strategies as a head start in defining prodromes and endophenotypes for hypothetical early-interventions in schizophrenia. Schizophr Res, 51: 93-102, 2001.

106) Gottesman II, et al: Severe mental disorders in offspring with 2 psychiatrically ill parents. Arch Gen Psychiatry, 67: 252-257, 2010.

107) Abel KM, et al: Mental illness, women, mothers and their children. Psychiatric epidemiology, Wiley-Blackwell, pp 483-514, 2011.

108) Abel KM, et al: The reproductive and sexual health of women service users: what's the fuss? Adv Psychiatr Treat, 16: 279-289, 2010.

109) Abel KM, et al: 2011. eLearning: Sexual, reproductive and mental health. 2013, from <http://www.scie.org.uk/publications/elearning/sexualhealth/index.asp>

110) Goff DC, et al: A comparison of ten-year cardiac risk estimates in schizophrenia patients from the CATIE study and matched controls. Schizophr Res, 80: 45-53, 2005.

111) Abel KM, et al: Prevalence and predictors of parenting outcomes in a cohort of mothers with schizophrenia admitted for joint mother and baby psychiatric care in England. J Clin Psychiatry, 66: 781-789, quiz 808-789, 2005.

112) NICE: Pregnancy and complex social factors. NICE Clinical Guideline 110. N. I. f. H. a. C. E. NICE. London: NICE, National Institute for Health and Clinical Excellence, 2010.

113) SIGN: Scottish Intercollegiate Guidelines Network. Management of Perinatal Mood Disorders, 2012.

10 産後精神病

Abstract

　産後精神病は，速やかな医学的介入を必要とするほどの重篤で，生命を脅かす可能性のある障害である．産後精神病の初期の評価として，身体的および精神医学的既往歴，身体的および神経学的検査，さらに包括的な検査を通して，急性精神病を引き起こす既知の器質的疾患を除外することが必要とされる．残念ながら，これまでの研究が少なく，無作為化比較試験が行われていないために，どんな介入が最も産後精神病に有効であるかについてはほとんど知られていない．症例集積研究では抗精神病薬，リチウムおよび電気けいれん療法（ECT）の有効性が記載され，日常臨床でも産後精神病の治療選択肢として頻繁に使用されている．

　産後精神病の予防は，メンタルヘルスの開業医や産科医にとって大きな課題である．近年われわれは，双極性障害と産褥期に精神病の既往のある女性に対して，個別の臨床的治療アルゴリズムを提案した．双極性障害の女性において，周産期の気分の安定維持のためには妊娠期からの予防は非常に重要であると思われる．一方，われわれは，産後に精神病症状の既往がある女性においては，産褥直後からの予防投与を推奨している．利用可能な現象学的データや疫学的データ，そして治療結果のデータを総合的に考えると，産後精神病はその名が示すような原発性の精神病性障害ではなく，むしろ診断学的に独立した双極性感情障害という疾患単位に含まれると考えるべきである．

Keyword 双極性障害，気分安定薬，産後精神病，妊娠

疫学，現象学，診断

　産後の女性では，重症な精神医学的症状が発現しやすい．産後の1ヵ月間における躁病または精神病性エピソードが発現する割合は，その他の時期と比べると約22倍高い．産後精神病は，出産関連の精神疾患の中でも最も重篤な病態である．一般人口における産後精神病の有病率は，1,000人の出産あたり1～2人と推定される[1]．

　産後精神病の多くの症例では，産後2週間以内に急速に発症する．初期症状は不眠，気分の変動，時に新生児に関する強迫観念であり，その後，妄想，幻覚，滅裂な行動，重度の気分症状などのより重篤な症状が出現する．躁状態，うつ状態，または混合状態などの重度の気分症状の発現は，産後精神病で非常に顕著である．感情障害論的現象学の観点からみると，これらの症状は産後精神病に特徴的であり，非産褥期の精神病と比較してこの疾患ではよくみられる．産後精神病では，このような顕著な情動症状以外にも，せん妄に類似したような奇異な症状も注目されている．産後精神病の女性は，しばしば失見当識，混乱，困惑，人物誤認，現実感喪失，離人などの非定型的な認知症状を示す．注目すべきは「シュナイダー（Shneider）の一級症状」[24]などの統合失調症類似の症状の発現率が比較的低いことである．総合すると，産後精神病は一般的に気分障害であり，原発性の精神病性障害ではないと考えられているので，産後「精神病」という用語は少々誤解を招く．

　産後精神病における最も重要な危険因子は，双極性障害または過去の産後精神病のエピソードの既往であることは明白である．どちらの場合でも，産後精神病の発症のリスクは25～50％と推定される．産後精神病または双極性障害の家族歴も，よく知られている危険因子である．さまざまな家族歴研究でも，産後精神病の女性の一親等以内に精神（特に感情）障害に罹患した家族が集積するとの報告で一致している[5]．先行研究では，初産婦や分娩中の合併症などのような多くの疫学的および臨床的項目が産後精神病の発症リスクと関連することが示唆されている[6]．実際，初産は産後精神病の危険因子としてモデル化する際に重要な項目として繰り返し観察されている．しかし，最近の大規模研究では精神科入院歴のない初産の母親において，産後精神病のもう一つのリスクである分娩中の合併症の影響はみられていなかった[7]．さらに，産後精神病に関わる心理社会的要因に関する明らかなエビデンスもこれまでにない．

　産後精神病は，産後うつ病と明確に区別されなければならない（**表10.1**）．とりわけ産後うつ病は，出産後の約10％の母親に影響を及ぼす非精神病性うつ病エピソードである．産後うつ病の女性は，母子関係に影響を及ぼすであろう惨めさ，無関心，焦燥感，社会的孤立，不安，対処能力の不全，罪悪感の症状を経験する．非産褥期のうつ病と同様に，この疾患の

表 10.1 ● 産褥期の気分兆候と症候群

	予想発生率	発症時期	よくある症状	対処
マタニティ ブルーズ	50%	産後3〜5日	・情動不安定 ・気分変動 ・不安	・セルフケア ・情緒に対する支援
産後うつ病	10%	多様：妊娠中から産後1年	・気分低下 ・罪悪感 ・子どもとのボンディングが持てない	・精神療法 ・抗うつ薬による治療 ・母子関係の治療 ・母子セラピー
産後精神病*	0.1〜0.2%	産後4週以内（通常2週以内）	・焦燥 ・焦燥感 ・多幸感 ・抑うつ ・妄想 ・幻覚 ・混乱 ・認知症状	・入院 ・薬の増量 ・リチウム投与 ・抗精神病薬投与 ・ECT

＊：精神病の特徴を伴う産後躁状態と産後うつ状態を含む.

　本質は非常に多様ということである. 貧困という社会的背景, 支援の欠如, ストレスの多い生活習慣などの心理社会的要因は危険因子であり, 臨床症状と明らかに関係している. 産後うつ病の発症は, 産後精神病とは全く異なる. 産後うつ病の発症は極めて多彩である. しばしば妊娠期にも症状がみられ（ほぼ半数の事例）, また産後1年間までも発症エピソードがみられる.

　産褥早期の発症は産後精神病に典型的であるが, 産後精神病の前駆症状は, 時に健常で生理的なマタニティブルーズと区別することが困難なことがある. 出産直後の母親の約半数は, 産後3〜5日の間にマタニティブルーズを経験している. この用語は, 短期間の不快感, 焦燥感, および気分変動の出現を意味する. 産後精神病とは対照的に, マタニティブルーズの持続時間は数時間から数日の範囲であり, 産後精神病のような重篤な症状はまったく存在しない（表10.1）.

　当然ながら, ほとんどの研究と科学的レビューは産後の気のふさぎや抑うつに焦点を当てている. 産後精神病は, 比較的出現頻度が低く, 臨床的重症度は高く, また適切な診断分類も不明瞭であることから, 今日まで十分な研究はなされてこなかった.

産後精神病の診断分類：略史

　産後精神病の初期の症例報告の1つは, 1393年に英国において第一子を娩出したMargery Kempeの自伝的作品である[8]. 要約すると, 彼女は分娩後に重篤な病気に罹り, 司祭を呼んだと記述している. 司祭は彼女が自分

の罪を告白する前に彼女を非難し始め，そして立ち去った．永遠の懲罰を恐れて，彼女は妄想状態に陥り，その中で，彼女は自分の周りに悪魔が見えると述べた．彼女は窓の外に身を投じようとして，手首の静脈を噛もうとしたので，夫は彼女を倉庫に監禁した．6ヵ月後，彼女はベッドサイドに座っているイエスをみた．その途端彼女は正気に戻り，その効果は奇跡的であったというものである．その後ドイツ，フランス，英国の症例報告でも同じように，産後直後に重症の感情病を急性発症した女性についての報告がある．重要なことは，これらの症例報告の中では，複数回の産褥期のエピソードでの記載はあるが，産褥期以外でのエピソードは記載されていないことである．そのため，特異的な産褥期の疾患が存在するであろうことが示唆された．その後，こうした産褥期の疾患に対して「授乳期精神病」mania lacteal，「アメンチア」amentia，「産褥期精神錯乱」puerperal insanity，「産褥精神病」puerperal psychosis，「産褥期躁病」puerperal mania，「夢幻様せん妄」dreamlike delirium，そして「産後精神病」postpartum psychosisなどの名前がつけられた．18世紀以来，産後精神病は緊急の介入を必要とする重篤な疾患として広くとらえられるようになった[9]．

　記録上に残っている最初の治療は，髪を刈ったり，頭部にアイスパックを塗ったり，あるいはヒルに噛ませることであった．19世紀になると，医師は興奮のコントロール，自殺からの保護，自然寛解までを目指した支持的な管理に焦点を当てた．驚くべきことに，現在の産後精神病の治療法は，過去数世紀にわたる治療法と比して実質的には改善されたことを示す経験上の根拠はない[10]．さらに20世紀の後半には，「産後精神病」の診断カテゴリーが廃止された．この分野の専門家の主な見解によると，産後精神病は特異的でなく，主に双極性スペクトルの範疇にあるということであった．

　出産は一般的なストレス要因とみなされ，あらゆる種類の精神疾患を引き起こす可能性がある．したがって，広く使用されている米国精神医学分類システム（DSM-IV および DSM-V；診断統計マニュアル）は，産後精神病という特定のカテゴリーを有していない．

　一方，英国では，精神医学分類システムICD-10（International Classification of Disease）によると，「産褥に関連する精神的および行動的障害」と題された特定のセクションが含まれている．しかし，特にこのセクションの補遺では，このカテゴリーについては十分慎重な使用を奨励している．

　　この分野の専門家の多くは，産褥精神病の臨床像は感情障害または統合失調症と確実に区別されることは（もしかすると）ほとんどないため，特別なカテゴリーが証明できないと主張している．

　　産後精神病が実際に特別に存在するとの少数派の意見をもつ精神科医は誰でもこのカテゴリーを用いるであろうが，その際は意図を明確にして用いるべきである．

このような重大な注意喚起にもかかわらず，また「産後精神病」という用語が公式に除外されている一方で，この現象を理解しようとする研究者の関心が低下することはない．特にこの数十年，「産後精神病」の臨床研究は双極性障害と関連性が強いことに精力的に焦点を当ててきた．

産後精神病と双極性障害

双極性障害と診断された女性は，出産後数週間の感情病のリスク（25～50％）が非常に高い[11]．横断的な症候学，家族歴，および縦断的な疾病経過のすべてが，双極性障害と強い関連があるという．第一に，ほとんどの研究は産後精神病において躁病の症状が優勢であると示している．さらに，産後精神病患者の家族歴研究では，双極性障害のリスクが一般集団よりも高いことで一致している．最後に，産後に初発の感情病を発症した後に，双極性障害が発症する可能性は35～65％であると広く推定されている[12]．

双極性障害は確かに産後精神病の重要な危険因子であるが，産後精神病患者の大部分は過去に躁病や精神病エピソードの病歴はないという[13, 14]．われわれの研究では，特に産後に初発の精神病というグループに焦点を当てた．産後精神病の初発例では，双極性障害でみられる産後精神病と比較してかなり異なる特徴を有している．産後精神病初発患者は，双極性障害患者における産褥期の再発と比較して，産褥期の発病時期が有意に遅延していた．さらに，双極性障害の患者とは対照的に，産科的合併症は産褥期の精神病患者の危険因子ではなかった．最終的には，圧倒的多数の産後精神病患者は臨床的治療で産後3ヵ月以内に完全寛解に至る．われわれのデータを総合すると，産後期の精神病の病歴を有する女性は双極性障害の別個の変種であるというコンセンサスが生まれつつあると考えられる[15]．

治 療

産後精神病は，早急な医学的介入や精神科への依頼を要する精神科救急の対象疾患である．精神医学的な入院治療は，母子の安全を確保するために必須である．英国では，NICEガイドラインにより，産褥期に入院を要するすべての女性は母子ユニット（Mother and Baby Units；MBU）に子どもと一緒に入院することが推奨されている．MBUへ入院することで，ケアに対する満足度が向上したり，回復までの時間が減少するとのエビデ

ンスがある.

産後精神病に対して，急性精神病を引き起こす既知の器質性疾患を除外するために，まずは全生活上の病歴，身体的・神経学的診察，臨床検査などにより臨床的に評価する必要がある．産後精神病と誤診され，その遅発性尿素サイクル異常症，傍腫瘍性脳炎，シトルリン血症I型，原発性副甲状腺機能低下症などが明らかとなった症例報告がある．鑑別診断としては，さらに感染症，子癇，自己免疫性疾患，代謝性疾患，ビタミン欠乏症，脳梗塞，薬剤誘発性精神病を考慮すべきである[3]．したがって，検査としては，血算，尿素窒素，クレアチニン，カルシウム，肝機能検査，甲状腺機能検査，血糖検査を含めるべきである．また，頭部CTまたはMRI，ビタミンB_1，B_{12}，葉酸，尿検査，尿による薬物スクリーニングも適切に指示すべきである.

われわれは，自己免疫性甲状腺疾患の有病率が産褥期の一般女性（5％）に比べて初発の産後精神病（19％）でかなり高いことを報告した．さらに，産後精神病の患者では，臨床的に観察される甲状腺機能低下症の経過がより早く，しかもより多くの割合で起こる．したがって，産後精神病の患者では抗TPO抗体，TSH，FT_4のスクリーニングが必要である[16].

最後に，最も重要なことだが，臨床医は産褥期気分障害を呈した母親に対して，自身あるいは子どもに対する自傷他害の気持ちの有無を尋ねなければならない．産後精神病では，子どもあるいは本人自身を害するべきだとの妄想的な思考は，自我親和的であり精神病的な観念と関係している．その精神病的な観念に基づいた行動により，母親は現実的な検討力が失われ，生命を脅かすような危険な状況に突発的にかつ安易に至ることとなる.

薬物療法

研究が非常に限定されており，かつ無作為化比較試験が実施されていないために，どんな介入が最も産後精神病の患者にどの程度有効であるのかは分からない．最近の文献を調べると，産後精神病の治療に関した研究は全部でわずか21件のみであった[10]．症例のサンプルサイズも非常に小さかった．大多数は一人の患者についての症例報告で，10名以上を対象とした研究は非常に少なかった.

治療的介入として，ホルモン剤，プロプラノロール，抗精神病薬，リチウム，ECTの有効性が調査されている．同一の研究グループによる3つの研究では，エストロゲンの有効性が示された[17]．プロゲステロンとホルモン補充療法が有効かもしれないことは，症例報告で記述されている[14]．別の症例報告では，プロプラノロール（高血圧に使用されるβアドレナリン

受容体阻害薬）が，産後精神病の治療の選択肢の一つとして支持されている[18]．

　リチウムと抗精神病薬は産後精神病に対する治療によく使われる．われわれの前向きコホート研究では，51人の患者に，症状に合わせてベンゾジアゼピン系薬剤，抗精神病薬，そして最終的にリチウムを加えるというような治療を通して，罹病期間について報告している．われわれの治療アルゴリズムは，数多くの双極性障害治療の文献を参考とした臨床経験に基づくものである．具体的には，患者全員はまず初めにベンゾジアゼピン系薬剤による治療を受ける．ベンゾジアゼピン系薬剤の単剤治療では著明な改善が得られなかった患者に対して，抗精神病薬が入院して1週間以内に開始される．抗精神病薬とベンゾジアゼピン系薬剤の併用療法の2週間後，明らかな臨床的な反応が得られなかった患者にリチウムが追加投与されるというものである．

　われわれのコホート研究では，51人中47人の患者が退院前に完全寛解に至った．罹病期間を発症（中央値8日）から感情症状，認知症状，精神病症状すべてが完全寛解するまでと定義すると，その中央値は40日であった[15]．

　先行研究では，リチウムを単剤療法として使用した症例研究[19]と，補充療法として使用した2つの研究[20, 21]で有効性が示された．抗精神病薬の有効性は4つの症例報告で記載されており，クロルプロマジン，クロザピン，ピモジドが有効であったと報告されている[10]．

　少数ではあるが，産後精神病の治療についてECTの影響を調査した研究がある[22]．そのうちクロルプロマジンによる治療が無効であったが，ECTで寛解に至ったという症例報告がある[25]．同様に，治療抵抗性の産後精神病の5つの症例報告でECTの有効性が示されている[24]．さらに後方視的研究で，産後精神病と非産後精神病の女性のECTに対する臨床上の反応を比較した．非産褥期群と比較して，産褥期群ではECT施行後により良好な臨床上の改善が示された[25]．最近の研究では，34人の女性がECTで有効な結果が得られたことを受け，ECTが第一選択の治療候補であることが示唆されるに至っている[26]．

　残念なことに，精神病症状を伴った産後うつ病の治療に関する文献では，推奨できる治療法はほとんど示されていない．DSM-IVの診断基準によると，精神病症状を伴った産後うつ病は双極性障害に該当しない．しかしながら，われわれの臨床的な経験に基づくと，早期発症の産後うつ病は，特に精神病症状を伴った場合には，双極性の素因があるとの見解の方が理解できる．それゆえに，われわれは，産褥期に精神病症状を伴った急性発症のうつ病の患者では，産褥期すぐの軽躁状態がみられなくても，あるいは軽躁状態の既往がなくても，双極II型障害の治療ガイドラインに基づいて加療している[27]．

産後4週間以内に症状を呈した精神病症状を伴う大うつ病エピソードの7人の女性患者のうち，6人の女性がリチウムと抗精神病薬で治療され，1人は治療を拒否した．1人を除いたすべてのうつ病患者は，リチウムと抗精神病薬の併用で完全に寛解した．リチウムと抗精神病薬治療に反応しなかった1人の患者は，ECTを受けた後に改善した[27]．

　もしわれわれが，この7人の女性を抗うつ薬で治療していたら何が起こったかは分からないが，抗うつ薬による治療では，症状悪化という受け入れがたいリスクを患者にもたらすとわれわれは考えている．Sharmaらと同じように[28, 29]，われわれも抗うつ薬は産褥期の使用には慎重であるべきとの考えを臨床経験から抱いている．ここ4年間で，気分安定薬を使わず抗うつ薬のみで治療を受けた後，非常に不安定な病状経過（躁状態と精神病症状）を辿りわれわれの診療所に紹介された産褥期の患者は8人にのぼる．

母子のボンディング

　安定していた母子のボンディングが障害されることにより，子どもの情動，認知能力，行動上の発達に長期的な問題が生じうる[30]．産後精神病のような産褥期の精神障害では，症状が持続している間も母子のボンディングが障害されずに持続的に保たれることが重要な課題である．2つの小規模研究によると，産後精神病の急性期に，母子のボンディングに有害な影響があったことが示されている[31, 32]．しかしながら，われわれのグループの最近の研究では，産後精神病の女性は，産後うつ病の女性とは対照的に，退院後に子どもとの健全な愛着を確立することにあまり困難を感じていないことが分かり注目される[33]．したがって，経験で得られた証拠と長期的結果をもとに，特有な産後精神障害に最適な治療アルゴリズムを定めるために，より包括的な一連の研究が必要である．

再発エピソードの予防

　最も強力な産後精神病の予測因子は，双極性障害と産後精神病の既往である[10, 12, 34]．したがって，メンタルヘルス開業医と産科医にとって，妊娠期と産褥期に精神病発症のリスクが高い女性に適切な指導を行うことは大きな課題であり，そのためには安全でかつ効果的に再発を予防することが最善の方策となろう[35-38]．

　双極性障害の患者において，産後精神病の発症を防止するためのさまざ

まな予防的治療の有効性を評価している研究が6つある（リチウムに関する3つの研究[39-41]，エストロゲン，バルプロ酸，オランザピンに関する研究[42-44]）．リチウムに関する3つの研究では，予防的投与を受けていた双極性障害の女性は産後精神病の発病率が有意に低かった．対照的に，エストロゲンとバルプロ酸では明らかな予防的効果は認めなかった．オランザピンの予防的効果はいまだ不確かであり，さらなる研究が必要である．特に，これらの研究には大きな問題があり，妊娠中から予防投与を開始した女性と，産後から予防投与を開始した女性の両方が，群を区別することなく含まれていた．しかしながら，薬理学的な予防投与の開始時期は臨床上最も重要なことであり，妊娠中から予防投与を行う際にはその有益性と胎児へのリスクとを慎重に比較し評価する必要がある[45]．

われわれは最近，標準的な臨床ガイドラインに基づいて，産後精神病の発症リスクの高い70人の女性に対して，妊娠中と産褥期直後の両群間でリチウムによる予防投与の結果を評価した[46]．特に，妊娠中と産褥期直後の両群で，双極性障害の41人の女性と産後精神病の既往がある29人の女性の再発率を調査した．産後精神病の既往を有する女性は，双極性障害の女性と比較して，臨床上の転帰および予防するための要件に関してかなりの差異があった．

注目すべきことは，産褥期に精神病症状の既往がある女性は全員，予防投与を行わなくても妊娠期全体を通して安定していたことであった．対照的に，双極性障害の女性は，妊娠中に高率に再燃していた．さらに，産褥期に精神病症状の既往がある患者に対し，産褥期早期にリチウムまたは抗精神病薬の予防的投与を行うことは，産褥期の再燃に非常に効果的であった．一方，双極性障害の女性での産褥期の予防投与の効果はかなり低かった．妊娠中に気分障害のエピソードを経験した双極性障害の女性では，産褥期における再燃は最も高率であった．

それゆえ，われわれは双極性障害の女性と産褥期に精神病の既往のある女性に対して，別個に臨床治療アルゴリズムを作成することを提案している．双極性障害の女性における妊娠中の予防投与は，妊娠中の気分の安定の維持と産褥期の再燃リスクを最小限にするために非常に重要であるように思われる．一方われわれは，産褥期に精神病症状の既往のある女性には子宮内の胎児への曝露回避という臨床上重要な有益性も鑑み，産褥期直後に予防投与を開始することを推奨している．

（訳：長宗我部 真侑，伊藤 賢伸）

References

1) Munk-Olsen T, et al: New parents and mental disorders: a population-based register study. JAMA, 296: 2582-2589, 2006. doi: 10.1001/jama. 296.21.2582. 296/21/2582 [pii].

2) Spinelli MG: Postpartum psychosis: detection of risk and management. Am J Psychiatry, 166: 405-408, 2009. doi: 10.1176/appi.ajp.2008.08121899. 166/4/405 [pii].

3) Sit D, et al: A review of postpartum psychosis. J Womens Health (Larchmt), 15: 352-368, 2006. doi: 10.1089/jwh.2006.15.352.

4) Brockington IF, et al: Puerperal psychosis. Phenomena and diagnosis. Arch Gen Psychiatry, 38: 829-833, 1981.

5) Jones I, et al: Searching for the puerperal trigger: molecular genetic studies of bipolar affective puerperal psychosis. Psychopharmacol Bull, 40: 115-128, 2007.

6) Blackmore ER, et al: Obstetric variables associated with bipolar affective puerperal psychosis. Br J Psychiatry, 188: 32-36, 2006. doi: 10.1192/bjp.188.1.32. 188/1/32 [pii].

7) Valdimarsdottir U, et al: Psychotic illness in first-time mothers with no previous psychiatric hospitalizations: a population-based study. PLoS Med, 6: e13, 2009. doi: 10.1371/journal. pmed.1000013. 06-PLME-RA-0854 [pii].

8) Staley L, et al: The book of Margery Kemp. W.W. Norton, 2000.

9) Brockington I: Motherhood and mental health. Oxford University Press, 1996.

10) Doucet S, et al: Interventions for the prevention and treatment of postpartum psychosis: a systematic review. Arch Womens Ment Health, 2010. doi: 10.1007/s00737-010-0199-6.

11) Viguera AC, et al: Episodes of mood disorders in 2,252 pregnancies and postpartum periods. Am J Psychiatry, 168: 1179-1185, 2011. doi: 10.1176/appi.ajp.2011.11010148. appi. ajp.2011.11010148 [pii].

12) Chaudron LH, et al: The relationship between postpartum psychosis and bipolar disorder: a review. J Clin Psychiatry, 64: 1284-1292, 2003.

13) Oates M: Perinatal psychiatric disorders: a leading cause of maternal morbidity and mortality. Br Med Bull, 67: 219-229, 2003.

14) Boyce P, et al: Puerperal psychosis. Arch Womens Ment Health, 13: 45-47, 2010. doi: 10.1007/s00737-009-0117-y.

15) Bergink V, et al: First-onset psychosis occurring in the postpartum period: a prospective cohort study. J Clin Psychiatry. 2011b;72: 1531-1537, 2011. doi: 10.4088/JCP.10m06648.

16) Bergink V, et al: Prevalence of autoimmune thyroid dysfunction in postpartum psychosis. Br J Psychiatry, 198: 264-268, 2011. doi: 10.1192/bjp.bp.110.082990.

17) Ahokas A, et al: Positive treatment effect of estradiol in postpartum psychosis: a pilot study. J Clin Psychiatry, 61: 166-169, 2000.

18) Steiner M, et al: Propranolol versus chlorpromazine in the treatment of psychoses associated with childbearing. Psychiatr Neurol Neurochir, 76: 421-426, 1973.

19) Lichtenberg P, et al: Post-partum psychosis in adult GM2 gangliosidosis. A case report. Br J Psychiatry, 153: 387-389, 1988.

20) Silbermann RM, et al: Clinical treatment of post partum delirium with perfenazine and lithium carbonate. Psychiatr Clin (Basel), 8: 314-326, 1975.

21) Targum SD, et al: Postpartum mania in bipolar manic-depressive patients withdrawn from lithium carbonate. J Nerv Ment Dis, 167: 572-574, 1979.

22) Focht A, et al: Electroconvulsive therapy (ECT) in the treatment of postpartum psychosis. J ECT, 28: 31-33, 2012. doi: 10.1097/YCT.0b013e3182315aa8.

23) Stanworth HM: After-care of puerperal psychosis in the community. Nurs Times, 78: 922-925, 1982.

24) Forray A, et al: The use of electroconvulsive therapy in postpartum affective disorders. J ECT, 23: 188-193, 2007. doi: 10.1097/yct.0b013e318074e4b1.00124509-200709000-00014[pii].

25) Reed P, et al: A comparison of clinical response to electroconvulsive therapy in puerperal and non-puerperal psychoses. J Affect Disord, 54: 255-260, 1999. doi: 10.1016/S0165-0327(99)00012-9 [pii].

26) Babu GN, et al: Use of electroconvulsive therapy (ECT) in postpartum psychosis--a naturalistic prospective study. Arch Womens Ment Health, 16: 247-251, 2013. doi: 10.1007/s00737-013-0342-2.

27) Bergink V, et al: Postpartum depression with psychotic features. Am J Psychiatry. 167: 476-

477, author reply 477, 2010. doi: 10.1176/appi.ajp.2009.09111655. 167/4/476-a [pii]

28）Sharma V: A cautionary note on the use of antidepressants in postpartum depression. Bipolar Disord, 8: 411-414, 2006. doi: 10.1111/j.1399-5618.2006.00336.x. BDI336 [pii].

29）Sharma V, et al: Bipolar II postpartum depression: detection, diagnosis, and treatment. Am J Psychiatry, 166: 1217-1221, 2009. doi: 10.1176/appi.ajp.2009.08121902.166/11/1217 [pii].

30）Murray L, et al: The effects of maternal postnatal depression and child sex on academic performance at age 16 years: a developmental approach. J Child Psychol Psychiatry, 51: 1150-1159, 2010. doi: 10.1111/j.1469-7610.2010.02259.x.

31）Chandra PS, et al: Delusions related to infant and their association with mother-infant interactions in postpartum psychotic disorders. Arch Womens Ment Health, 9: 285-288, 2006. doi: 10.1007/s00737-006-0147-7.

32）Hornstein C, et al: Interactional therapy program for mothers with postpartum mental disorders. First results of a pilot project. Nervenarzt, 78: 679-684, 2007.

33）Noorlander Y, et al: Perceived and observed mother-child interaction at time of hospitalization and release in postpartum depression and psychosis. Arch Womens Ment Health, 11: 49-56, 2008. doi: 10.1007/s00737-008-0217-0.

34）Munk-Olsen T, et al: Risks and predictors of readmission for a mental disorder during the postpartum period. Arch Gen Psychiatry, 66: 189-195, 2009. doi: 10.1001/archgenpsychiatry.2008.528. 66/2/189 [pii].

35）Cohen LS: Treatment of bipolar disorder during pregnancy. J Clin Psychiatry, 68(Suppl 9): 4-9, 2007.

36）Viguera AC, et al: Reproductive decisions by women with bipolar disorder after prepregnancy psychiatric consultation. Am J Psychiatry, 159: 2102-2104, 2002.

37）Yonkers KA, et al: Management of bipolar disorder during pregnancy and the postpartum period. Am J Psychiatry, 161: 608-620, 2004.

38）Galbally M, et al: Management of antipsychotic and mood stabilizer medication in pregnancy: recommendations for antenatal care. Aust N Z J Psychiatry, 44: 99-108, 2010. doi: 10.3109/00048670903487217.

39）Stewart DE, et al: Prophylactic lithium in puerperal psychosis. The experience of three centres. Br J Psychiatry, 158: 393-397, 1991.

40）Cohen LS, et al: Postpartum prophylaxis for women with bipolar disorder. Am J Psychiatry, 152: 1641-1645, 1995.

41）Austin MP: Puerperal affective psychosis: is there a case for lithium prophylaxis? Br J Psychiatry, 161: 692-694, 1992.

42）Kumar C, et al: Estrogen administration does not reduce the rate of recurrence of affective psychosis after childbirth. J Clin Psychiatry, 64: 112-118, 2003.

43）Wisner KL, et al: Prevention of postpartum episodes in women with bipolar disorder. Biol Psychiatry, 56: 592-596, 2004. doi: 10.1016/j.biopsych.2004.07.022.S0006-3223(04)00856-X [pii].

44）Sharma V, et al: Olanzapine in the prevention of postpartum psychosis and mood episodes in bipolar disorder. Bipolar Disord, 8: 400-404, 2006. doi: 10.1111/j.1399-5618. 2006.00335.x. BDI335 [pii].

45）Burt VK, et al: Bipolar disorder and pregnancy: maintaining psychiatric stability in the real world of obstetric and psychiatric complications. Am J Psychiatry, 167: 892-897, 2010. doi: 10.1176/appi.ajp.2009.09081248. 167/8/892 [pii].

46）Bergink V, et al: Prevention of postpartum psychosis and mania in women at high risk. Am J Psychiatry, 169: 609-615, 2012. doi: 10.1176/appi.ajp.2012.11071047.

11 周産期における境界性パーソナリティ障害と摂食障害

Abstract ▐▐▐▐▐

　境界性パーソナリティ障害と摂食障害は，心身の重大な疾患の併存を想起させる深刻な精神障害である．しかし，妊娠中から産後において，これらの障害の自然経過やリスクについて参考となる研究はわずかしかない．これらの疾患をもつ母児のリスクやそれらの治療について注意深く検討し，それぞれの患者にあわせた臨床的ケアを行うことが求められる．

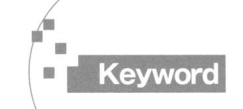 Keyword　境界性パーソナリティ障害，摂食障害，周産期，心理薬理学的管理

境界性パーソナリティ障害

1 境界性パーソナリティ障害の概要

　境界性パーソナリティ障害（borderline personality disorder；BPD）は，衝動性，情緒不安定，対人関係の障害，混乱した自己像といった広範な様式によって特徴づけられる深刻な精神障害であり[1]，一般成人の0.7〜2.7%[2,3]，精神科通院患者の9.3〜22.5%に認められ，入院患者の40%以上を占めたという報告もある[4]．米国成人のBPDの予後の特徴として，時を経ると診断基準にあてはまらなくなり，他の多くの精神障害に匹敵するか上回るほど広範囲にわたる重度で長期に持続する機能障害が生じるようになることが明らかとなってきた[5,6]．また，BPDの患者は併存症[7]と公共医療サービス利用[8-10]の割合が常に高く，自殺率もまた約8%[11]と高率である．成人のBPDに対して効果的な介入はあるものの[12-14]，そのような介入による予後は総じてあまり良好ではなく，それらの有用性は限定的である．

　BPDは生物学的，そして環境要因による危険因子と保護因子との相互作用によって生じると考えられるが，その発症経路はいまだ不明である．地域住民を対象とした前向き縦断研究と境界性パーソナリティの病理性のある若者に関する研究による知見からは，遺伝要因，神経生物学的要因，精神病理学的要因，環境的要因などさまざまな危険因子があることが示唆されている[15]．しかしながら，これらの危険因子はその他の精神障害でも一般的にみられ，通常，BPDに特異的というわけではない[16]．

　BPDの患者に認められるような気質および精神状態の異常性は幼少期〜思春期に出現し，思春期あるいは成人期のBPD症候群を予見させる[16]．こうした精神状態は，通常は思春期から成人前期にかけての時期にはじめて認識されるが，これは女性が最も妊娠しやすい時期に合致する[17]．

2 周産期におけるBPDの自然経過

　BPDの患者は，対人関係のストレスがあると症状の悪化を経験しやすい[18]．妊娠期や産後初期は人生の過渡期であり，多くの女性にとって心理発達上の危機となる[19]ことから，BPDの女性ではこれらの時期にメンタルヘルス上の問題を悪化させやすくなる可能性がある．しかしながら，妊娠期から産後にかけて，この診断を受けた女性のメンタルヘルスや産科的問題，新生児の転帰に関する記述的研究や定量的研究はほとんどみられない．BPDの女性は避妊具をあまり使用しない傾向があり，10代での計画外の妊娠[17,20,21]や，性感染症[22]を生じやすいというエビデンスはいくつかある．これらの要因は周産期の症状悪化に関係するかもしれない．

　幼少期の性的虐待を含む心理発達上の外傷体験は，BPDの女性では一般的によく認められる[18]．これらの一群の女性にとって出産することや親になることは，過去のトラウマを再活性化させるかもしれず，それにより，産まれたばかりの子どもの体験や欲求について注意を向けたり考えをめぐらすことができないかもしれない[23]．BPDの女性では一般的に羞恥心と罪悪感を抱く傾向が強い[24]．こうした女性は周産期に不安，羞恥心，両価性，自己同一性の喪失，抑うつ，怒り，空虚感といった感情を表現することが多い．また，育児に苦戦し，満足感を持てず，強い育児ストレスを経験し，情緒をコントロールしたり子どもが発するサインに気づいたりすることが難しいこともあるかもしれない[25, 26]．

　今のところ周産期のBPDのマネジメントについて公表されているガイドラインが1つだけあるが[27]，これは臨床家の意見が基になっており，実施された評価結果によるデータは利用されていない．ガイドラインで述べられている重要な点は，母体と胎児の双方のリスクをよく認識しておく必要があること，早産になることが多いこと，薬剤の多剤併用の問題などである．しかし，このガイドラインはBPDの患者が産科医療施設を利用した際のマネジメント用として作られており，周産期のBPD患者を管理するための包括的なガイドラインにはなっていない．

3 ｜ BPDの経過と予後を改善するための治療のエビデンスの要約

　各国で公開されているBPDのガイドラインで最も新しいものは，豪州国家保健医療研究評議会（National Health and Medical Research Council 2012; NHMRC）が作成した「BPDマネジメントの臨床実践ガイドライン」（Clinical Practice Guidelines for the Management of BPD）である[28]．この系統的文献レビューはBPDの人々への治療介入を支持している．効果的な治療の特徴とは系統だったBPDの理論に基づいたものであり，適切な訓練とスーパーバイズを受けたセラピストが，計画的な治療コースに沿って定期的に実施するものである．また，患者の情緒に関心が向けられ，変化を成し遂げることや治療者と患者の関係性に焦点があてられる．さらに心理学的介入では，はじめから薬物療法を併用しないよう推奨されている．BPD患者の長期的な予後を改善する上で，特定の治療法が他の治療法に比べて有利であることを裏付けるエビデンスは不十分であり，さらなる研究が必要であると結論づけられている．

4 ｜ BPDを治療しないことによるリスク

　BPDと診断されることで身体的および精神医学的な併存症である物質使用障害[8]，衝動的で危険性の高い行動，意図的な自傷行為，自殺企図お

よび自殺などの明らかなリスクを伴うことになるというエビデンスがあり，これらのすべては周産期の母児にとって危険となることが分かっている一方，現時点ではこの診断によって妊娠や胎児に特有のリスクが生じるという明らかなエビデンスは存在しない．しかし，多剤併用療法では母親の治療に有益ではない薬剤に胎児が不必要に曝露されるリスクがあるように，BPDを治療することに伴うリスクは存在する．

5 ｜ BPDに対する特異的な薬物療法オプション

　BPDに対する特異的な薬物療法がない一方で，複数の薬剤を併用することが一般的に行われている[7, 8]．NHMRCは，薬物療法対プラセボの無作為化比較試験のメタ解析によりBPDの薬理学的治療の根拠となるエビデンスについて概括した[28]．それらの研究はサンプルサイズが小さく，研究によって結果の指標が異なっていたため解釈は困難であったが，薬物療法によってBPDの経過や予後は変わらないと結論された．さらに，メタ解析に用いられたRCTが3つ未満の場合では，ある症状に対する特定の薬剤の推奨を行わないこととされた．

　SSRIは気分症状に対して何らかの効果がありうるとされたが，BPDの患者のうつ病治療では総じてSSRIの効果は乏しく，特に25歳未満の患者では希死念慮が高まるなど有害な副作用がおこりうるため，注意して処方することが必要である．リチウムについては気分症状と怒りに対する有益性が示された4つの文献がレビューされた．バルプロ酸ナトリウムは気分症状，怒り，攻撃性，衝動性に有用であり，ラモトリジンとトピラマートは衝動性，気分の不安定性，怒りに対して有益性があることが分かった．抗精神病薬は認知と知覚の異常，不快気分，不安，怒り，抑うつ症状に対して処方されていたことが分かった．オランザピンは敵意，焦燥感，精神病理全般と全般的機能を制御するのに有益性がもたらされることが分かった．アリピプラゾールは怒り，敵意，焦燥感，不安，抑うつ，対人関係機能に対して有益であるとの研究が1つあり，クエチアピンは感情症状と衝動性に効果があるとの報告があった．

　しかし，これらの研究による知見は不十分で，BPDに向精神薬をルーチンで使用したり一般的に使用したりすることは推奨できないことを強調しておかなければならない．さらに，研究された薬剤の多くは胎児の発達に対して明らかなリスクとなる．これらのどの薬剤であっても，主要薬剤として採用され，処方される前には，得られた知見に関する追試が行われるべきである．

　NHMRCの推奨は，次のように要約される[28]．

1. BPDの治療の第一選択として薬物療法を行うべきではない.
2. 使用期間を限定すれば，薬物療法を特定の症状に対する構造化された心理療法に追加することを考慮してよい.
3. 致死的な副作用が起こりうる薬剤を処方する時や，BPDの患者では自殺の危険性が高いことには注意が必要である.
4. 薬物乱用の患者に薬剤を処方するときには注意が必要である.
5. 処方する前：より適切な治療介入の代替として薬物療法が行われるのではないこと，処方行動の心理学的な役割（治療関係にあたえる影響も含め）を考慮すること，そして単剤処方が推奨され多剤併用は可能なかぎり避けることを明確にしておく．これらのリスクについて考慮しておき，すべての医療機関で協調関係を確立したうえで，処方を誰が行うかを決定する必要がある.
6. 危機的な状況で薬剤が用いられている場合，その危機が解決したらすぐに服薬を中止する.

BPDの患者にベンゾジアゼピン系薬剤を処方することを支持するエビデンスはない．これらの薬剤は乱用と依存の問題に関連しており，妊娠中には慎重に処方すべきである.

妊娠中におけるBPDに対する処方

BPDの患者に対する薬物療法の効果を支持するデータは不足しており，医師は妊娠中の処方に慎重であるべきで，できれば避けたほうがよい．BPDの患者の簡潔な処方ガイドラインを作成するために利用できるエビデンスは十分ではない．加えて，薬剤を処方することで，患者が効果のある構造化された心理社会的治療計画を受ける機会を失わされる可能性もある．妊娠中に薬剤を処方する決定がなされた場合，個々の薬剤のリスクについて，それが既知のものか未知のものかにかかわらず，奇形のリスク，妊娠中～出産時，産後に生じるリスク，新生児のリスク，より長期的な神経行動学的発達のリスクについて，患者とよく話し合い，それを記録に残すべきである.

6 | 周産期のBPDに対して推奨される管理

BPDのマネジメントでは構造化された心理社会的治療介入が必要であり，それらはBPDの理論に基づき，適切に訓練とスーパーバイズを受けた臨床スタッフによって実施される．この治療介入は，患者のニーズに応じて，断続的あるいは継続的に行うことができる．周産期においては，最近のNHMRCのガイドライン[28]の推奨に従うのが適切である．マネジメントでは，できるだけ以下の内容を含めるのが望ましい.

　妊娠可能年齢にあるBPDのすべての女性で，性・生殖に関する健康マネジメントに焦点をあてるべきである．すでに述べたように，衝動性は危険なセックスや計画外の妊娠を招くことがあり，その多くはおそらく妊娠の第1三半期に十分な診断が下されていないであろう[17, 20-22, 29]．それゆえ生殖年齢の女性患者は，性・生殖に関した健康のマネジメントや妊娠を計画的にするか否かに関するリスクについて，相談のために総合医か家族計画クリニックに紹介されることが望ましい．妊娠中に向精神薬が処方された時には，周産期メンタルヘルスを専門とする精神科専門医によるセカンドオピニオンも考慮すべきである．医療へのアクセスに関する患者の不安に対しては，総合医あるいは婦人科医との具体的な連携が必要になるかもしれない．

　BPDの既往がある女性が妊娠を計画しているならば，妊娠や育児が精神状態に与える影響および治療によって胎児が受ける影響について，よく話し合うべきである．治療の選択肢とそれらに関するリスクとベネフィットについても，できるだけパートナー，児の父親も参加して話し合いを行うとよい．

　妊娠は患者にとって精神医学的な評価をうける初めての機会かもしれず，評価と治療を開始できるのはこの時期だけになるかもしれない．

妊娠中の管理

　精神疾患の併存，身体的あるいは婦人科的な合併症，胎児の評価，母と児の間に生じる関係性といった，包括的な臨床評価，診断，症例記載は妊娠中に行うべきである．マネジメントの計画には，妊娠と育児が精神疾患とその治療に与える影響，および疾患とその治療が妊娠，胎児および新生児に与える影響について理解することが含まれる．妊娠に特有な身体的，心理的，社会的な変化，あるいは対人関係の変化を考慮する必要もあるという[30]．不安，「感情の嵐」，衝動性，自殺行動，そして彼女をケアする医療者，家族，友人らと同様に胎児に対しても向けられる理想化と脱価値化し，これらが妊娠や子どものケアにどれほど影響するか，そして，どのようにすれば最善のマネジメントができるかについて，特別に注意を払うべきである．妊娠期間は，親になるための支持的な心理教育と予備的な心理療法を行うよい機会となり，おそらく患者がそれらを受け入れる動機づけにもなるだろう．

　より重症のBPDでは複数の医療機関と関係施設が患者のケアに加わるため，それらの間での調整不足が生じる危険性がある．医療スタッフはBPDの患者のケアに対して困難を感じるかもしれない．それにはケアの意思決定に影響を与える強力な逆転移の感情が含まれる．患者，できるか

ぎり多くの専門家，ケアに関わる人との協同作業でマネジメント計画を作り上げることや，これらの専門家の間でのコミュニケーションに特に注意を払うことが推奨される．

産科的ケアの場面では，以下のような具体的な項目について注意が必要になる場合がある．

1. 妊娠がきっかけとなって現れた患者の苦悩の特別な要因を特定する（例：羞恥心，両価性，依存心，人間関係の問題，生まれ育った家庭の問題，発達期のトラウマの記憶の再燃，出産に関する恐れ）．
2. 適切な妊婦ケアを受けるように働きかけながら，その必要性についての教育を行い，そのために積極的なアウトリーチ（ケースマネジャー[*1]や地域の助産師などによる）が必要かどうか，特定の経過観察として推奨されたことが守られているかどうかについて検討する．
3. 患者のケアに従事している者の氏名と詳しい連絡先，治療上の役割を明らかにし，リストアップする．妊婦ケア—メンタルヘルスケアの担当者間のコミュニケーションを促し，関係する専門家全員に対してBPDについての教育を行う．
4. 妊娠中に薬剤が処方されることになっているならば，前述した原則に従う．
5. 具体的な連絡先や危機発生時に役立つ戦略など，安全計画を明確にする．
6. 誰が分娩に立ち会うかを含め，母児にとって最も安全な出産方法について検討する．
7. 臨床的な必要があれば，出生前の小児科へのコンサルテーションを勧める．
8. 住居，収入，および育児支援サービスなどの計画を立てるためにソーシャルワーカーへの紹介を勧める．
9. これまで述べたように，母児への推奨を含めた周産期のメンタルヘルスケア計画を作成する．

妊娠が進むとともに管理計画を再評価し，（患者と協力して）更新し，関係するすべての臨床医にそれらを回覧し，患者の産科カルテに保管しておく．

妊娠中は発達中の胎児にも注意を払う必要がある．具体的な要件は次の通りである．

1. 併存する疾患や処方された薬剤に関連した胎児のリスクを考慮する必要があり，処方薬剤により推奨されたモニタリングの要件は遵守する．
2. 母児関係の発達，特に生まれてくる新生児が求めるニーズに配慮する母親の能力，およびどのような精神医学的・心理社会的介入が産前と

訳者注

＊1：日本では，地域の保健医がこの役割を担うと考えられる．

産後に求められるかについて考慮するべきである.

3. 必要に応じて生まれてくる新生児の保護を通告できることを含め, 適切な子育て支援に関する推奨を行う.

4. 臨床的に必要であれば, 産前から小児科へ紹介することが推奨される.

NHMRCガイドラインで概要が述べられている通り, より長い期間での治療選択についても患者と相談すべきであり, できることならば, 長期的ケアを行う医療者と周産期のケアを行う医療者との間で連携をはかるほうがよい.

(訳:安田 貴昭)

摂食障害

1 | 摂食障害の主要な特徴に関する概要

摂食障害 (eating disorder; ED) は妊娠適齢期の女性に発症することが多い深刻な精神疾患である. DSM-IVでは神経性やせ症/神経性無食欲症 (anorexia nervosa; AN) と神経性過食症/神経性大食症 (bulimia nervosa; BN) の2つに分類されているが, 臨床現場や地域で最もよく遭遇する診断は「特定不能の摂食障害」(eating disorder not otherwise specified; EDNOS) である[31]. DSM-IVではEDNOSは漠然と定義され, ANやBNの完全には満たされていない症候群, 排出性障害, 過食性障害 (binge eating disorder; BED) が含まれる. DSM-Vでは従来のEDの診断基準が拡大されており, その中でBEDは独立した診断基準が設けられている[32]が, これまでは明確で統一された基準の欠落が研究を進める上での障害となってきた. EDは概して, 身体的, 感情的, 心理的そして社会的な重大な症状を伴うので, 患者の妊娠, 母性への移行, 子育てにおいて重大な影響を与えうる.

DSM-IVの診断基準を用いた調査では, ANの新規発症の40%は15〜19歳の若い女性である[31]. DSM-IVの診断基準を用いた人口調査によると, 1.9〜4.3%の罹患率となる[33]. 体重増加への激しい恐怖, ボディイメージの障害, 正常体重の維持への拒絶を背景とした激しい運動, 拒食, 時には過食嘔吐が特徴的な症状となる. 一次性, 二次性ともに, 飢餓状態とホルモンバランスの異常の結果, 無月経が起こりうる.

精神疾患におけるANの併存疾患として, うつ病が65%, 社交不安障害が34%, 強迫症が26%である. ANにより主要な臓器は潜在的に影響を受けるため, 併存疾患は広範囲に出現する. ANは精神疾患の中でも最も高

い致死率を有し[34]，粗死亡率は年0.51％であり，5人に1人の死因が自殺によるとの報告がある[35]．自然経過として，3人に1人が回復し，他の3人に1人は慢性的に再発と軽快を繰り返し，残りは重篤で早期死亡につながる．

BNの平均発症年齢は17歳であり[36]，若年女性における有病率は1％である[37]．BNは食事の量や種類をコントロールできなくなるような過食エピソードといった特徴を持つ．過食は体重増加を減らすための必死な代償行動として，嘔吐や，下剤，利尿剤，浣腸を行い，その結果，自己嫌悪，罪悪感，嫌悪感を生じさせる．それにもかかわらず，体重は正常範囲である．精神科的併存疾患として薬物依存や抑うつ症候群が挙げられる．身体的には，ホルモン，口腔内および胃腸関連の合併症や，電解質異常によって，不整脈，ひいては死に至る可能性がある．再発と寛解を繰り返すことがこの疾患の特徴だが，全体的に予後はANよりも良い．寛解率は74％であると述べている研究において，最終的に42％が再発している[38]．

EDNOSは臨床診断と研究において診断基準が統一されていないため，その有病率を推定することは難しい．BED患者は食事への異常な態度に伴う過食エピソードを患っており[32]，生涯有病率が10％程度だと言われている[39]．患者は通常肥満であるため，メタボリックシンドロームおよび心臓血管疾患などのさまざまな内科的問題につながる．BNと同様，再発と寛解を繰り返していくことが研究で示されている[38]．

2 │ 周産期における摂食障害の自然経過

妊娠適齢期の女性においてEDは重要な疾患であるにもかかわらず，今日まで研究の関心は限られていた．かつての研究では，EDの女性は栄養不足やホルモン異常のために，滅多に妊娠しないと示唆されていた[40]．しかし，月経異常がよくみられるにもかかわらず，出生率は一般集団と有意な差がないことが分かってきた[41-43]．加えて，女性のAN患者は予期せぬ妊娠が多いが[44]，背景には，女性のAN患者は妊娠しにくいという思い込みに基づいて，避妊に対する助言が十分行われていないことが関係すると推測される．BNにおいても後の受精率にほとんど影響を与えない[43]．BEDと受精率に関する研究はなく，肥満は受胎能の低さと関連している．

この分野におけるほとんどの研究は，症例報告からの後ろ向き研究に限られている．ノルウェーの母子を対象に行われた研究"The Norwegian Mother and Child Cohort Study"は大規模で前向きな集団ベースコホート研究であり，10,000人の女性を対象としている[45]．この研究では，全体の0.1％の妊婦が妊娠前にANの包括的な基準を満たし，全体の0.7％がBN，全体の3.5％がBEDであった．妊娠中の寛解率もさまざまである．BNでは35％が寛解し（排出型の方が高い寛解率をもつ），BEDでは39％が寛解，

ANに関してはデータが得られていない．他の研究では，妊娠中のED症状の寛解に関して記されているが[46, 47]，23％しか寛解を維持できず，分娩後の体重にとらわれすぎていると再発が早い．一部の女性では妊娠前よりも症状が増悪することがある[47]．

EDを有する女性は妊娠が分かると不安と抑うつ気分が増加する傾向にあり，妊娠に伴う体重増加に対する恐怖はEDの症状を増悪させる．妊娠中にEDの症状が持続した場合，妊娠中のすべての段階および産後の合併症のリスクが高くなる[48, 49]．BNの既往は，その症状の有無に関わらず妊娠悪阻，小頭症，在胎不当過小（small for gestational age; SGA）の危険性を高め[50]，妊娠中のBN症状は出生時低体重，低いアプガースコア，骨盤位，先天性奇形，小頭症，流産，妊娠糖尿病，産後うつ病との関連性を高くする[46, 50-53]．AN女性は流産と帝王切開に至る割合が高い[42, 51, 52]．妊娠前の低体重や妊娠中の体重増加不良は，口唇口蓋裂などの先天性奇形と同様に死産，胎児発育不全（intrauterine growth restriction; IUGR），低アプガースコア，骨盤位などの有害事象につながる[55]．IUGRそれ自体も胎児に対して深刻な後遺症，例えば短期的に見ると医学的な見守りや治療介入を要する可能性が高まる新生児仮死や胎便吸引，肺高血圧症，血糖の調節不全，および体温の不安定性などの新生児の適応不全といった後遺症と関連する[56]．胎児が成長するにつれ，進行性の成長障害を併発する慢性肺疾患，壊死性腸炎，網膜症などが発生する可能性が高い．IUGRと成人期における乳がんのリスクと心血管疾患との関連が確認されており，現在もその関係が調査されている[57-59]．

BEDとその結果生じる肥満を有する女性は流産，血栓症および妊娠高血圧症候群に至る危険性が高い[60]．妊娠中の肥満は妊娠糖尿病の危険因子であり[61]，さらに幼児期におけるメタボリックシンドロームおよび将来の肥満につながる胎児の巨大化の危険性を増加させる[62]．BEDは周産期死亡率を高くする[60]．この領域においてはさらなる研究が必要である．

ED女性は産後に抑うつ症状を呈するリスクが上昇する[48]．抑うつを呈さなくとも，ED症状に伴う身体的損傷は，子育て能力および乳児との関係性に影響を及ぼしうる．進行中のED症状によって子どもの幸せに影響を与えるような夫婦間の不和や対立を生じさせる可能性が高まる．

3 ┃ 摂食障害治療のエビデンスの要約

2006年の「摂食障害の治療のためのAPA 2006ガイドライン」（APAガイドライン）は，ANの治療として栄養リハビリテーションと心理的サポートを含む包括的な治療アプローチを推奨し，SSRIを患者に処方することには利点がないと述べている．第二世代抗精神病薬は，体重増加に対して強く抵抗を示す患者で重度の強迫的な思考を有する場合には効果を示す可

能性があり，消化管機能改善薬は腹痛および鼓腸に対して有用かもしれない．SSRIはBNやBEDの治療として推奨されている．

EDに対する心理的介入はAN，BN，EDNOSに対して推奨されており，認知の歪みやボディイメージに対するネガティブな思考パターンを治療対象とする認知行動療法（cognitive behavioral therapy; CBT）や，EDの症状そのものよりもEDの症状に付随する対人関係の問題を治療対象とする対人関係療法（interpersonal psychotherapy; IPT）があげられる．

Yagerらは，APAガイドラインの推奨事項を支持する342の論文に関するシステマティックレビューを報告した[63]．それらの研究は無作為化比較試験はほとんどなく，入手しうる研究報告にはサンプルサイズが小さいこと，被験者のリクルートやその後の試験継続性に関して問題が多いこと，回復の予測因子の定義が不十分であることなどの多岐に渡る研究手法の問題があることが分かった．しかし，レビューでは重度の低体重を呈しているAN患者に対して経管栄養や栄養リハビリテーションを行うための入院治療は支持され，正常体重の患者に対してそれらは支持されていない．

心理的介入の理論的基盤は根拠があるように見えるが，YagerらによるとED患者への精神療法の効果は限定的で，研究の方法や結果の評価尺度がさまざまであることが指摘されている[63]．また，BN治療においてCBTやIPTは効果があり，「ガイドによる自助治療群」は「治療の待機群」よりも効果があることが分かった．概して，一般的に行われている精神療法の効果を実証するためには，よりしっかりとした方法を用いたさらに大規模な研究を行う必要があると結論付けている．

4 妊娠中に摂食障害を治療しないことによる危険性

妊娠中は母親の身体で栄養や代謝系に大きなストレスがかかっており，さらに潜在的な激しい感情の変動がある期間でもある．身体的または精神的な予備力が損なわれている状況で，EDが未治療であった場合，母親と胎児双方に深刻な影響を与えることになる．

妊娠中，成長過程にある胎児はすべての栄養を母親から得る．母親の炭水化物，タンパク質，脂肪の形でのエネルギー貯蔵が不十分であることや，ビタミンやミネラルの貯蔵が少なかったとしても，それらは成長する胎児のために消費されていく．適切な栄養補充を行わないと栄養失調になり，母親の身体疾患へとつながる．

妊娠中に必要な体重増加は，体重のことで頭がいっぱいの女性にとって脅威を与え，それが内科的，産科的ケアを回避することにつながる．一部の女性は妊娠に伴う体重増加を必要な代償と捉えることができるが，食行動異常の悪化や重度の気分障害を発症する女性もいる．

未治療のAN患者は妊娠中に体重があまり増加しない傾向にあり，

IUGRやその関連障害を伴う胎児を出産するリスクが高い．妊娠中に嘔吐症状が残存していると，脱水，電解質異常，不整脈を発症するリスクが高まる．体重過多の女性では高血圧や妊娠糖尿病発症のリスクが高まる．

産後において，妊娠に伴う身体変化への反応として，もしくは母性を獲得する過程で直面する制御不能な状況やその他の困難に対処する手段として，未治療のED症状が進行することがある．これらの症状により母親の心は混乱し，乳児に対する対応力や反応性を減弱させる．それに伴い愛着形成の過程に支障をきたし，破滅的で長期に持続する可能性のある結果をもたらすかもしれない．さらには，EDの既往がある女性は，子供の食事に関して悩む傾向がある[64]．

5 摂食障害治療に対する薬理学的治療選択

FlamentらはED治療に対する薬物療法の薬理学的効果と安全性に関してシステマティックレビューを報告した[65]．彼らはAN治療において抗精神病薬，抗うつ薬，気分安定薬，消化管機能改善薬，食欲刺激薬，ビスホスホネートなど，これまで処方されてきたどの薬剤も有効性を示さないとの見解を示した．そして，抗うつ薬であるフルオキセチンを高用量（60mg）で使用すると，体重が回復したAN患者の再発予防には効果的であると50％の研究で述べられていることが示された．オランザピンは，低体重患者において体重増加量の上昇や体形に関する強迫観念の軽減に対して部分的な効果を認めた．

BN治療において，三環系抗うつ薬，MAO阻害薬，SSRIは，嘔吐や過食といった症状の軽減や，ボディイメージに関する強迫観念に対して効果的であった．しかし，MAO阻害薬や三環系抗うつ薬で生じうる有害性から，SSRIが第一選択として推奨されている．

ANやBNに対して，気分安定薬やnaltrexone（オピオイド拮抗薬）による治療も試みられている．しかし，すでに身体的に疲弊している患者に対してそれら薬剤の発生しうる有害事象を考慮すると，治療選択肢として推奨できない．

BEDに対してSSRIによる介入を試みた8つの無作為化比較試験では，すべての試験において過食の頻度の減少が報告されている．

総括すると，妊娠中のED患者への処方ガイドラインを策定するための土台となる十分な根拠はない．処方は個々の患者の臨床症状に基づき，そして医師−患者間における治療目標と治療がなされなかった場合の危険性に関する明確な理解のもとに考慮されるべきである．EDにおける特異的な薬物治療の危険性は，先天性奇形に関するリスク，妊娠と肥満の危険性，新生児における危険性，薬物長期使用に伴う危険性に関して考慮されるべきである．薬物療法に関する注意深い観察が推奨されていることは，前の

項で述べたとおりである.

6 │ 周産期における摂食障害治療の推奨事項

すべてのED患者は長期間の精神科的,内科的加療を要する.ANは際立った疾病否認や治療へのコンプライアンス不良により特徴づけられ[66],それはつまり,乳児の成長過程で未治療の病気を有する危険性でより高まるので,周産期では特に検討が必要となる.妊娠期における治療では,適切な体重増加と維持を促し,この時期に起こりうる内科的,精神科的,産科的そして胎児の成長および発達の特定の問題を観察することに焦点を当てるべきである.多くの専門分野にわたるチームアプローチが理想的であり,患者とパートナーや家族(必要に応じて),および本人に関わるすべての専門家との緊密なコミュニケーションをとるために可能な限り当事者である女性からの同意を得るべきである.

受胎前:生殖と性に関する健康

ED患者の女性は月経不順になることが考えられ,妊娠できないという思い込みから適切な避妊を行わず計画的でない妊娠に至る危険性がある.したがって,生殖に関わる健康問題を話し合うために,患者の家庭医または家族計画クリニックへ紹介することも考慮すべきである.妊娠前の検討事項を下記に示す.

1. ED患者が妊娠することによって母体における心身への健康が悪化する危険性はもちろんのこと,受精率と受胎,早期の妊娠喪失(流産,死産など),胎児の成長,妊娠中の成長に対する影響について十分に話し合う.

2. 下剤,利尿薬,食欲抑制薬の乱用だけでなく,喫煙や飲酒などの物質使用に関して聴取する.妊娠中における物質依存の危険性に関する詳細な教育を行うべきである.

3. 妊娠中の身体変化,体重増加,過食についてと乳児が成長し発達していくための健康的な食生活の重要性を具体的に教育する.

4. 母体と胎児に最適な結果をもたらすための内科的・産科的なケアと,妊娠中通して推奨されているモニタリングに関して十分に話し合う.

5. 妊娠中と分娩後における栄養の必要性に関する妊娠前の疾患教育を栄養士へ依頼する.これらは女性が必要栄養量についてより適切に理解を得る手助けになることを目的とし,そして患者の状態に応じた患者のコントロール感を満たすことのできる必要とする栄養量を確保する方法について詳細な計画を立てることを目的としている.加えて,受胎前に必要となるかもしれない栄養補助食品,特に亜鉛,葉酸,

カルシウム，タンパク質について話し合う．

妊娠

　妊娠が精神医学的評価および治療を受ける最初の機会になる場合にも，あるいはすでに積極的な治療や包括的な臨床評価，診断，および精神医学的合併症を含む疾患への処方が開始されていても，内科的，産科的状態や出生前の胎児の評価および母体と胎児の間に構築される関係性は重要である．

　母体と胎児の身体に起こっていることを適切に観察し，必要であれば適切な治療を開始するために，妊娠期や産後早期を通じてEDの重症度は観察されるべきであり，精神科，内科，産科が連携したリエゾンによる治療を行うことが重要である．短期的，および長期的な治療目標とそのための対策を含めた治療計画を，患者とともに作成していくことが推奨される．

　周産期に考慮すべき課題は次の通りである．

a) 妊娠によって誘発される患者のストレス源を特定すること．特に，妊娠での体重増加や体型変化をめぐって生じる問題．
b) 妊娠における体重増加のノーマライゼーションを目的とし，体重増加は"胎児の健康な成長"であるととらえる．妊娠過程として体重増加を観察する．
c) 適正な産前ケアの必要性に関する教育の提供．産前ケアにつなげるための積極的訪問診療の考慮（例えばケースマネジャーや地域の助産師によって行われる）．
d) 必要であれば，定期的に電解質を確認する．
e) 内科的，産科的，精神科的な緊急時における危機計画を明確にする．
f) 前述した処方薬に関する具体的な推奨事項．
g) 妊娠中の胎児の発達と成長を詳細に観察する．
h) 下記のいずれかの場合，できるだけ母親の入院を考慮する．
　1. 患者自身の健康が損なわれている所見があったとき．
　2. 胎児の成長と発達が損なわれている所見を認めたとき（妊娠第2三半期と第3三半期にわたって胎児の成長や発達における詳細な観察を行うのと同時に，母体の身体的，精神的健康への積極的な治療が行われることを入院の目的とする．入院設定を選択することは患者が住んでいる場所で利用可能な特定の社会的資源次第である．つまり，精神科リエゾンを有する産科ユニット，または緻密な連携にある産科を有するED治療専門ユニットのいずれかがあるかによる．患者から治療の導入への同意を得られない場合，患者と胎児の治療のために強制医療の介入を考慮する可能性がある）．
i) 新生児に影響を及ぼす可能性のある合併症や生物学的治療に関係する問題を話し合うため，出産前に小児科医に紹介することを促すべきで

ある.

j) 特定の管理推奨事項が詳述された患者の産科ファイルと，患者のケア
に関わる臨床医を挙げた周産期メンタルプランを作成する．そのプラ
ンを本人の治療に関わるすべての治療関係者が回覧するための同意は
本人から取得するべきであり，そこには氏名，連絡先の詳細，および
患者の治療上の役割が記載されるべきである．母親と乳児に対する最
善の治療結果を得るために，妊娠中のケアに関わるすべての臨床医と
定期的なコミュニケーションを取ることが理想的である．そのケアプ
ランは臨床で運用され始めたら，（患者と協力して）再検討し更新する
べきである．

k) 場合によっては患者保護の観点から，適切な子育て支援に関する助言
が必要となるかもしれない．

l) 妊娠期間を通じて，および産科ケア施設からの退院前に，長期的治療
の提案とその目標について話し合い，長期的に支援するための紹介や
連携がなされるべきである．

産後早期

EDは出産後に再発する危険性があるため，出産後の観察や支援が不可
欠である．健康的な食事や栄養に関する教育や助言を行うために，また母
体の心身の健康を観察し必要であれば早期の治療的介入（身体的検査を含
む）を導入するために，栄養士，内科医，精神科医への相談を継続するこ
とが推奨される．授乳中の乳児への影響を認識せずに体重をすばやく減ら
すため，患者は下剤，利尿薬，食欲抑制薬などの薬物を使用しているかも
しれない．

特に母親−乳児関係が構築される過程と母乳育児期間には，さらなる支
援とそのプラン，それを強化するための母子入院ユニットへの入院を検討
すべきである．また，幼児の発達評価と観察のため小児科医への早期紹介
を考慮するべきである．

（訳：大迫 鑑顕，木村 大，中里 道子）

References

1) Leichsenring F, et al: Borderline personality disorder. Lancet, 377: 74–84, 2011.
2) Coid J, et al: Prevalence and correlates of personality disorder in Great Britain. Br J Psychiatry, 188: 423–431, 2006.
3) Trull TJ, et al: Revised NESARC personality disorder diagnoses: gender, prevalence, and comorbidity with substance dependence disorders. J Pers Disord, 24: 412–426, 2010.
4) Zimmerman M, et al: The frequency of personality disorders in psychiatric patients. Psychiatr Clin North Am, 31: 405–420, 2008.
5) Gunderson JG, et al: Ten-year course of borderline personality disorder: psychopathology and function from the collaborative longitudinal personality disorders study. Arch Gen Psychiatry,

68: 827–837, 2011.

6) Zanarini MC, et al: The 10-year course of psychosocial functioning among patients with borderline personality disorder and axis II comparison subjects. Acta Psychiatr Scand, 122: 103–109, 2010.

7) Zanarini MC, et al: Mental Health service utilization by borderline personality disorder patients and Axis II comparison subjects followed prospectively for 6 years. J Clin Psychiatry, 65: 28–36, 2004.

8) Zanarini MC, et al: Axis I comorbidity in patients with borderline personality disorder: 6-year follow-up and prediction of time to remission. Am J Psychiatry, 161: 2108–2114, 2004.

9) Horz S, et al: Ten-year use of mental health services by patients with borderline personality disorder and with other axis II disorders. Psychiatr Serv, 61: 612–616, 2010.

10) Sansone RA, et al: Utilization of primary care physicians in borderline personality. Gen Hosp Psychiatry, 33: 343–346, 2011.

11) Pompili M, et al: Suicide in borderline personality disorder: a metaanalysis. Nord J Psychiatry, 59: 319–324, 2005.

12) Bateman A, et al: Randomized controlled trial of outpatient mentalization-based treatment versus structured clinical management for borderline personality disorder. Am J Psychiatry. 166: 1355–1364, 2009.

13) Giesen-Bloo J, et al: Outpatient psychotherapy for borderline personality disorder: randomized trial of schema-focused therapy vs transference-focused psychotherapy. Arch Gen Psychiatry, 63: 649–658, 2006.

14) Linehan MM, et al: Two-year randomized controlled trial and follow-up of dialectical behavior therapy vs therapy by experts for suicidal behaviors and borderline personality disorder. Arch Gen Psychiatry, 63: 757–766, 2006.

15) Chanen AM, et al: Developmental pathways toward borderline personality disorder. Curr Psychiatry Rep, 14: 45–53, 2012.

16) Chanen AM, et al: Prevention and early intervention for borderline personality disorder: current status and recent evidence. Br J Psychiatry, 202(S54): s24–s29, 2013.

17) De Genna N, et al: Pregnancies, abortions and births among women with and without borderline personality disorder. Women's Health Isuues, 22–4: e371–e377, 2012.

18) Zanarini MC, et al: Reported pathological childhood experiences associated with the development of borderline personality disorder. Am J Psychiatry, 54: 1101–1106, 1997.

19) Cohen LJ, et al: The psychology and psychopathology of pregnancy: reorganization and transformation. In: Jr. Zeanah CH, ed, Handbook of infant mental health. 2nd edition, Guildford, 2000.

20) Chen EY, et al: Sexually transmitted disease rates and high-risk sexual behaviours in borderline personality disorder versus borderline personality disorder with substance use disorder. J Nerv Ment Dis, 195: 125–129, 2007.

21) De Genna NM, et al: Race and sexually transmitted diseases in women with and without borderline personality disorder. J Womens Health, 20: 333–340, 2011.

22) Chanen A, et al: Adaptive functioning and psychiatric symptoms in adolescents with borderline personality disorder. J Clin Psychiatry, 68: 297–306, 2007.

23) Newman L: Trauma and ghosts in the nursery: parenting and borderline personality disorder. In: Sved-Williams A, et al, eds, Infants of parents with mental illness: developmental, clinical, cultural and personal perspectives, Australian Academic, pp 212-227, 2008.

24) Rusch N, et al: Shame and implicit selfconcept in women with borderline personality disorder. Am J Psychiatry, 164: 500–508, 2007.

25) Newman L, et al: Parenting and borderline personality disorder: ghosts in the nursery. Clin Child Psychol Psychiatry, 10: 385–390, 2005.

26) Newman L, et al: Borderline personality disorder, mother–infant interaction and parenting perceptions: preliminary findings. Aust N Z J Psychiatry, 41: 598–605, 2007.

27) Government of South Australia: Personality Disorders in Pregnancy, Ch 146. South Australian Perinatal Practice Guidelines. Maternity care in South Australia, 2006.

28) National Health and Medical Research Council: Clinical practice guideline for the management of borderline personality disorder. National Health and Medical Research Council, 2012.

29) Henshaw C, et al: Addressing the Sexual and reproductive health needs of women who use

mental health services. Adv Psychiatr Treat, 16: 272–278, 2010.

30) Galbally M, et al: Perinatal mental health services: What are they and why do we need them? Australas Psychiatry, 21: 165–170, 2013.

31) Smink FE, et al: Epidemiology of eating disorders: incidence, prevalence and mortality rates. Curr Psychiatry Rep, 14: 406–414, 2012.

32) American Psychiatric Association: Diagnostic and statistical manual of mental disorders. 5th edition, American Psychiatric Publishing, 2013.

33) Wade TD, et al: Prevalence and long-term course of lifetime eating disorders in an adult Australian twin cohort. Aust N Z J Psychiatry, 40: 121–128, 2006.

34) Harris EC, et al: Excess mortality of mental disorder. Br J Psychiatry, 173: 11–53, 1998.

35) Arcelus J, et al: Mortality rates in patients with anorexia nervosa and other eating disorders. A meta-analysis of 36 studies. Arch Gen Psychiatry, 68: 724–731, 2011.

36) Hoek HW, et al: Review of the prevalence and incidence of eating disorders. Int J Eat Disord, 34: 383–396, 2003.

37) Keski-Rahkonen A, et al: Incidence and outcomes of bulimia nervosa: a nationwide population-based study. Psychol Med, 39: 823–831, 2009.

38) Grilo CM, et al: Natural course of bulimia nervosa and eating disorder not otherwise specified: 5-year prospective study of remissions, relapses, and the effects of personality disorder psychopathology. J Clin Psychiatry, 68: 738–746, 2007.

39) Machado PP, et al: The prevalence of eating disorders not otherwise specified. Int J Eat Disord, 40: 212–217, 2007.

40) Weinfeld R, et al: Pregnancy associated with anorexia and starvation. Am J Obstet Gynecol, 15: 698–699, 1977.

41) Kohmura H, et al: Recovery of reproductive function in patients with anorexia nervosa: a 10-year follow-up study. Eur J Obstet Gynecol Reprod Biol, 22: 293–296, 1986.

42) Bulik C, et al: Fertility and reproduction in women with a history of anorexia nervosa: a controlled study. J Clin Psychiatry, 60: 130–135, 1999.

43) Crow S, et al: Long-term menstrual and reproductive function in patients with bulimia nervosa. Am J Psychiatry, 159: 1048–1050, 2002.

44) Bulik CM, et al: Unplanned pregnancy in women with anorexia nervosa. Obstet Gynecol, 116: 1136–1140, 2010.

45) Bulik CM, et al: Patterns of remission, continuation, and incidence of broadly defined eating disorders during early pregnancy in the Norwegian Mother and Child Cohort Study. Psychol Med, 37: 1109–1118, 2007.

46) Lacey J, et al: Bulimia nervosa: the impact of pregnancy on mother and baby. Br J Psychiatry, 50: 777–781, 1987.

47) Morgan J, et al: Impact of pregnancy on bulimia nervosa. Br J Psychiatry, 174: 135–140, 1999.

48) Abraham S: Disordered eating and pregnancy, part 1. Eur Eat Disord Rev, 9: 1–4, 1998.

49) Conti J, et al: Eating behavior and pregnancy outcome. J Psychosom Res, 44: 465–477, 1998.

50) Kouba S, et al: Pregnancy and neonatal outcomes in women with eating disorders. Obstet Gynecol, 105: 255–260, 2005.

51) Mitchell JE, et al: A retrospective study of pregnancy in bulmia nervosa. Int J Eat Disord, 10: 209–214, 1991.

52) Franko D, et al: Pregnancy complications and neonatal outcomes in women with eating disorders. Am J Psychiatry, 158: 1461–1466, 2001.

53) Morgan JF, et al: Risk of postnatal depression, miscarriage and preterm birth in bulimia nervosa: Retrospective controlled study. Psychosom Med, 68: 487–492, 2006.

54) Arbuckle TE, et al: Comparison of the risk factors for preterm delivery and intrauterine growth retardation. Paediatr Perinat Epidemiol, 3: 115–129, 1989.

55) Wen SW, et al: Intrauterine growth retardation and preterm delivery: prenatal risk factors in an indigent population. Am J Obstet Gynecol, 162: 213–218, 1990.

56) Rosenberg A: The IUGR newborn. Semin Perinatol, 32: 219–224, 2008.

57) Kok JH, et al: Outcome of very preterm small for gestational age infants: the first nine years of life. Br J Obstet Gynaecol, 105: 162–168, 1998.

58) Michels KB, et al: Birthweight as a risk factor for breast cancer. Lancet, 348: 1542–1546, 1996.

59) Rich-Edwards JW, et al: Birth weight and risk of cardiovascular disease in a cohort of

women followed up since 1976. Br Med J, 315: 396–400, 1997.

60) Yu CKH, et al: Review article: obesity in pregnancy. Br J Obstet Gynaecol. 113: 1117–1125, 2006.

61) Metzger BE, et al: Summary and recommendations of the fifth international workshop-conference on gestational diabetes mellitus. Diabetes Care, 30: S251–S260, 2007.

62) Boney CM, et al: Metabolic syndrome in childhood: associations with birth weight, maternal obesity, and gestational diabetes mellitus. Pediatrics, 115: 290–296, 2005.

63) Yager J, et al: Guideline watch (August 2012): Practice guideline for the treatment of patients with eating disorders. 3rd edition, American Psychiatric Association (APA), p 128, 2006. [765 references].

64) Park R, et al: The offspring of mothers with eating disorders. Eur Child Adolesc Psychiatry, 12: 110–119, 2003.

65) Flament MF, et al: Evidence-based pharmacotherapy of eating disorders. J Neuro-psychopharmacol, 15: 189–207, 2012.

66) McKnight RF, et al: Atypical antipsychotics and anorexia nervosa: a review. Eur Eat Disord Rev, 18: 10–21, 2010.

12 妊娠中における物質乱用の管理：母体と新生児それぞれの観点から

Abstract

　ヨーロッパ，米国，豪州では妊婦の喫煙は10～27%に及ぶ．妊婦の飲酒は8.5～19.5%と報告されているが，潜在的には莫大な人数の未報告例があるだろう．加えて，違法薬物を使用している妊婦は1年に6～10万人いて，その中では複数の薬物を使用している者の割合が高い．物質依存がみられる女性は精神障害を合併している率が高く，DSM-ⅣのⅠ軸気分障害・心的外傷後ストレスと，DSM-ⅣのⅡ軸パーソナリティ障害が最もよくみられる合併症である．妊娠中の未検出もしくは未治療の精神障害の合併だけでなく，合法または違法薬物の使用は深刻な経過をもたらすため，適切に診断し評価することに主眼が置かれるべきである．妊娠中できるだけ早期に利用可能なエビデンスに基づく治療選択肢を検討することや，物質依存の種類によって個別に合わせた治療を行うことで，より良い妊娠アウトカムや出産合併症の減少につながる．慢性的な違法薬物使用者か薬物療法を受けていた母体から生まれた新生児は，しばしば，新生児薬物離脱症候群を生じる．NASの薬物治療は速やかな評価と診断の原則に基づいて行われるべきであるが，非薬物治療としては例えば，バイタルサインをモニターしながら母児同室が行われる．妊娠中の物質依存とそれに関連した経過観察にかかる経済的負担は莫大である．社会的な負担を減らし，母親と児の両方の生活の質を高めるためにも，これまでに推奨されてきた治療法を蓄積し，国際的な治療基準を構築および実行するべきである．

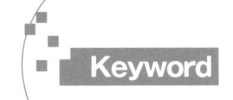 Keyword **物質使用障害群，妊娠，新生児薬物離脱症候群，オピオイド，精神疾患合併，損失，治療**

妊婦における物質使用・依存

　出産年齢は15～44歳の年齢層を含むため，薬物を乱用している多くの若年女性は妊娠すると薬剤に曝露された新生児を出産することになる．物質使用へ偏見がある中で妊娠するということは，若年女性にとって受け入れがたいことである．そのため，結果的に妊娠管理や物質乱用の治療を怠るようになるかもしれない．妊娠中に起こりうる医療または産科的合併症を同定し，治療を施すような妊娠管理ができれば健康な母子は健全でいられる可能性が高い．ハイリスク妊娠に関して見識のある医師による良質な妊娠管理が実施されれば，妊婦の状態を安定化させ，胎児と新生児の健康について適切な評価を下すことができる．妊婦のある特定の医学的状態が胎児のアウトカムに影響を与えることがある．例えば，母体の感染は新生児の肺炎を引き起こすかもしれないし，母体の高血圧は胎児の発育に影響を与える．母体の性感染症は新生児の感染を引き起こしうるし，母体の子癇前症（pre-eclampsia）は発育不全（growth restriction）・早産・胎児死亡を引き起こしうる．常位胎盤早期剥離（placental abruption）もしくは胎盤の機能不全は胎児ジストレス，発育不全もしくは胎児死を引き起こしうる．早産は未熟な低出生体重児をもたらすこととなり，長期にわたる発達上の問題や障害を起こす可能性のある新生児呼吸窮迫症候群（respiratory distress）や頭蓋内出血（intracranial haemorrhage）に罹る可能性がある．

　薬物を乱用している若年の妊婦は，精神疾患や身体的かつ／または性的虐待歴，機能不全家族，混沌とした生活に伴うストレス耐性の低さを伴うことがある．これらの問題は，新生児に劣悪な養育環境（ineffective/poor parenting），成長不全，児童ネグレクト，児童虐待，児童置きざりや死亡といった深刻な結果をもたらす可能性がある．

　薬物を乱用している若年の妊婦に分娩を含め提供するべきサービスは，母体の医学的・心理学的な状態を健全化させ，新生児や児のよりよいアウトカムを確実にもたらすために包括的で総合的な手法を用いる必要がある．

1 　妊婦の薬物使用率

　多くの疫学研究は，妊娠可能年齢にある女性の喫煙，アルコール摂取，違法薬物の乱用が増加していることを強調している[1]．妊娠中の合法的な薬物使用がもたらす結果は違法な薬物使用がもたらす結果と同等かより深刻であるにもかかわらず，使用率は別々に集計されている．違法薬物の常用は，使用の報告や援助希求を進んで行うかどうかに影響を与えるような強い偏見や法的影響に特徴がある．特にヨーロッパでは，妊婦の物質使用

の有病率に関するデータはさまざまな手法を用いた未連携の研究に由来したものがよく用いられ，研究結果は容易に比較できるものではない[2]．それゆえに，結果は慎重に検討されるべきであり単純に一般化できない．

ヨーロッパでは妊娠中に10～27％の妊婦が喫煙していると見積もられてきた[3]一方で，米国では17.3％と報告されている[4]．米国人の妊婦は妊娠中期（14.3％），妊娠後期（15.3％）と比べると，妊娠初期（22.9％）に喫煙が多くみられる[4]．豪州健康福祉研究所（Australian Institute of Health and Welfare; AIHW）による予測によると，妊娠中の女性の喫煙率は11％である．しかしながら，喫煙率は妊娠に気づいた後には7.7％にまで下がる[5]．

2005年比較危険度調査（The 2005 Comparative Risk Assessment Study）によると，ヨーロッパにおける妊婦の飲酒パターンは米国と近似している[6]．米国では8.5％の妊婦が現在も飲酒，2.7％が大量飲酒，0.3％が習慣的大量飲酒と報告されている[7]．豪州では，妊娠を知る前に47.3％の女性が飲酒をしており，19.5％は妊娠を知った後でも飲酒をしている．飲酒率は，妊娠の自覚にもかかわらず，年齢や社会経済的な状況によって増加する．25歳以下で妊娠を知る以前に飲酒をしていた妊婦は大多数（90％以上）が妊娠に気づいた後に飲酒をやめるが，36歳以上では飲酒をやめるのは半数だけである[5]．

処方薬の使用率についての情報，特に妊婦に処方されるタイプの薬に関する情報はほとんど見られない．Dawらは，主にヨーロッパの研究（17件中12件）を含む妊娠期の処方薬使用の処方パターンを概説した[8]．彼らは処方薬の使用率は北ヨーロッパの国々で44.2～57％と最も低く，最も高いものでフランス（93％），ドイツ（85.2％），オランダ（69.2％）と報告している（ビタミンやミネラルは除外）．しかしながら，著者は特定の薬効分類についての情報は含めていない．2000～2001年に出産したドイツ人女性（$n = 41,293$）では，妊娠期間において抗うつ薬で0.2％，鎮静薬（ベンゾジアゼピン系薬剤，バルビツレート系薬剤）で0.1％の処方薬使用が報告されている[9]．人口ベースの前向きデータであるAvon Longitudinal Study of Parents and Children（ALSPAC）に基づくと，1991～1992年に出産したSouth West Englandの妊婦の39.6％が妊娠中に鎮痛薬を使用したと自己申告した[10]．Andradeらは，米国における妊婦の処方薬の使用割合について報告している[11]．1996～2000年に病院で出産した女性（$n = 129,616$）の2.8％に抗うつ薬を処方されていた（第1三半期：2.2％，第2三半期：1.3％，第3三半期：1.4％）．1.3％が催眠鎮静薬を処方され（第1三半期：0.5％，第2三半期：0.3％，第3三半期：0.7％），14.2％がオピオイドと非オピオイド系鎮痛薬を処方されていた（第1三半期：6.1％，第2三半期：5.6％，第3三半期：5.6％）．豪州人妊婦の処方薬使用についての情報は限定的であり，小さなサンプルサイズによるものである．Henryと

Crowtherは1999年にアデレードのWomen's and Children's Hospitalで出産した女性140人に関して，第1三半期の薬剤使用率（処方箋なしで薬局にて購入した薬物も含める）は合計で97.1％あり，2.1％は抗うつ薬・50％は鎮痛薬の処方箋薬使用であることを報告している[12]．

　ヨーロッパ人の妊婦の違法薬物使用数は年に60,000件と見積もられている[13]．米国では，妊娠中の違法薬物使用は年に100,000人以上の女性に影響を与えていることが知られている[14]．The National Survey on Drug Use and Healthでは，2011年と2012年の平均データによると15～44歳の米国人妊婦のうち5.9％が違法薬物使用者であり，妊娠していない同じ年の女性群では違法薬物使用者は10.7％であるとしている[15]．豪州では，妊娠・授乳中の女性の8％に違法物質使用が見られると報告されている[16]．

　ヨーロッパでは，オピオイド使用は毎年30,000例ある[13]．2009年の米国では，出産時にオピオイドを使用したか依存していた母親は病院における出生1,000対5.6であり，2000年と比べるとほぼ4倍に増加している（出生千対1.19）[17]．妊娠期におけるオピオイド使用に関する豪州人のデータはばらつきがあり，主に違法薬物のカテゴリーで報告され，薬物ごとの報告リストではない．ヘロイン使用率は1992年の4％から1998年には8％に増加し，2001年に2％へ減少している[16]．しかしながら，2001年はいわゆる豪州の「ヘロイン不足」の年であったことに注意する必要がある[18]．より最近の研究では，New South Walesの妊娠中に薬物に関連した入院をした女性の産科，周産期のアウトカムを調べており，416,834人の女性のサンプルのうち1,974人がICD-10の診断でオピオイドの記録があった（0.47％）[19]．

　コカインの使用率については，ドラッグ市場が大きく異なるため国によって著しく違う．ヨーロッパの多施設そして集合的なプロジェクトは，ヨーロッパの多様な実態を解説している[20]．12ヵ月有病率は，1990～2000年/2001年で，スウェーデンを除き研究が行われたすべての国で増加を示している．生涯有病率は最も低い値でスウェーデンの1.0％，最も高い値で英国の5.6％と幅が広い．しかしながら，最も使用率の高い国でさえ，ヨーロッパや豪州と比べてより純度が高くより安価であるという点で，はるかにコカインが入手可能な米国の使用率に近い国はない[21]．それゆえに，この1ヵ月でのコカインの有病率は，豪州では20～29歳の女性で2.3％であった[22]のに対して米国では18～25歳の女性で5.5％とより高い値であった[23]．ヨーロッパの妊婦では，スペインのバルセロナで実施された「胎便プロジェクト」から，胎便の分析に基づいた有病率が3.1％と報告されている．しかしながら，この研究では主に社会経済的な地位が低い女性を扱っているため，研究のサンプルはヨーロッパの妊婦を代表したものではない[24]．米国では，妊娠中にコカインを使用した女性は1.1％と予想されると，1992年に最後の国家的な研究データが報告されている[25]．

より最近の研究では，全国的に代表的な疫学に関する2002年と2003年の
National Survey on Drug Use and Healthからのデータを分析すると，コ
カインの使用は，妊娠可能年齢にある非妊婦で1.0％だったのに対して妊
婦では0.3％のみであった[26]．豪州では，西部豪州人女性の一連の薬物使
用を調べる研究では，911人の妊婦のサンプルのうち妊娠中のコカイン使
用を報告されたのはたった4人であった[27]．

　物質使用障害（substance use disorder; SUD）では，しばしば，複数の
合法的もしくは違法な物質乱用が見られる．例えば，90％以上のオピオイ
ド依存女性は喫煙している[28]．それゆえ，多種の物質使用は，適切な疫学
研究と妊娠中のSUDアウトカムを困難にする．英国では，ヨーロッパの
例として17,856人の妊婦に違法薬物使用のスクリーニング検査が行われた．
妊娠中の違法薬物使用が同定された女性168人（0.9％）のうち，61.3％に
違法な多種の薬物使用を認め，アルコールとタバコを含めるとほぼ全員
（97％）の女性に多種の薬剤使用が認められた[29]．米国では，妊娠中の多
種の薬物使用〔アルコール，タバコ，マリファナ，処方された睡眠薬，精
神安定剤，鎮痛薬，覚せい剤，コカイン，クラック（訳注：高純度のコカ
イン），ヘロイン，メタンフェタミンを含む少なくとも2つの薬物使用と
定義〕は6.1％で認められた[26]．南豪州では，89,080人の女性に対して妊
娠中に物質使用のスクリーニングが実施され，その中で707人（0.9％）の
女性が物質使用を認めたと報告されており，18.8％に多種の物質使用が見
られた（アルコールは含むがタバコは除く）[30]．

　表 12.1に，ヨーロッパ，米国，豪州の妊娠中の物質使用の有病率につ
いて概説した．**表**は概観するために提供してあるのであって，含有してい
る研究の方法論やサンプルサイズが大きく異なるため，結果は容易に比較
できないことは注意されたい．

2 │ 併存精神疾患

　The Epidemiologic Catchment Area study（ECA）[31]とThe National Comorbidity
Study（NCS）[32]，The National Epidemiologic Survey on Alcohol and
Related Conditions（NESARC）[33]は，最も幅広く引用されている物質使
用障害と精神疾患の併存に関する米国の研究である．ECAでは，物質使
用障害者のおよそ72％が，少なくとも1つの併存精神疾患を有していたと
いう[31]．併存率は，違法物質の依存症患者の方が，アルコール依存症患者
と比べてより高く，一方多種類の物質使用患者は最も高率に精神疾患を併
存していた[34]．NCSの結果では，生涯におけるアルコール使用障害もし
くは物質使用障害と何らかの精神疾患の併存のオッズ比は2.4倍であった．
生涯においてアルコール依存または物質使用障害でNCS調査に回答した
者の半数が，少なくとも1つの精神疾患の基準に該当する一方で，生涯に

表 12.1 ● 妊娠中の有病率[131]

	ヨーロッパ	米 国	豪 州
ニコチン（妊娠中の喫煙女性）	10 〜 27%[3]	17.3%[4]	11%[5]
アルコール（妊婦）	飲酒様式は米国の推定と類似 Comparative Risk Assessment Study (2005)	飲酒：8.5% 大量飲酒：2.7% 習慣的大量飲酒：0.3%[7]	アルコール使用：19.5%[5]
処方薬			
処方薬使用妊婦の割合	44.2 〜 93%[8]	—	97.1%[12]
抗うつ薬使用妊婦の割合	0.2%[9]	2.8%[11]	—
鎮痛薬使用妊婦の割合	39.6%[10]	14.2%[11]	50%[12]
違法薬物			
年ごとの違法薬物使用妊婦の人数	60,000 人[13]	100,000 人[14]	—
違法薬物使用者であった妊婦の割合	0.9%[29]	5.9%[15]	8%[16]
オピオイド			
オピオイド使用妊婦の人数	30,000 人[13]	23,130 人[17, a]	—
オピオイド使用妊婦の割合	—	0.56%[17]	0.47%[19]
コカイン使用妊婦の割合	3.1%[24]	0.3%[26]	0.4%[27]
多剤使用（2種以上の物質使用）妊婦の割合	合法薬物＋違法薬物：0.9%[29] 違法薬物：0.57%[29]	合法薬物＋違法薬物：6.1%[26]	アルコール＋違法薬物：0.15%[30]

a：2009 年の総出生数4,130,665 件に基づいて独自に計算した.

おいて精神疾患に罹患したNCS調査回答者の50.9％も，アルコールあるいは物質乱用，もしくは物質使用障害の既往があった[35].

Conwayらは，生涯におけるDSM-Ⅳによる気分障害・不安障害と物質使用障害の併存に関して，NESARCサンプルによる国家レベルのデータを提示している[33]．女性の物質使用障害と精神疾患の関連性について，男性と比較した結果を**表 12.2**に示す.

オピオイド依存女性の多くが精神疾患を併存しており，それは主に感情障害，心的外傷後ストレス障害（PTSD），パーソナリティ障害であった（56 〜 73％）[36-38]．Greenfieldらは，物質使用障害の女性の中で気分障

表 12.2 ● 物質使用障害と関連する気分障害・不安障害の生涯オッズ比
（男女の比較）[33]

	大うつ病		躁 病		不安障害	
	女性	男性	女性	男性	女性	男性
薬物使用障害	3.6	3.4	6.7	5.6	2.9	3.0
乱 用	2.6	2.3	4.0[a]	2.6	2.2	1.9
依 存	6.5	5.6	10.7	10.8	5.0	6.1
オピオイド使用障害	6.0	4.9	9.5[a]	5.5	4.2	3.3
乱 用	4.8	4.3	5.7	3.8	3.1	2.2
依 存	10.3	7.6	19.8	12.4	7.8	10.2
コカイン使用障害	3.2	2.9	6.2	5.5	2.7	3.0
乱 用	1.9	3.0	3.5	2.8	1.7	2.0
依 存	6.1	4.8	10.0	11.4	4.8	5.0

a：有意な性差（$p<0.05$）

害・不安障害の12ヵ月罹患率は29.7％であり，最もよく見られた疾患が大うつ病性障害（15.4％）であると報告した[39]．Benningfieldらの研究では，研究対象者（オピオイド依存女性，$n=174$）の48.6％が，過去30日のある時点で気分障害の症状があり，12.6％が希死念慮を示したと報告した[14]．うつ病罹患率（33％）は，Fitzsimonsらの結果と一致していた[36]．

　妊婦という特定集団において，うつ病，特に産後うつ病は臨床研究において重大な関心事である．産後うつ病の発生率は一般に10～15％と報告されている[40]．産後のうつ症状は，適切な診断および治療が行われないと，自殺や重症例では嬰児殺しというリスクを招く．妊娠前や妊娠中にうつ病の既往のある女性や，思春期で物質乱用の既往のある女性は，産後うつ病のハイリスク群である[41]．低所得や乏しい社会支援は付加的にリスクを高める要因である[42]．早産児の母親は，特に産後うつ病の発症リスクが高く，その発症率が14～27％に上る[40]．HolbrookとKaltenbach[43]は，後方視的カルテ調査により包括的物質乱用治療プログラムに参加した125人の妊婦について分析した．ほぼ1/3（30.4％）が，治療開始時点で中等度または重度のうつ病と判定された．半数近く（43.7％）は，産後6週時点で産後うつ病を呈していた．人口動態統計変数は産後うつ病の発生率に関連しなかった．ただし，治療プログラム開始時における出産前のうつ病だけは，産後うつ病の有意な予測因子であった．オピオイド依存の妊婦においては，意図しない妊娠が高率（80～90％）[44]であること，未就労や共通の物質依存のパートナー，パートナーの暴力といった社会経済的問題[45]が，ストレスを増加させた．ストレスと母体のうつ病には密接な関連がある[46]．Clareらは，産後うつ病とは診断能力が試されるような疾患であり

治療が難しい，とした[42]．

　選択的セロトニン再取り込み阻害薬（SSRIs，例：フルオキセチン，パロキセチン，セルトラリン，シタロプラム，フルボキサミン）は，臨床試験に妊婦が参加するには（倫理的）問題があるため，妊娠中のSSRIsや薬物療法の介入については十分研究されているとはいえないが[47]，実際は一般人でも妊婦でもうつ病の治療に最もよく使用される薬剤である．米国食品医薬品局（FDA）は，SSRIsがまれな心肺機能の障害である新生児遷延性肺高血圧症（persistent pulmonary hypertension of the newborn; PPHN）の潜在的リスクがあると報告したことから，2006年に妊娠期間中のSSRIs使用について警告を発した．今日まで，妊娠中のSSRIs使用がPPHNを引き起こすかどうかに関する最新の研究では，知見は一致しない．したがって，現在のFDAの勧告は，現在臨床で実践されている妊娠中のうつ病治療を変更するものではないが，SSRIsに関わるあらゆる有害事象を報告することとしている[48]．このことは，妊娠中の薬物療法が，常に十分なリスクとベネフィットの評価に基づいていなければいけないという好例である．しかし，妊婦のうつ病には多職種アプローチが，母児に対して潜在的に生命を脅かすような結果を防ぐために必要であることは明白である[42]．さらに，薬物調整の重要な役割は，治療する医師が薬物反応や用量が性差で異なることに注意することである[47]．

　感情障害に加えて，疫学研究データによると，物質依存女性の3〜59％はPTSDの診断基準に合致することが示されている[49]．El-Basselらによれば，物質依存女性の25〜57％が身近なパートナーの暴力（intimate partner violence; IPV）の被害者として外傷体験を経験している[50]．Steneらは，IPVを受けた女性は，精神的苦痛が改善した後でさえ，精神作用物質の乱用が高率であることを示していた[51]．彼らは，身体的，性的，心理的といったさまざまなIPVに曝露された女性における精神作用物質（睡眠薬，抗不安薬，抗うつ薬）の使用について調査した．身体的または性的のどちらか，あるいは両方のIPVは，睡眠薬，抗不安薬，抗うつ薬の使用の増加と関係していた．心理的IPVのみの群では，抗不安薬，抗うつ薬の使用増加と関係していた．精神的苦痛が改善された後も，心理的IPVと抗うつ薬使用との関連性だけは継続していた．使用物質に関しては，PTSDに罹患した多くの女性が複数物質使用者（poly-drug users）であるが，乱用でみられる最も多い物質はアルコールである[52]．Backらは[52]，PTSDとコカイン依存を合併した女性と，PTSDとアルコール依存を合併した女性における違いについて分析を行った[52]．アルコール/PTSD合併群の女性は，ストレスフルなライフイベントと同様に，大うつ病と社交恐怖がより高率であった．さらに，回避と過覚醒の割合がアルコール/PTSD合併群の女性でより高かった．コカイン/PTSD合併群の女性では，より重大な職業的・社会的障害が示された．

物質使用障害とパーソナリティ障害における関連調査では、オピオイド依存がしばしば境界性パーソナリティ障害（BPD）に併存していることが明らかとなった。ある文献的レビューでは、何らかの物質使用障害患者の平均27%がBPDの診断基準に合致していた。その内訳は、オピオイド乱用/依存が最も高率であった（18.5%）。続いてコカイン乱用/依存（16.8%）、そしてアルコール乱用/依存（14.3%）であった[53]。BPDは、一般的な臨床サンプルにおいて男性に比べ女性の方がより高率に発症し、物質使用障害の女性の間でも高率に発症する。衝動性や危険を冒す行動といったBPDの気質は、かなり若い年齢での計画外妊娠のリスク増加と関連している可能性があり、しばしば妊娠中絶や流産という結果を招きうる[54]。De Gennaらの研究によれば、BPDの女性はしばしば、BPD症状が出現する時期や症状が増悪する時期に妊娠しやすいことを示した[55]。これらの女性では10代の妊娠や、望まない妊娠のリスクが増加している。

物質使用障害患者において、しばしば併存する他のパーソナリティ障害として反社会性パーソナリティ障害（antisocial personality disorder; ASPD）がある。注射による薬物常習者（injection drug users; IDU）の間では、ASPDの有病率は最大で75%だが、ASPDでIDUの大半は男性である[56]。DSMのASPDの診断基準を用いると、女性における同疾患の有病率を過小評価する可能性があると示唆する文献もある[57]。ASPDは注射針の共用やハイリスクな性行為といった危険な行為と関連がある。結果として、HIVやC型肝炎、B型肝炎ウイルスの感染率が著しく増加する。情緒不安定さや衝動性、出産のようなストレスの高いライフイベントの結果として、しばしば生じる。それゆえ、ASPDのある物質依存の妊婦は、特に支援を必要とする非常に脆弱な一群である[56]。

一般的に、併存する精神症状を有する物質依存の女性は、より高い頻度で違法物質使用を伴うという不良な治療的転帰をとるため[36]、早期から標準化された診断的評価と適切な治療が必要である。

3 コスト

ヨーロッパでは、物質依存は脳疾患（精神および神経疾患）のうち5番目に費用を要する障害である[58]。ヨーロッパにおける物質依存の総年間費用を**表 12.3**に示し、よく見られる他の脳疾患と比較した。ヨーロッパにおける脳疾患への2010年分の費用総額は7,980億ユーロで、物質依存（アルコール依存とオピオイド依存）だけで657億ユーロが使われ、そのうち37%は直接的な医療費、23%は直接的な医療以外の費用、40%は間接費用であった。

ヨーロッパでは、母親の合法・違法物質使用に関連する（長期間の）児童ケアの費用に関して構造化されたデータは少ない。Manghamらは、英

表 12.3 ● ヨーロッパにおける脳疾患の総年間費（2010年）[58]

脳疾患	年間費（10 億ユーロ）
気分障害	113.4
精神病性障害	93.9
不安障害	74.4
脳卒中	64.1
依存症 [a]	65.7

a：アルコールおよびオピオイド依存

国における早産（妊娠37週以前の出産）の医療費を見積もったところ，オピオイド依存女性の15％で早産が発生しており，子ども1人当たり最大で466.250ユーロであった[59]．米国では，胎児アルコール症候群（foetal alcohol syndrome; FAS）で生まれた子どもに対する年間平均費用は，1児童あたり2,842米ドルである．この費用は，FASでない児童に対する年間平均医療費（500米ドル）より2,342米ドル多いことになる．一人の子どものFASを予防することで，10年間で128,810米ドル，20年間で491,820米ドルの費用を抑えるという[60]．2000 ～ 2009年における新生児薬物離脱症候群（neonatal abstinence syndrome; NAS）に関する動向と費用を調べた調査によると，NASと診断された子ども1人あたりの平均入院費は，39,400ドルから53,400ドルに増加しており，他のあらゆる入院での出産費用は，6,600ドルから9,500ドルに増加していた[17]．入院の滞在期間については，調査期間においては比較的変化がなく，NASで約16日，他のあらゆる出産で約3日だった．2000 ～ 2009年における米国の見積もりでは，NASに対する総入院費は，インフレ調整を行って，1億9千万ドルから7億2千万ドルに増加したと推定されている[17]．

4 ｜ 治療

妊娠期にできるだけ早期に治療をすれば，妊娠の転帰はよくなり，出産の合併症も少なくなる．物質依存の妊婦は，エビデンスに基づいた利用可能な治療選択を考慮し，物質依存の種類によって個人に合わせた方法による多くの専門職体制によって，最適に治療することができる[61]．

ニコチン依存では，グループ療法や認知行動療法が，妊娠中の禁煙において有効性を示している[62]．別の心理社会的治療法として，随伴性マネジメント（contingency management; CM）*1は，オペラント条件付け（禁

訳者注

*1：望ましい行動を取ったときに報奨を与えて行動変容を促す仕組み．

煙を促すために報奨が与えられる）の原理に基づいており，他の心理社会
的介入に比べて脱落率は低かった[63]．コクランレビューの報告によれば，
妊婦に対するCMは，他の禁煙目的の介入と比較して有意に禁煙率を増加
させる[64]．CM介入は，胎児の成長，出生体重，母乳期間にも良い影響を
与える[65]．これらの結果に基づき，物質使用障害の妊娠患者とその子供は
標準的依存治療にCMを取り入れることでかなりのベネフィットが得られ
る．CMは米国の研究で主に用いられており，近年では，ヨーロッパの研
究発表の数が増え続けている[66]．薬物療法的介入に関しては，Broseら[67]
によって，ニコチン置換療法の組み合わせ（nicotine replacement
therapy; NRT，ニコチンパッチと即効作用型の組み合わせ）が，妊娠中
の禁煙により高い効果があるかどうかの調査を行った．薬物療法を用いな
い治療法に比べ，ニコチンパッチと即効作用型の組み合わせを用いること
はより高い禁煙率と関連していたが，NRT単独では効果がなかった．し
かし，NRTは妊婦では投与の適応外であるため，厳重な管理下でのみ考
慮されるべきである．

　アルコールにおいては，依存症に限らずあらゆる飲酒における正確かつ
早い診断評価が不可欠である．アルコールは妊娠の最も早期の段階におい
ても，胎児に発育障害を引き起こしうる．さらに，研究で示されているこ
ととして，気晴らし飲みや大量の飲酒癖は，胎児アルコールスペクトラム
障害（foetal alcohol spectrum disorders; FASD）の最大のリスクに胎児を
さらすことになる[25]．アルコール乱用に対するいくつかのスクリーニング
ツールが開発され，出産前のケアで使用することの有効性が指摘されてい
る．直近に提案された短時間で簡便なツールであるT-ACE 3（Tolerance,
Annoyed, Cut down, Eye opener）は，高い感度と特異度があり，妊娠
期の危険な飲酒を同定し，曝露された児における長期間の神経行動学的転
帰を予測する．アルコール依存症の治療にはアルコール摂取がもたらす結
果についての適切な教育が推奨される[68]．胎児に対するアルコール摂取の
深刻な影響を考えると，断酒は妊婦において主要な目標と考えなければい
けない．飲酒量の多い女性においては，解毒，身体からアルコールを除去
することを,注意深い観察下の入院環境で行わなければいけない.アルコー
ル離脱によって母体のストレスが上がることは，胎児に重大なリスクを引
き起こすため，併用薬物療法は解毒の早期段階でも考慮されるべきである．
しかし，離脱症状を治療する薬剤（例えばベンゾジアゼピンやクロメチア
ゾール）も胎児へのリスクに関係するため，リスク・ベネフィットの評価
は必要である．もし絶対的な禁酒が現実的な治療目標として考慮できない
場合には,あらゆるレベルでの節酒は児の転帰に有益になるため，アルコー
ル摂取を減らすことに焦点を当てるべきである[69]．健康保健の専門家や看
護師から提供される簡潔な介入（アルコール摂取者に情報とアドバイスを
提供する1〜3回のカウンセリング形式のセッション）は，妊娠中のアル

コール摂取を有意に減らすことが示されている[70]．妊娠期間中の簡潔な介入は，最も飲酒量の多い女性に最も大きな効果を示した．さらにパートナーが参加すると，この効果は有意に強くなった[71]．

オピオイド維持療法（opioid maintenance therapy; OMT）は，現行の標準的なオピオイド依存治療であり，違法物質の使用を減らしたり，治療の継続性を高めたりするうえで有効性が証明されている．オピオイド依存の妊婦に対して第一選択となる治療は，メサドンあるいは代わりにブプレノルフィンを用いたOMTである．Winklbaur-Hausknostらは，オピオイド依存症の妊婦に，ブプレノルフィンとメサドンの比較に関する2つの二重盲検・二重ダミー（複数のプラセボを用いる）無作為割付試験〔Pilot Study（PS）とEuropean sample of the MOTHER trial（MT）〕の結果を比較した[66]．どちらの群も，研究参加と評価終了を証明する書類を受け取れるようにした．ただし，MT群においては，尿検査で薬物反応が陰性の場合には，CM介入も受けられるようにした．結果は，CM介入により治療意欲を高める群と同様に，より早期の治療登録群が妊娠期間中の違法物質使用を減少させた〔MT群：平均推定妊娠期間（mean estimated gestational age; EGA）参加時18.4週 vs PS群：EGA参加時24.3週〕．オピオイドとベンゾジアゼピンの陽性尿サンプルの数は，MT群に比べてPS群で有意に高かった（オピオイド陽性数：PS群＞MT群，$P = 0.03$，ベンゾジアゼピン陽性数：PS群＞MT群，$P<0.001$）．さらに早産発生率は，MT群が11％に比べてPS群では36％と高かった．同様に，治療脱落率はPS群の22％に比べて，MT群では10％であった．これらの結果（PS群とMT群における早産発生率および治療脱落率）は有意ではなかったが，特にMT群の早産率がとても低く，多くの先進国における一般群の早産率の5〜9％とほぼ同等であることから臨床上は意義のあるものであった[72]．Ungerらは，被験者内デザインによって，オピオイド依存の妊婦におけるブプレノルフィンOMTをメサドンと比較したユニークな症例集積研究を報告した[73]．この結果は，オピオイド依存妊婦3人のそれぞれ2回の妊娠に対して，2つの薬剤の再発予防と安全性について有効性を確認している．ブプレノルフィンの治療はNASの症状発現がより低い傾向という結果であった．

患者の生活する地域要因を考慮することの重要性は，MOTHER試験センター間（中央ヨーロッパ，米国の郊外，都会）の地域差を調査した研究により明白となった．米国の都会にいる女性の方が，併用する薬物の使用量がより多く，他のセンターと比べて脱落率も高かった．さらに，新生児の転帰も場所によって異なっていた[74]．すなわち，女性の治療をするにあたり，治療薬としての側面だけではなく，取り巻く環境や文化の特徴も考慮することが重要である．妊娠期における薬物治療を最終的に決定するには，個々の有益性に関する判断に基づかなければならないとともに，女性

のこれまでの経験や治療コンプライアンスと継続を高めるための治療薬の受容性と忍容性といった事項も考慮されるべきである．

　妊娠期における最先端のOMTを用いたオピオイド依存の治療は，より良好な妊娠転帰をもたらし出産合併症もより少ないことに関連しており，長期にわたる健康管理システムにかかる費用を考えるうえで重要な一面を示しているといえる[75]．ブプレノルフィンがNASの転帰によりよい結果を示すとしても，女性達にはこの1種類の薬に限定するべきではなく，ブプレノルフィンとメサドンのどちらも有用で安全な治療の選択肢であるため，女性は両剤を選択できる[73]．

（訳：渡邉 博幸，橋本　佐，橘　真澄，岡東 歩美）

新生児薬物離脱症候群

　世界中の病院で母親が乱用した薬物に曝露された新生児の数は増加しているが，オピオイドや他の中毒性の薬物に子宮内で慢性的に曝露された出生児の正確な数を把握することは常に困難である．その理由としては，時代とともに薬物の摂取パターンが変化すること，病院や医療施設によって薬物使用パターンに明らかな違いがあること，個々の都市や国によっても異なること，同時に多数の異なる薬物を使用すること，合法薬物と違法薬物があることなどが挙げられる．妊産婦の薬物乱用の状況の推移とNASがみられた児の人数への影響についての研究では，2000 ～ 2009年の間に米国50州のうち44州の4,121病院からの退院時情報740万件を収集した[17]．この研究のデータを用いて，2009年NASの治療後退院した児と他のすべての病院出生児とを比較した．NASと診断された割合は，年間病院出生1,000人あたり3.39人であった．NASを認めた新生児は，低出生体重であった割合が19%，呼吸器合併症を有する割合が30%と他のすべての病院出生児よりも高く，哺乳困難や痙攣発作も多くみられた．

1 ｜ 病 因

　違法オピオイドを慢性的に使用している母親，または薬物依存の治療のためにメサドンやブプレノルフィン等を投与されている母親から生まれた新生児は，出生前に高頻度に曝露された薬物に対して受動的な依存症を有する．しかし，この依存群の症状はさまざまで，多くの要因が関連していることが示されている．これらの薬物は低分子量で脂溶性であるため，母親から胎児に胎盤を通して容易に移行する．薬物移行速度は個々の薬物の

特性によって異なる．薬物が胎盤を通過して胎児に蓄積すると，母体血と胎児血の間に平衡が確立する．出産時に臍帯が切断されて薬物の経胎盤通過が途絶すると，薬物の乳児への供給が終了し，離脱または禁断症状を起こす可能性がある．一連の症状には，中枢神経系，胃腸系，呼吸器系，自律神経系を含む多臓器の障害が含まれており，NASと称される[76]．

NASの原因物質の特性はそれぞれ明らかに異なるにもかかわらず，現れる一連の行動上および生理学的な徴候や症状は大変類似している．関与する薬物には，ヘロイン，メサドン，ブプレノルフィン，処方薬（OxyContin®，Percodan®，Vicodin®，Percocet®，Dilaudid®）などのオピオイドが含まれる．オピオイドは，母親と胎児の両方に退薬による顕著な影響をもたらす．ベンゾジアゼピン系（ジアゼパムなど）やバルビツール酸系などの催眠鎮静薬も，NASの原因となる可能性がある．これらの薬剤の半減期は長いので，乳児が退院するまで離脱症状が出現しないことがある．Seligmanらは，メサドンに曝露された新生児におけるNASの治療に要する期間を，予測する母体の変数について研究した[77]．より遅い妊娠時期の曝露とベンゾジアゼピンの併用が，より長い治療期間と関連していた．この調査では，母親が多種類の薬物を乱用することによってNASの重症度が高くなることを示している．また，SSRI，アルコール，ニコチンもNASの症状を引き起こすことに関与している[78-80]．

また，母親が分娩室で麻薬拮抗薬を投与された場合にも，新生児に禁断症状が起こることがあり，その後，非常に重度で急激な新生児離脱症状が続く可能性がある．母親が受けた鎮痛や麻酔の方法も，NASの発症までの時間に影響しうる．一般に，硬膜外麻酔は，母親と新生児に問題を起こすことが少ない[81]．

妊婦のオピオイド依存症の治療のために投与される医薬品（メサドンまたはブプレノルフィン）は，母親・胎児・新生児の三者それぞれに対して多くのベネフィットもあるが，新生児禁断症状の潜在的リスクにもなり得る．オピオイド子宮内曝露児の48～94%がNASを発症し[82]，ブプレノルフィン曝露児（47%）はメサドン曝露児（50～81%）と比較してNASの発症率が低い[83]．メサドンの投与量のNASへの影響については，数多くの研究が報告されている．いくつかの研究で，メサドンの投与量が多いほどNASの重症度が高いことが示され，その結果，医師は新生児の症状の重症度を低くするために母親へのメサドン投与量を減らすことになった[84-86]．一方，メサドンの投与量が不十分な場合，ヘロイン使用が再発する可能性が高くなった．逆に，メサドンの投与量とNASの重症度との間に相関がないことを示す報告も同程度にあった[87, 88]．Clearyらが，妊娠中の母親のメサドン使用量とNASの発症率または重症例における薬物治療の必要性との関連があるかどうかを調べるために，67報の研究（うち27報が選択基準に合致）からのデータを比較するメタ解析を行った[89]ことによっ

て，この議論は解決された．その結果，母親のメサドン維持療法が高用量
か低用量かによって，NASの重症度が異なることはないと結論づけられ
た．さらに，エビデンスに基づく研究では，メサドンを開始した妊娠時期，
メサドンの投与期間および投与量，妊娠前の薬物使用期間とNASの重症
度との間にも関連はみられず，妊娠中のメサドン投与量（10 ～ 100mg ／
日）と離脱に関連する痙攣の回数や重篤度との間に明らかな関連はみられ
なかった[89-93]．

　ブプレノルフィンについては，報告されたNASの重症度と発症率は多
様である．多くの研究では，ブプレノルフィン療法を行っている時の他の
薬物乱用を調整していない．他の薬物使用を含む研究においてはNASが
多く発生したが，オーストリアと米国の研究では，ブプレノルフィン単独
使用による禁断症状の発生は大変少なかった．適切な対照をおいた臨床試
験（The MOTHER Study）では，妊娠中のオピオイド中毒治療目的での
メサドン投与群ブプレノルフィン投与群による出生児のNASの発生率と
重症度を比較した[94]．治療を要するNASの発生率，NASスコアの最大値
および頭囲については，メサドン投与群とブプレノルフィン投与群との間
に有意な差は見られなかった．治療に要したモルヒネの総量（mg），入院
期間，治療日数として定義されたNASの重症度は，ブプレノルフィン投
与群の方が低かった．これら3つの検討事項は，必要とされるモルヒネ量
が多いほど，治療日数と入院期間も長くなるという点で相互に関連してい
る[94]．また，米国都市部，米国郊外部，中央ヨーロッパに分けて検討する
と，地域間でNASの重症度などに違いがあり，中央ヨーロッパではブプ
レノルフィン曝露児とメサドン曝露児の間のNASの違いは小さかった[74]．

　Wachmanらは，遺伝的要因が離脱症候群に関連するかどうかを解明す
るために，*OPRM1*と*COMT*の一塩基多型とNASによる入院期間および
治療の有無との関連を調べる研究を行った[95]．成人で中毒に関連する遺
伝子が，乳児のNASにも関連することが今後明らかになるかもしれない．
成人においては，多様性のない共通の型の特定の遺伝子が，オピオイド依
存症のリスクが高くなることと関連している．この米国多施設共同コホー
ト研究（メイン州，マサチューセッツ州，テキサス州，ニューヨーク州）で，
メサドンまたはブプレノルフィンに曝露された母児86組を登録し，DNA
を分析した．*OPRM1*遺伝子の変異を有する乳児は，変異を伴わない乳児
よりも入院期間が8.5日短く，治療が不要である率が高かった．*COMT*遺
伝子に関しては，変異を有する児は入院期間が10.8日短く，治療を受ける
率が低かった．喫煙や向精神薬（SSRI）の併用がある場合，児の離脱症
状のリスクがより高かった．この研究の最終的な目標は，最もリスクが高
い乳児を早期に特定し，NASの一部を予防してより早く乳児を家に帰す
ための治療戦略を確立することである．米国国立衛生研究所は，遺伝子の
NASの重症度への影響に関してより大規模な研究を開始している．

2 │ 症 状

　オピオイド依存の女性は喫煙していることが多く，曝露量にもよるが，2つの依存症によってNASの症状が増強する可能性がある[96]．子宮内で高濃度のニコチンに曝露した児は，興奮性が高く，筋緊張が亢進しており，ストレス徴候や禁断症状を多く示すことが判明した（新生児タバコ症候群）[97]．アルコールに曝露した児に見られる症状は生後24時間以内に発現し，特に胎児性アルコール症候群の特徴を持つ新生児に報告されている．新生児が呈する症状は，易刺激性，振戦，痙攣，後弓反張，腹部膨満である．

　うつ病の妊婦が抗うつ薬を使用することによって，新生児に神経行動学的症状が起こりやすくなる．妊娠第3三半期にSSRIに曝露された乳児にみられる症状は，中枢神経系徴候（易刺激性，痙攣など），運動性の徴候（激越，振戦，筋緊張亢進など），呼吸器症状（呼吸数の増加，鼻閉など），消化器症状（嘔吐，下痢，哺乳困難など），発熱，低血糖などである[98]．出生後数時間〜数日に症状が発現し，通常は2週間以内に消失する．フルオキセチンとパロキセチンへの曝露でこのような症状が高頻度に報告されている[99]．妊娠第3三半期の母親のSSRI使用を減らすことによって，新生児のNAS発症リスクが低下する可能性があるが，妊娠中のうつ症状による有害な影響とのバランスを検討する必要がある．

　子宮内でのオピオイド曝露後，ほとんどの児は出生時には身体的および行動的に問題なく，出生後2週間以内に症状が現れるとされるが，生後72時間以内に出現することが多いと報告されている[79, 100, 101]．ほとんどのオピオイドは短時間作用性で胎児にはあまり蓄積されないため，新生児のオピオイド禁断症状は通常生後24〜72時間以内にみられる．メサドンの作用時間は長く，胎児組織に蓄積されるので，禁断症状の発症時期や重症度はさまざまである．急性症状は数週間，亜急性症状は4〜6ヵ月間持続する可能性がある[102, 103]．

　胎内でのオピオイド曝露の結果生じるNASは，中枢神経異常興奮性，胃腸機能障害，呼吸器系および自律神経系の症状を特徴とする全身性の障害とされている．影響を受ける4つの器官系の詳細は次のとおりである．NASで最も顕著なのは中枢神経系の症状で，児に見られる極度の易刺激性は非常に目を引く症状である．振戦は，刺激されたときに起こるものと眠っているときなど静かな状態で起こるものがあり，甲高い泣き声，筋緊張の増加，易刺激性，深部腱反射の増加，およびモロー反射の亢進と関連する．探索反射や，拳や親指を吸うなど極端な食欲亢進がよくみられる．中脳によって制御される吸啜や嚥下のメカニズムは，乳児においては有効に働かず協調がうまくいかないので，授乳時に大きな困難が生じる可能性がある[76]．乳児には，逆流，噴出性嘔吐，軟便といった消化器系症状がみられる．摂取不足と消化管からの喪失の増加による脱水によって，過度の

体重減少，電解質の不均衡，ショックが起こり，昏睡や死に至る可能性がある．禁断症状をコントロールする迅速かつ適切な薬物療法と，臨床的に明らかな水分喪失と不感蒸泄の両方を補うために必要な水分およびエネルギーを供給することが，このような症状の管理において重要である[104]．呼吸器症状としては分泌物過剰，鼻閉，時に胸部陥凹を伴う多呼吸，間欠性チアノーゼ，無呼吸がみられる[105]．ヘロイン急性離脱の児では生後1週間以内に呼吸数が増加し，その結果低炭酸ガス血症と血液pHの上昇がみられた[106]．重度の呼吸窮迫症状は，嘔吐，誤嚥，誤嚥性肺炎を起こした時に最も多く見られ，一般的なNASではあまり見られない．自律神経系に関連する症状としては，全身性自然発汗，くしゃみ，あくび，皮膚色の変化（斑状皮膚）が見られる．体温上昇や流涙が起こり，水分喪失が増加する可能性がある[107]．

　子宮内でコカインに曝露された児には，典型的な禁断症状はみられない．コカインに曝露された児の神経行動学的症状には，振戦，間欠的に易刺激性を伴う嗜眠，異常な泣き方，弱い吸啜，筋緊張亢進，睡眠の異常，保護者との相互作用の障害などがある．Askinらは，このような影響は神経行動学的機能の低下を起こす神経毒性によるものであり，真のNASではないと述べている[108]．さらに，これらの児の易刺激性は，未熟性や，コカインと同時に摂取したヘロイン，アルコール，ニコチン等の他の薬物への出生前曝露など他の要因によるものと区別することは困難である[108, 109]．

　NASの発症を検討する時に，児の成熟度は重要な要素である．満期出生児では，NASはより早期に発症し，症状はより重度で，治療を要することが多いが，痙攣発作はむしろ少ない．早産児はより遅く発症し，重篤な症状を示すことは少ない[110, 111]．早産児において禁断症状の重症度が低い理由としては，中枢神経系が未熟であること（樹状突起の分岐，特異的オピオイド受容体，神経伝達物質機能等の未熟性），または妊娠期間が短いため薬物総曝露量が少ないことに起因する可能性がある．

　禁断症状の発現時期，パターンおよび持続時間に関しては，個々の新生児によってばらつきが大きい．生後1〜4日目までの新生児の血漿中の薬物濃度低下率が禁断症状の重篤度に影響することが示されている（これらの研究における薬物はメサドンであった）[110-112]．基本的には，児が薬剤を排出する速度が速いほど症状が早期に出現し，重篤になる．

　NASであることに気づかず治療が行われない場合には，過剰な体液喪失，高熱，痙攣，呼吸不安定，誤嚥，呼吸停止により児が死亡にいたる可能性がある[94]．しかし，妊娠中の薬物乱用と新生児の治療に関する最新の医学的知識があれば，NASの結果児が死亡に至るようなことはないはずである．

3 評価

　評価ツールによって，徴候，症状，重症度を正確に評価し，軽症児への不必要な治療を回避することが可能になり，効果的な投薬量の設定や減薬の方法といった情報を得ることができる．多くの採点ツールが開発され，小児科領域の論文として報告されている[76, 113-116]．Finnegan新生児薬物離脱スコアは新生児のNASの発症，進行，軽快をモニターするために看護スタッフによって採点されるもので，オピオイドへの子宮内曝露の結果NASを発症する可能性がある新生児を評価するために米国小児科学会から推奨されている[101]．Finnegan新生児薬物離脱スコアは，それぞれの徴候や症状を新生児罹患率との関連性に基づいて相対的に重み付けして評価するもので，項目のスコアが高いほどより重篤な症状と相関する．NASの症状は変動するため，1日を通して一定の間隔で児の採点を行わなければならない．重度の症状を有する児においては，NASの症状が安定するまでより頻回の評価が必要である[76]．Finnegan新生児薬物離脱スコアのための利用可能な測定者間信頼性のためのマニュアルやDVDを用いることによって，臨床医はオピオイド曝露児の禁断症状や症状の有無の評価，NASの評価に必要適切な検査の実施，NASの臨床症状の記録を容易に行うことができるようになり，スコアを使用する他の測定者との信頼性は90％に到達することが可能である．個々人が適切に訓練を受けて，評価者間の信頼性を保つことができれば，スコアは禁断症状の発症，進行，軽快を評価するための貴重な客観的尺度となる[117]．

　NASの症状は，敗血症，脳炎，髄膜炎，無酸素症後の中枢神経系刺激，低血糖症，低カルシウム血症，脳出血などの疾患に類似する可能性があるので，他の新生児疾患についても考慮する必要がある．これらの疾患はすべて，特に母体感染や早産によって起こることが多く，薬物を乱用した女性から生まれた乳児においてリスクが高い．

4 治療

　薬物に曝露されたすべての新生児に禁断症状が現れるわけではないので，NAS予防目的の薬物投与を決まった手順として行うことは推奨されない．しかし，生後4～5日まで起こる可能性のある症状について新生児を注意深く観察することは非常に重要である．治療は正確な評価と診断に基づいて行われるべきである．診断は母体のオピオイド使用歴と尿または胎便の薬物検査によって確定すべきである．

　通常病院では，オピオイドに曝露された児は母親から隔離され，静かで薄暗い環境に移されるか，新生児集中治療室（NICU）に入院することが多く，必要に応じて禁断症状に対する治療を受ける．母子分離や感覚遮

断に関しては，NAS改善の独立した予測因子であるとした研究はないが，母子分離は禁断症状の増加，母親の愛着の減少，育児放棄の原因になる可能性がある．母児同室はより効果的に母子関係の形成を促進し，NASの発症率と重症度を低下させる可能性があるとの仮説が立てられている[118]．Abrahamsらは，メサドンまたはヘロインを使用している母親から生まれた新生児において，標準的治療と母児同室（RI）治療を比較した[119]．母児同室を行った新生児とNICUで従来の治療を受けた新生児の2群を検討した．この研究の結果，治療評価基準として体重増加を用いると，母児同室を行った児はNASの治療を必要とする率が低く，母親と一緒に退院する可能性が高いことが明らかになった．その後の研究でも，母児同室の場合NAS治療率と入院日数が減少することが示された（NAS治療率：RI 11％，NICU 45％，入院日数：RI 7日，NICU 13日）[120]．

Metzらは，無作為化二重盲検ダブルダミー臨床試験（CT群：毎日出生前訪問，NASの評価は子宮内薬物曝露について盲検で行う，分娩後母児同室が必須）内の全妊娠期間OMT（ブプレノルフィンまたはメサドン）を使用した女性における母児の転帰を，標準プロトコール（SP群：出生前訪問の頻度は平均して週2〜3回）を使用したグループと比較検討した[121]．ブプレノルフィン曝露児は，両方の群においてNASパラメータに関して明らかに良好な転帰を示したが，SP群に比べてCT群では投与されたモルヒネ総量が少なく，入院期間がより短かった．この研究ではNASが盲検評価であったことに加え，母体尿中毒物検査結果は両群間で有意差はなかったにもかかわらず（同等に低率），SP群の治療期間の方がはるかに長かったので，これらの結果は，CTにおけるNAS治療中ずっと母児同室にすることのメリットを示している．

援助的介入（多くは新生児を落ち着かせる伝統的な手法）を行うことは，新生児離脱症状の治療において重要である．援助的介入には，おしゃぶり（非栄養的吸啜），母親との肌の触れあい，手を吸えるようにして布でくるむこと，厚着をさせないこと，鼻咽頭の吸引，栄養過剰ではなく哺乳不良が続く場合には少量頻回授乳（2時間ごと）を行うこと，嘔吐や逆流が問題である場合は児を右横臥にして誤嚥を減らすようにすることなどがあげられる[80]．NASの治療について調べる必要があることはたくさんあるが，現在分かっていることを行うことで児を快適な状態にして，誤嚥性肺炎，脱水症，痙攣発作などの合併症を減らすことができる[76, 122]．支持療法を行うと，児の哺乳力が正常になり，体重増加がみられ，十分な睡眠を取ることができるようになる[79]．

もう一つの検討課題は，母乳中に非常に少量のメサドンおよびブプレノルフィンが検出されるという事実に鑑みて，母乳栄養が新生児離脱症状に影響を与えうるかどうかということである[123]．メサドンは母乳中に検出されるが，濃度は非常に低い．母親の血漿中濃度に対する母乳濃度の比は，

0.05 〜 1.2の範囲であった[123, 124]．ブプレノルフィンも乳汁中に検出され，母体血漿中濃度に対する比はおおよそ1である． ブプレノルフィンは経口生体利用率が低いため，乳児は母乳中に分泌されるブプレノルフィン総量の1/5 〜 1/10を摂取することになる．母乳からのブプレノルフィンの吸収は他のオピオイドよりもはるかに少ない[125]．したがって，母親が授乳に意欲を示しており，HIV陰性で，治療計画に従うことができ，他の合法または違法薬物を使用しない場合には，メサドンまたはブプレノルフィンを投与中の母親が母乳栄養を行うことは，母子愛着確立をサポートする点から推奨される[126, 127]．

　薬物治療はスコアの重症度に応じて行い，児の薬物治療に対する臨床効果と，離脱症状をおさえるために必要な量をモニターし，用量を漸減していく．NASの治療において，医師はスコアの重症度に応じて投薬量（mg／kg）を増やす滴定法を用いてオピオイド薬を投与すべきである．治療の基本原則は，迅速に用量を増やし，症状軽減に伴い用量を積極的に減少させることである．オピオイドによる新生児離脱症状のために一般的に使用される薬物は，具体的には経口モルヒネ，アヘンチンキ，メサドンであり，体重と重症度に応じて投与される[82]．経口モルヒネは他の薬剤よりも治療効果に優れていることが証明されている[128]．クロニジンはまれにしか使用されず，第一選択薬ではない．新生児離脱症状の治療におけるブプレノルフィンの舌下投与が研究され，投与スキームが開発されている[129, 130]．英国では94％，米国では83％の医師が新生児のオピオイド離脱症状の治療のためにモルヒネまたはメサドンを使用している[101]．他の薬物（例えばバルビツール酸塩，エタノール，催眠鎮静薬）からの離脱症候群では，フェノバルビタールが一般に投与される．

　NASを発症した児の発達は常に懸念される．NASを発症した児の将来の発達予後不良を予測する人が多いが，NASは一時的かつ治療可能なものであり，安定した環境の中ではNAS自体が児の転帰に影響を及ぼすことはない．特定の薬物（違法または治療用オピオイド）の曝露に関連づけようとする人が多いが，小児の発達には，無数の影響を与える要因の中で児がおかれる環境と貧困に関わる多くの問題が最も関連している．NASの適切な認識，評価，治療を行うとともに，養育者になる人の適切な指導を行うことで，子どもが正常な発達転帰にいたる可能性を高くするための養育的で健全な環境を確保することができる．

Conclusion ▐▐▐▐▐

　本章では，妊婦とその出生児における薬物使用および関連障害の有病率，転帰，治療の概要を示した．制限としては，ラテンアメリカとアフリカに関しては同様の構造化されたデータがないため，これらの地域の情報は含まれていない．

　本章で示したデータと結果は，妊娠中の薬物依存の複雑さを強く示している．薬物依存の女性は，複数の精神疾患を併発する非常に脆弱な患者群に属する．両方の疾患に対して治療がうまくいかなければ予後不良になると考えられるため，併存疾患を十分に認識して治療する必要がある．薬物依存妊婦の最適な管理のためには，依存薬物の種類や併存する精神疾患に応じて個別に調整した治療を行うべきである．可能な限り早期にSUDと共存症の標準化された診断プロセスと治療を開始することで，より良好な妊娠転帰が得られる．子宮内オピオイド曝露児の48〜94％がNASを発症するため，新生児を注意深く観察する必要がある．集積された無作為化比較試験データ，前向きおよび後向きデータでは，ブプレノルフィン子宮内曝露児においてはメサドン曝露児と比較してNASの重症度が低いことを示している．しかし，最も重要な問題はNASがOMTの選択基準として使用されていないことである．NASは容易に診断可能で，リスク全体の1つの側面にすぎない治療可能な状態である．妊娠中に投薬治療を行う場合には，治療による有益性の比率はすべての患者において個々に判断する必要がある．NASの薬物治療は，正確な評価と診断の原則に基づいて提供されるべきであり，標準的な治療に加えて母児同室のような薬物療法以外の方法を考慮するべきである．治療の成果で最も重要な転帰尺度は母児双方のウェルビーイングであり，さまざまな治療（すなわちオピオイド依存症治療のためのブプレノルフィンまたはメサドンの選択），同様の特殊な治療選択肢（たとえばCM），妊産婦および新生児の転帰が優れている標準治療などを行うことで達成することができる．さらに，妊娠期間を延長し，早産を予防し，入院期間を短縮するためのすべての介入措置は，社会的費用の削減にもつながる．

（訳：肥沼　幸）

References

1) De Santis M, et al: Smoke, alcohol consumption and illicit drug use in an Italian population of pregnant women. Eur J Obstet Gynecol Reprod Biol, 159: 106-110, 2011.

2) European Monitoring Centre for Drugs and Drug Addiction: Pregnancy, Childcare and the Family: Key Issues for Europe's Response to Drugs. Available from: <http://www.ofdt.fr/BDD/publications/docs/OEDT121031siGEF.pdf>

3) European Medicine Agency: Guideline on the Development of Medicinal Products for the Treatment of Nicotine Dependence (Draft). Available from: <http://www.ema.europa.eu/docs/en_GB/document_library/Scientific_guideline/2009/09/WC500003515.pdf>

4) National Survey on Drug Use and Health: NSDUH REPORT: Cigarette Use among Pregnant Women and Recent Mothers. Available from: <http://www.samhsa.gov/data/2k7/pregCigs/pregCigs.pdf>

5) Australian Institute of Health and Welfare: National Drug Strategy Household Survey Report. 2011. Available from: <http://www.fare.org.au/wp-content/uploads/2011/07/Alcohol-Consumption-During-Pregnancy-Final.pdf>

6) Alcohol consumption, alcohol dependence and attributable burden of disease in Europe 2012. Available from: <http://amphoraproject.net/w2box/data/AMPHORAReports/CAMH_Alcohol_Report_Europe_2012.pdf>

7) U.S. Department of Health and Human Services: National Survey on Drug Use and Health 2012. Available from: <http://www.samhsa.gov/data/NSDUH/2012SummNatFindDetTables/NationalFindings/NSDUHresults2012.htm-ch2.6.>

8) Daw JR, et al: Prescription drug use during pregnancy in developed countries: a systematic review. Pharmacoepidemiol Drug Saf, 20: 895-902, 2011.

9) Egen-Lappe V, et al: Drug prescription in pregnancy: analysis of a large statutory sickness fund population. Eur J Clin Pharmacol, 60: 659-666, 2004.

10) Headley J, et al: Medication use during pregnancy: data from the Avon Longitudinal Study of Parents and Children. Eur J Clin Pharmacol, 60: 355-361, 2004.

11) Andrade SE, et al: Prescription drug use in pregnancy. Am J Obstet Gynecol, 191: 398-407, 2004.

12) Henry A, et al: Patterns of medication use during and prior to pregnancy: the MAP study. Aust N Z J Obstet Gynaecol, 40: 165-172, 2000.

14) Benningfield MM, et al: Co-occurring psychiatric symptoms are associated with increased psychological, social, and medical impairment in opioid dependent pregnant women. Am J Addict, 19: 416-421, 2010.

15) U.S. Department of Health and Human Services: National Survey on Drug Use and Health. 2013. Available from: <http://www.samhsa.gov/data/NSDUH/2012SummNatFindDetTables/NationalFindings/NSDUHresults2012.htm#ch2.6>

16) O'Donnell M, et al: Increasing prevalence of neonatal withdrawal syndrome: population study of maternal factors and child protection involvement. Pediatrics, 123: e614-e621, 2009.

17) Patrick SW, et al: Neonatal abstinence syndrome and associated health care expenditures: United States, 2000-2009. JAMA, 307: 1934-1940, 2012.

18) Degenhardt L, et al: The "lessons" of the Australian "heroin shortage". Subst Abuse Treat Prev Policy, 1: 11, 2006.

19) Burns L, et al: Use of record linkage to examine alcohol use in pregnancy. Alcohol Clin Exp Res, 30: 642-648, 2006.

20) Haasen C, et al: Cocaine use in Europe - a multicentre study. Methodology and prevalence estimates. Eur Addict Res, 10: 139-146, 2004.

21) United Nations Office on Drug and Crime: World Drug Report 2013. United Nations Publications, 2013.

22) Australian Institute of Health and Welfare: National Drug Strategy Household Survey: First Results Canberra (AUST). AIHW, 2004-2005.

23) Department of Health and Human Services: Results from the 2005 National Survey on Drug Use and Health: National Findings. DHHS, 2006.

24) Pichini S, et al: Assessment of exposure to opiates and cocaine during pregnancy in a Mediterranean city: preliminary results of the "Meconium Project". Forensic Sci Int, 153: 59-65, 2005.

25) US National Institutes of Health: NIDA Survey Provides First National Data on Drug Use During Pregnancy. National Pregnancy and Health Survey, 1992.

26) Havens JR, et al: Factors associated with substance use during pregnancy: results from a national sample. Drug Alcohol Depend, 99: 89-95, 2009.

27) Werler MM, et al: Findings on potential teratogens from a case-control study in Western Australia. Aust N Z J Obstet Gynaecol, 43: 443-447, 2003.

28) Fischer G: Review of the literature on pregnancy and psychosocially assisted pharmacotherapy of opioid dependence (including withdrawal management, agonist and antagonist maintenance therapy and adjuvant pharmacotherapy). pp 1-39, 2007.

29) Goel N, et al: Perinatal outcome of illicit substance use in pregnancy—comparative and contemporary socio-clinical profile in the UK. Eur J Pediatr, 170: 199-205, 2011.

30) Kennare R, et al: Substance use during pregnancy: risk factors and obstetric and perinatal outcomes in South Australia. Aust N Z J Obstet Gynaecol, 45: 220-225, 2005.

31) Regier DA, et al: The de facto US mental and addictive disorders service system. Epidemiologic catchment area prospective 1-year prevalence rates of disorders and services. Arch Gen Psychiatry, 50: 85-94, 1993.

32) Kessler RC, et al: Lifetime and 12-month prevalence of DSM-III-R psychiatric disorders in the United States. Results from the National Comorbidity Survey. Arch Gen Psychiatry, 51: 8-19, 1994.

33) Conway KP, et al: Lifetime comorbidity of DSM-IV mood and anxiety disorders and specific drug use disorders: results from the National Epidemiologic Survey on Alcohol and Related Conditions. J Clin Psychiatry, 67: 247-257, 2006.

34) Kandel DB, et al: Comorbidity between patterns of substance use dependence and psychiatric syndromes. Drug Alcohol Depend, 64: 233-241, 2001.

35) Kessler RC: The epidemiology of dual diagnosis. Biol Psychiatry, 56: 730-737, 2004.

36) Fitzsimons HE, et al: Mood disorders affect drug treatment success of drug-dependent pregnant women. J Subst Abuse Treat, 32: 19-25, 2007.

37) Martin PR, et al: Psychopharmacologic management of opioid-dependent women during pregnancy. Am J Addict, 18: 148-156, 2009.

38) Unger A, et al: Gender issues in the pharmacotherapy of opioidaddicted women: buprenorphine. J Addict Dis, 29: 217-230, 2010.

39) Greenfield SF, et al: Substance abuse in women. Psychiatr Clin North Am, 33: 339-355, 2010.

40) Rogers CE, et al: Identifying mothers of very preterm infants at-risk for postpartum depression and anxiety before discharge. J Perinatol, 33: 171-176, 2013.

41) Pajulo M, et al: Antenatal depression, substance dependency and social support. J Affect Disord, 65: 9-17, 2001.

42) Clare CA, et al: Postpartum depression in special populations: a review. Obstet Gynecol Surv, 67: 313-323, 2012.

43) Holbrook A, et al: Co-occurring psychiatric symptoms in opioid-dependent women: the prevalence of antenatal and postnatal depression. Am J Drug Alcohol Abuse, 38: 575-579, 2012.

44) Heil SH, et al: Unintended pregnancy in opioidabusing women. J Subst Abuse Treat, 40: 199-202, 2011.

45) Moore BC, et al: Drug abuse and intimate partner violence: a comparative study of opioid-dependent fathers. Am J Orthopsychiatry, 81: 218-227, 2011.

46) Davis EP, et al: Prenatal exposure to maternal depression and cortisol influences infant temperament. J Am Acad Child Adolesc Psychiatry, 46: 737-746, 2007.

47) Nature Editorial. Putting gender on the agenda. 465: 665, 2010.

48) Administration USFaD: FDA Drug Safety Communication: Selective serotonin reuptake inhibitor (SSRI) antidepressant use during pregnancy and reports of a rare heart and lung condition in newborn babies. 2011.

49) Najavits LM, et al: A measure of readiness for substance abuse treatment. Psychometric properties of the RAATE-R interview. Am J Addict, 6: 74-82, 1997.

50) El-Bassel N, et al: Relationship between drug abuse and intimate partner violence: a longitudinal study among women receiving methadone. Am J Public Health, 95: 465-470, 2005.

51) Stene LE, et al: Psychotropic drug use among women exposed to intimate partner violence:

A population-based study. Scand J Public Health, 38(5 Suppl): 88-95, 2010.

52) Back SE, et al: Comparative profiles of women with PTSD and comorbid cocaine or alcohol dependence. Am J Drug Alcohol Abuse, 29: 169-189, 2003.

53) Trull TJ, et al: Borderline personality disorder and substance use disorders: a review and integration. Clin Psychol Rev, 20: 235-253, 2000.

54) De Genna NM, et al: Race and sexually transmitted diseases in women with and without borderline personality disorder. J Womens Health, 20: 333-340, 2011.

55) De Genna NM, et al: Pregnancies, abortions, and births among women with and without borderline personality disorder. Womens Health Issues, 22: e371–e317, 2012.

56) Havens JR, et al: The effect of a case management intervention on drug treatment entry among treatment-seeking injection drug users with and without comorbid antisocial personality disorder. J Urban Health, 84: 267-271, 2007.

57) Dolan M, et al: Antisocial personality disorder and psychopathy in women: a literature review on the reliability and validity of assessment instruments. Int J Law Psychiatry, 32: 2-9, 2009.

58) Olesen J, et al: The economic cost of brain disorders in Europe. Eur J Neurol, 19: 155-162, 2012.

59) Mangham LJ, et al: The cost of preterm birth throughout childhood in England and Wales. Pediatrics, 123: e312-e327, 2009.

60) Klug MG, et al: Fetal alcohol syndrome prevention: annual and cumulative cost savings. Neurotoxicol Teratol, 25: 763-765, 2003.

61) Metz V, et al: Should pregnant women with substance use disorders be managed differently? Neuropsychiatry, 2: 29-41, 2012.

62) Windsor RA, et al: A meta-evaluation of smoking cessation intervention research among pregnant women: improving the science and art. Health Educ Res, 13: 419-438, 1998.

63) Dutra L, et al: A meta-analytic review of psychosocial interventions for substance use disorders. Am J Psychiatry, 165: 179-187, 2008.

64) Lumley J, et al: Interventions for promoting smoking cessation during pregnancy. Cochrane Database Syst Rev, CD001055, 2009.

65) Higgins ST, et al: Financial incentives for smoking cessation among pregnant and newly postpartum women. Prev Med, 55(Suppl): S33-S40, 2012.

66) Winklbaur-Hausknost B, et al: Lessons learned from a comparison of evidence-based research in pregnant opioid-dependent women. Hum Psychopharmacol, 28: 15-24, 2013.

67) Brose LS, et al: Association between nicotine replacement therapy use in pregnancy and smoking cessation. Drug Alcohol Depend, 132: 660-664, 2013.

68) Kraigher D, et al: Pregnancy and substance dependency. Gesundheitswesen, 63 (Suppl 2): S101-S105, 2001.

69) Heberlein A, et al: The treatment of alcohol and opioid dependence in pregnant women. Curr Opin Psychiatry, 25: 559-564, 2012.

70) Jones TB, et al: Alcohol use in pregnancy: insights in screening and intervention for the clinician. Clin Obstet Gynecol, 56: 114-123, 2013.

71) Chang G, et al: Brief intervention for prenatal alcohol use: a randomized trial. Obstet Gynecol, 105(5 Pt 1): 991-998, 2005.

72) Goldenberg RL, et al: Epidemiology and causes of preterm birth. Lancet, 371: 75-84, 2008.

73) Unger A, et al: Randomized controlled trials in pregnancy: scientific and ethical aspects. Exposure to different opioid medications during pregnancy in an intra-individual comparison. Addiction, 106: 1355-1362, 2011.

74) Baewert A, et al: Influence of site differences between urban and rural American and Central European opioid-dependent pregnant women and neonatal outcome characteristics. Eur Addict Res, 18: 130-139, 2012.

75) Daley M, et al: The impact of substance abuse treatment modality on birth weight and health care expenditures. J Psychoactive Drugs, 33: 57-66, 2001.

76) Finnegan LP: Neonatal abstinence syndrome: assessment and pharmacotherapy. In: Rubaltelli B, et al, eds, Neonatal therapy: an update, Excerpta Medica, pp 122-146, 1986.

77) Seligman NS, et al: Predicting length of treatment for neonatal abstinence syndrome in methadone-exposed neonates. Am J Obstet Gynecol, 199: 396, 2008.

78) Finnegan L: Clinical effects of pharmacologic agents on pregnancy, the fetus, and the

neonate. Ann N Y Acad Sci, 281: 74-89, 1976.

79) Finnegan LP, et al: Perinatal substance Use. In: Galanter M, et al, eds, Textbook of substance abuse treatment, American Psychiatric Publishing, 2004.

80) Weiner SM, et al: Drug withdrawal in the neonate. In: Gardner SL, et al, eds, Merenstein and Gardner's handbook of neonatal intensive care. 7th edition, pp 201-222, Elsevier, 2011.

81) Finnegan LP, et al: Perintal substance use, drug dependence, motherhood, and the newborn. In: Galanter M, et al, eds, Textbook of substance abuse treatment, American Psychiatric Publishing, 2008.

82) Osborn DA, et al: Opiate treatment for opiate withdrawal in newborn infants. Cochrane Database Syst Rev, CD002059, 2010.

83) Jones HE, et al: A multi-national pre-consensus survey: the principles of treatment of substance Use disorders during pregnancy. Drug Alcohol Depend, 70: 327-330, 2010.

84) Arlettaz R, et al: Methadone maintenance program in pregnancy in a Swiss perinatal center (II): neonatal outcome and social resources. Acta Obstet Gynecol Scand, 84: 145-150, 2005.

85) Lim S, et al: High-dose methadone in pregnant women and its effect on duration of neonatal abstinence syndrome. Am J Obstet Gynecol, 200: 70e1–70e5, 2009.

86) Madden JD, et al: Observation and treatment of neonatal narcotic withdrawal. Am J Obstet Gynecol, 127: 199-201, 1977.

87) Dryden C, et al: Maternal methadone use in pregnancy: factors associated with the development of neonatal abstinence syndrome and implications for healthcare resources. Br J Obstet Gynaecol, 116: 665-671, 2009.

88) Wouldes TA, et al: Maternal methadone dose during pregnancy and infant clinical outcome. Neurotoxicol Teratol, 32: 406-413, 2010.

89) Cleary BJ, et al: Methadone dose and neonatal abstinence syndrome-systematic review and meta-analysis. Addiction, 105: 2071-2084, 2010.

90) Berghella V, et al: Maternal methadone dose and neonatal withdrawal. Am J Obstet Gynecol, 189: 312-317, 2003.

91) Herzlinger RA, et al: Neonatal seizures associated with narcotic withdrawal. J Pediatr, 91: 638-641, 1977.

92) Kaltenbach K, et al: Predicting treatment for neonatal abstinence syndrome in infants born to women maintained on opioid agonist medication. Addiction, 107(Suppl 1): 45-52, 2012.

93) Newman RG, et al: Efficacy versus effectiveness of buprenorphine and methadone maintenance in pregnancy. J Addict Dis, 30: 318-322, 2011.

94) Jones HE, et al: Neonatal abstinence syndrome after methadone or buprenorphine exposure. N Engl J Med, 363: 2320-2331, 2010.

95) Wachman EM, et al: Association of OPRM1 and COMT single-nucleotide polymorphisms with hospital length of stay and treatment of neonatal abstinence syndrome. JAMA, 309: 1821-1827, 2013.

96) Winklbaur B, et al: Association between prenatal tobacco exposure and outcome of neonates born to opioid-maintained mothers. Implications for treatment. Eur Addict Res, 15: 150-156, 2009.

97) Law KL, et al: Smoking during pregnancy and newborn neurobehavior. Pediatrics, 111(6 Pt 1): 1318-1323, 2003.

98) Haddad PM, et al: Neonatal symptoms following maternal paroxetine treatment: serotonin toxicity or paroxetine discontinuation syndrome? J Psychopharmacol, 19: 554-557, 2005.

99) Lund N, et al: Selective serotonin reuptake inhibitor exposure in utero and pregnancy outcomes. Arch Pediatr Adolesc Med, 163: 949-954, 2009. Erratum in: Arch Pediatr Adolesc Med, 163: 1143, 2009.

100) Finnegan LP: Treatment issues for opioid-dependent women during the perinatal period. J Psychoactive Drugs, 23: 191-201, 1991.

101) Hudak ML, et al: Neonatal drug withdrawal. Pediatrics, 129: e540–e560, 2012.

102) Coyle MG, et al: Diluted tincture of opium (DTO) and phenobarbital versus DTO alone for neonatal opiate withdrawal in term infants. J Pediatr, 140: 561-564, 2002.

103) Franck L, et al: Assessment and management of opioid withdrawal in ill neonates. Neonatal Netw, 14: 39-48, 1995.

104) Weinberger SM, et al: Early weight-change patterns in neonatal abstinence. Am J Dis Child, 140: 829-832, 1986.

105) Finnegan LP: Pulmonary problems encountered by the infant of the drug-dependent mother. Clin Chest Med, 1: 311-325, 1980.

106) Glass L, et al: Effect of heroin withdrawal on respiratory rate and acid-base status in the newborn. N Engl J Med, 286: 746-748, 1972.

107) Behrendt H, et al: Nature of the sweating deficit of prematurely born neonates. Observations on babies with the heroin withdrawal syndrome. N Engl J Med, 286: 1376-1379, 1972.

108) Askin DF, et al: Cocaine: effects of in utero exposure on the fetus and neonate. J Perinat Neonatal Nurs, 14: 83-102, 2001.

109) Bada HS, et al: Gestational cocaine exposure and intrauterine growth: maternal lifestyle study. Obstet Gynecol, 100(5 Pt 1): 916-924, 2002.

110) Doberczak TM, et al: Neonatal opiate abstinence syndrome in term and preterm infants. J Pediatr, 118: 933-937, 1991.

111) Doberczak TM, et al: Relationship between maternal methadone dosage, maternal-neonatal methadone levels, and neonatal withdrawal. Obstet Gynecol, 81: 936-940, 1993.

112) Rosen TS, et al: Pharmacologic observations on the neonatal withdrawal syndrome. J Pediatr, 88: 1044-1048, 1976.

113) Finnegan LP, et al: A scoring system for evaluation and treatment of the neonatal abstinence syndrome: A clinical and research tool. In: Morselli PL, et al, eds, Basic and therapeutic aspects of perinatal pharmacology, pp 139-153, Raven, 1975.

114) Green M, et al: The Neonatal Narcotic Withdrawal Index: a device for the improvement of care in the abstinence syndrome. Am J Drug Alcohol Abuse, 8: 203-213, 1981.

115) Lipsitz PJ: A proposed narcotic withdrawal score for use with newborn infants. A pragmatic evaluation of its efficacy. Clin Pediatr, 14: 592-594, 1975.

116) Zahorodny W, et al: The neonatal withdrawal inventory: a simplified score of newborn withdrawal. J Dev Behav Pediatr, 19: 89-93, 1998.

117) D'Apoliti K, et al: Assessing signs & symptoms of neonatal abstinence using the Finnegan scoring tool, an Inter-Observer Reliability Program. 2010. Available from: <http://www.neoadvances.com>

118) Velez M, et al: The opioid dependent mother and newborn dyad: nonpharmacologic care. J Addict Med, 2: 113-120, 2008.

119) Abrahams RR, et al: Rooming-in compared with standard care for newborns of mothers using methadone or heroin. Can Fam Physician, 53: 1722-1730, 2007.

120) Hodgson ZG, et al: A rooming-in program to mitigate the need to treat for opiate withdrawal in the newborn. J Obstet Gynaecol Can, 34: 475-481, 2012.

121) Metz V, et al: Impact of treatment approach on maternal and neonatal outcome in pregnant opioid-maintained women. Hum Psychopharmacol, 26: 412-421, 2011.

122) Unger A, et al: Drug dependence during pregnancy and the postpartum period. In: Wenzel A, et al, eds, Oxford handbook of perinatal psychology. Oxford University Press, 2013.

123) McCarthy JJ, et al: Methadone levels in human milk. J Hum Lact, 16: 115-120, 2000.

124) Wojnar-Horton RE, et al: Methadone distribution and excretion into breast milk of clients in a methadone maintenance programme. Br J Clin Pharmacol, 44: 543-547, 1997.

125) Johnson RE, et al: Buprenorphine treatment of pregnant opioid–dependent women: maternal and neonatal outcomes. Drug Alcohol Depend, 63: 97-103, 2001.

126) Gynecologists ACoOa: Committee on Health Care for underserved Women and the American Society of Addicition Medicine "Opioid Abuse, Dependence, and Addiction in Pregnancy". Obstetrics & Gynecology, Commitee Opinion, p. 524, 2012

127) American Academy of Pediatrics: Breastfeeding and the use of human milk. 2005.

128) Ebner N, et al: Management of neonatal abstinence syndrome in neonates born to opioid maintained women. Drug Alcohol Depend, 87: 131-138, 2007.

129) Anagnostis EA, et al: Formulation of buprenorphine for sublingual use in neonates. J Pediatr Pharmacol Ther, 16: 281-284, 2011.

13) Gyarmathy VA, et al: Drug use and pregnancy - challenges for public health. Euro Surveill, 14: 33-36, 2009.

130) Kraft WK, et al: Revised dose schema of sublingual buprenorphine in the treatment of the neonatal opioid abstinence syndrome. Addiction, 106: 574-580, 2011.

131) Martin JA, et al: Births: final data for 2009.Natl Vital Stat Rep, 60: 1-70, 2011.

13 妊娠中の精神科領域の補完代替医療

Abstract ‖‖‖‖‖

　うつ病および不安障害に対する代替療法と，環境やライフスタイルの要因に焦点を当てて，妊娠中の女性の精神疾患の薬物療法および非薬物療法による治療について論じる．この章では，乳児および小児の疾患のエピジェネティックな発現において役割を果たすと考えられている「修正可能なリスク因子」のいくつかを考察し検討する．生殖年齢の患者の統合医療の可能性を示すいくつかの事例を提示する．非薬物治療には，高照度光療法，S-アデノシルメチオニン，頭蓋電気刺激療法，必須脂肪酸，葉酸 / L-メチル葉酸，ビタミンD，食事療法，運動療法，マインドフルネスなどがある．

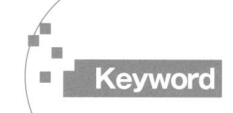 **Keyword**　代替医療，統合的精神療法，魚油，ビタミンB，高照度光療法，食事療法，運動療法，瞑想

はじめに

　生殖年齢の女性の治療においては，複雑に絡み合ったリスクとベネフィットについての専門家による検討が必要である．人生の中でも安定と健康への期待が高いこの時期に，うつ病や不安に苦しむ女性の割合は10〜18％である[1]．患者のケアへの包括的なアプローチは，病気の根本原因（消化，栄養素，ホルモン，脂肪酸の不均衡）を特定し，処方薬以外のセルフケアと希望があれば薬剤以外の代替療法の手段を提供するように努めることである．

◆ケイト：服薬の中止

　ケイトは32歳の女性で，気分変調症の既往歴があり，大学時代失恋後に抑うつエピソードが1回認められている．主治医はセルトラリンを投与している．彼女は結婚し，妊娠を計画する前に薬を中止することに関して相談を求めている．

　この患者は，薬物治療を中止してより好みに合った代替治療を検討する対象として，理想的な候補者である．薬を減量中もしくは減量した後に，高照度光療法，S-アデノシルメチオニン（S-adenosylmethionine; SAMe），頭蓋電気刺激療法（cranial electrical stimulation; CES）による治療のリスクとベネフィットを検討してもよい．

高照度光療法

　高照度光療法は，季節性うつ病に対するエビデンスに基づく治療法であると見なされることが多いが，妊娠中の患者の治療に関するデータが増え続けている．妊娠中の大うつ病に関して報告された非盲検試験では，毎日60分間10,000lxの照射を3週間行うと，ハミルトンうつ病評価尺度（HAM-D）による評価で49％の改善がみられた[2]．また，7,000ルクス（lx）照射と500lx照射を比較した，10週間の二重盲検無作為化プラセボ対照試験では，7,000lx照射したグループの5週間後の効果量は0.43で，抗うつ薬治療に匹敵すると考えられた[3]．妊娠中の大うつ病障害患者に対して7,000lxの光療法を行った研究では，奏効率は81％で，69％の寛解が達成された[4]．一般には，紫外線フィルターをかけた10,000lxのランプを，適切な距離から顔を照らすようにして，朝30分間あてることが推奨される．リスクとしては，頭痛と，双極性障害の病歴を有する患者での症状の再燃が考えられる．

S-アデノシルメチオニン（SAMe）

　SAMeは天然に存在するメチル基供与体で，神経化学物質の合成，リン脂質のメチル化，グルタチオンの合成，ミエリン化，コエンザイムQ10，カルニチン，クレアチンの合成，DNA転写などさまざまな合成反応に関与する．これまでに48の臨床試験が完了しており，その中には従来の薬物療法と比較した実薬対照試験と，無作為化プラセボ対照試験が含まれている[5]．

　主観的な抑うつ症状を有する産後の患者集団において，1,600mg以下のSAMeの投与により，30日の時点でプラセボと比較して症状が75％減少した（10日の時点で50％減少）[6]．妊婦の胆汁うっ滞の治療目的でのSAMe使用について検討した研究8報（$n = \sim 150$）では，SAMeの安全性が確認された[7]．SAMeは一般的に良好な耐容性を示すが，副作用としては，不眠症，不安，胃腸障害が起こる可能性がある．重症度や耐容性に応じて，通常400～2,400mgを投与する．

頭蓋電気刺激療法（CES）

　頭蓋電気刺激装置は，米国食品医薬品局（FDA）に承認された患者が自分で使用する医療機器で，不安症，うつ病，不眠症に適応がある．低電流の交流電流を1日1～2回20分間頭蓋骨を経由して流すことにより，アルファ波活動を促進し，神経伝達物質，エンドルフィン，コルチゾールを調節する[8]．

　67件のヒトでの研究（$n = 2,910$）を含むメタ解析5報で，機器の有効性が実証されており，有害事象の報告はなかった[9]．周産期の研究はないが，妊婦における電気ショック療法が比較的安全であることを考慮すると，有害作用がおこる可能性は低い．この機器は，非侵襲性で副作用が少ないことから，女性に対する第一選択の治療法である可能性がある．

◆ケイトの治療
　ケイトは朝の30分間の高照度光療法と1日2回20分間の頭蓋電気刺激療法を逐次導入した後，SSRIを減量，中止することに成功し，4ヵ月後に妊娠した．彼女は妊娠期間を通じてこの治療法を継続した．

◆ターシャ：多剤併用療法から単剤療法
　ターシャは30歳の女性で，反復性うつ病，パニック障害，全般性不安の既往歴があり，現在citalopramと頓用のロラゼパムを服用している．彼女は自殺企図のために2度入院

している．現在妊娠8週で誰の援助も受けていない．完全菜食主義で，週に数回運動をしている．

多剤療法の安全性を裏付ける証拠はほとんどないので，薬剤を最適化して単剤療法にすることがこの患者の目標である．低リスクで高リターンの可能性がある補完治療を選択肢として考えてもよい．必須脂肪酸，ビタミンD，L-メチル葉酸，マインドフルネス瞑想/呼吸法はすべて候補になる．

（訳：肥沼　幸）

必須脂肪酸

リン脂質，遊離脂肪酸，トリグリセリドは，エネルギー源およびエネルギー貯蔵の役割をするとともに，膜受容体，ペプチド，チャネルの構成成分であり，エイコサノイド前駆体としては微妙なシグナル伝達系に関わっている．

ω-3脂肪酸は，食事によって摂取することが必須で炭素/水素構造を有する，必須多価不飽和脂肪酸の1つである．最も研究された代表的なものは，ドコサヘキサエン酸（DHA）とエイコサペンタエン酸（EPA）である．EPAは，神経細胞膜の流動性に影響する比較的少量の構造成分であるが，重要なプロスタグランジン前駆体である．DHAは脳灰白質の主要成分である．ヒトでは，必須脂肪酸であるリノール酸とα-リノレン酸を，ジホモ-γ-リノレン酸（DGLA），アラキドン酸（AA），主に魚や畜肉由来のω-3脂肪酸であるEPAなどの不飽和脂肪酸，エイコサノイドに変換する効率が比較的悪いと考えられている．高炭水化物食およびそれと関連するインスリン値と血糖値の上昇により，リン脂質から脂肪酸を遊離させ膜構造を乱すホスホリパーゼA_2がアップレギュレートされる可能性がある．米国の食生活における精製された植物性油脂の蔓延を考えると，一部の研究者はω-3脂肪酸の食事供給源にはω-6脂肪酸の方が多く含まれていると推測している（問題は，市販の食品に含まれるこれらの植物性油脂がヒトのリン脂質に取り込まれた時に，トランス脂肪酸もしくはいびつな脂肪酸なのかどうかということである）．ω-3脂肪酸の抗炎症効果は，主要な炎症性サイトカインの干渉とシクロオキシゲナーゼ経路の競合阻害に関連している可能性があるが，神経成長，遺伝子発現，神経伝達物質の産生と機能にも影響する可能性がある．

現在では，脂肪酸の必要性を評価する唯一の手段は赤血球分析によるものであり，食事から摂取するω-6脂肪酸とω-3脂肪酸の最適な比率は4：

1〜1：1の範囲である．ω-3脂肪酸サプリメント摂取と有益性が異なるのは，各々の脂肪酸の必要性の個別の評価が行われていないことに関連している可能性がある．亜麻油や魚油からω-3脂肪酸を慢性的に過剰摂取すると，γ-リノレン酸（GLA），DGLA，AA〔プロスタグランジンE_1（PGE_1）およびプロスタサイクリンの前駆体〕などのω-6多価不飽和脂肪酸の生成障害を起こし，不飽和化酵素の競合阻害による不均衡の一因となるかもしれない[10]．GLA摂取による効果は，簡単に言うと構造膜の維持とDGLAの産生によるものであると考えられる．エイコサノイドであるDGLAはPGE_1に変換され，AAを調整するのに役立つ（細胞膜における保持を促進する）．月経前症候群に対する月見草油（0.5, 2 mg）に関する少なくとも3件の無作為化プラセボ対照試験で，GLAがPGE_1の増強と膜の受容体部位におけるプロラクチン感受性の減弱に関連する可能性がある有効な介入であることが示唆されている[11]．個々の患者の血液生化学的プロフィールを考慮することは重要である．

疫学的データでは，周産期うつ病の罹患率は魚の消費量[12]や母乳中のDHAレベル[13]と逆相関することが示唆されている．54,000人の女性を調査した前向きコホート研究では，妊娠中の魚摂取量が少ないと産後1年間に抗うつ薬治療を受ける可能性が増加することが示された[14]．このデータが発表されてから，4件のプラセボ対照二重盲検介入試験でω-3脂肪酸と周産期のうつ病の関連を評価しており，そのうち1つの研究ではω-3脂肪酸の補充と抑うつ症状の減少の間に関連性が認められた[15-17]．これらの研究は，調査期間が短いこと（6〜8週間），補充の適応症の評価，介入のタイミングおよび血清脂肪酸値の確認について一致していないこと，プラセボ群における有効性が高いこと，サンプルサイズが小さいことによる限界がある．うつ病の既往歴と妊娠初期のエジンバラ産後うつ病自己評価票（Edinburgh Postnatal Depression Scale; EPDS）スコア等に基づくハイリスク女性にEPA，DHAまたは大豆油（プラセボ）を投与した近年の無作為化比較試験では，妊娠第三三半期のDHA補充量および血清レベルとベックうつ病調査票（Beck Depression Inventory; BDI）スコアの間に逆相関関係が示されているが，有意な改善は認められなかった[17]．最近のメタ解析では，摂取するEPAとDHAの比を3：2とし，合計1日1〜3gを補充することを推奨している[18]．早産，妊娠高血圧腎症に加え，行動発達のリスク軽減を示すデータがあることを考慮すると，EPA，DHAの補充は低リスク高リターンの選択肢であると考えられる．これらの研究の期間が限られていることと，ω-3脂肪酸補充によるω-3脂肪酸とω-6脂肪酸の代謝への前述の影響を考慮すると，EPA，DHAの補充は，月見草油からのGLAの補充とバランスをとることが望ましいと考えられる．

母親に貯蔵された必須栄養素が胎児の成長に必要なため，産褥期には枯渇していることが懸念される．適切に補充をしなかった場合，栄養不

足が産後うつ病や不安の根底にある成因である可能性がある．分娩後6〜10ヵ月間に抑うつ症状を有する女性では，分娩直後のω-3脂肪酸は低値を示し，ω-6脂肪酸のω-3脂肪酸に対する比が高かった[19]．

ある研究では，分娩後32週間の母親のDHAレベルの回復は，分娩後抑うつ症状を呈した女性においてより緩徐であったと報告されており[20]，膜流動性の減少を反映している可能性がある．前向きコホート研究では，食事からのω-6脂肪酸とω-3脂肪酸の比が9：1より高い女性は，EPDSによって評価した産後うつ病の発生率が高いことが示された．海洋資源の汚染物質や水銀汚染を懸念する場合には，分子蒸留され，第三者機関に審査されたサプリメントを使用することで利益を得る患者が多い可能性がある．

葉酸塩・葉酸・L-メチル葉酸塩

葉酸塩（B_9）は，葉もの，レンズ豆，ブロッコリー，ヒマワリの種に含まれ，モノアミンの合成，ホモシステインの還元，脳におけるトリプトファン分解の遅延の重要な補因子である．葉酸塩とうつ病の関係については，血清濃度低値と，低い治療反応性，ホモシステイン高値，うつ病の発生率との関連を調べる研究が行われている[21]．また，葉酸補充と寛解率の増加との関連を調べた研究もある[22]．葉酸を生物学的に利用可能な形態の葉酸塩に変換するには，4段階が必要である．葉酸塩は血液脳関門を通過することが可能で，神経化学物質の生成に関与している．これらの代謝物の一つである5-メチルテトラヒドロ葉酸塩（5-MTHF）またはL-メチル葉酸塩は，神経伝達物質産生の補因子であるビオプテリンの生成，およびホモシステインからのメチオニン/SAMeの生成（補因子としてビタミンB_{12}と共に関与）のために必要で，神経伝達物質，DNAおよび酵素の生成と機能に影響する．最近の文献では，葉酸代謝におけるメチレンテトラヒドロ葉酸還元酵素（MTHFR）の遺伝子多型の役割や，うつ病との関連が注目されている[23]．

2つの既知の遺伝子*C677T*と*1298C*のうちどちらか1つに変異を有する個体では，葉酸からL-メチル葉酸塩への変換効率がさまざまな程度で損なわれる．葉酸塩とその代謝物の生物学的利用能は，ホモシステインと神経伝達物質のレベルおよび胎盤のメチル化を含む全般的なDNAメチル化に理論上は影響しうる．母体の*MTHFR*遺伝子多型は妊娠中のうつ病と関連しており，セロトニン輸送体のメチル化と，胎児の将来の機能のプログラミングに影響を及ぼす可能性がある[24]．最近の産後の女性に関する研究では，*C677TT*多型を有する女性において，妊娠中の葉酸補充が，分娩後21ヵ月の時点でのEPDSスコアに関して有益であることが示され

た[25]. 生物活性を有する葉酸塩を補充してこの酵素による変換を回避することは，重要な治療選択肢であるかもしれない. このように，妊娠第1三半期の食事やサプリメントの摂取とメチル化のバイオマーカーについて，個々のリスク因子を評価することが重要である.

（訳：八鍬 奈穂）

ビタミンD

　ビタミンD（ステロイドホルモン）の免疫調節，骨維持，気分調節などの多くの作用についての理解が進むことによって，その複雑さが明らかになった. いくつかの研究で，血清ビタミンD（25-ヒドロキシビタミンD）濃度の低下とうつ病，特に女性においては月経前不快気分，季節性うつ病との関連性が認められている. アフリカ系米国人妊婦178人を対象にした最近の研究では，妊娠第1三半期の血清25-ヒドロキシビタミンD濃度低下と第2三半期のCenter for Epidemidogical Studies Depression（CES-D）スケールによって診断された妊娠うつ病の間に関連性があることが示された[26]. 体内でのビタミンD生成には限界があることから，妊娠中と産褥期のビタミンD濃度を最適化するためには効果的な介入が必要であると考えられる. 魚，卵，タラの肝油から少量のビタミンDを摂取することができるかもしれないが，歴史的には日光が主要なビタミンD源である. ビタミンD濃度をモニタリングして高用量投与を考慮するアプローチが合理的である可能性がある. 特に妊娠第2および第3三半期に4,000IU投与すると，妊娠糖尿病や子癇前症等の妊娠合併症のリスクを最小化する可能性があることを示すデータがある. 1,25-ジヒドロキシビタミンD濃度の最適化のために必要なビタミンD濃度の下側閾値は40 ng/mLであるとされているが，これを超えるように補充するためには推奨摂取量である400IU/日では不十分で，4,000IU/日までの摂取が必要なことが多い[27]. アムステルダム出生コホートでは，妊娠13週時の血清濃度測定で判明したビタミンD欠乏または不足が，妊娠16週時の著明な抑うつ症状と関連することが示された[28]. 産後の血清ビタミンD濃度低値（32 ng/mL未満）は，EPDSによって定量化した抑うつ症状の頻度増加と相関していた[29].

◆ターシャの治療

　ビタミンDの状態，ホモシステイン，MTHFR遺伝子多型のプロフィールの評価後，ターシャは天然のサケとイワシを週2回，ひまわりの種，クルミ，カボチャの種，低温殺菌された卵，家禽を取り入れる食生活の変更に取り組むことに決めた. また，10〜2

時までの間に約20分間日光に当たった．確立された呼吸法も行い，これらの努力の結果，全妊娠期間ベンゾジアゼピンを追加投与する必要がなかった．

◆マギー：産後気分障害

　マギーは34歳の女性で，過去にベンラファキシン投与歴があり，SSRIによる治療がうまくいかなかったことが何度もあった．現在産後4ヵ月で，涙ぐむ，忘れっぽい，体重増加，動機減退，疲労，感情の平板化などの症状がある．マギーの食事は，主に精製炭水化物と甘いおやつであった．

　授乳婦の薬物療法についての考察は，母親と胎児の血清薬物濃度，タンパク結合，最大薬物濃度およびトラフ濃度に関する技術的な症例報告や症例シリーズのデータに基づくものである．医療提供者の間では，Thomas Haleのような授乳の専門家や薬理学者の研究に基づいて，乳児の血清濃度が母親の用量の10％未満であれば曝露が臨床的に問題にならないとみなす共通の前提がある．

　産褥期に新規発症したうつ病，不安，しばしば合併する強迫性障害に対して薬物療法を検討する前に，根本的な病因について徹底的な評価を行うべきである．妊娠は女性に生来蓄えられた栄養素を大いに活用するものであり，妊娠中にはホルモン濃度と免疫学的パラメータが変動する．妊娠中の同化状態は，発育する胎児に栄養を与えるだけではなく，生殖組織（乳腺，胎盤）をサポートするためにも栄養素の相乗作用を必要とする．特定の重要な栄養素が相対的に欠乏することによって，女性によっては産後に精神症状が起こりやすくなる可能性があることを理論立てる人もいる．米国人妊婦の研究では，大半の妊婦において鉄，亜鉛，カルシウム，マグネシウム，葉酸，ビタミンD，ビタミンEの摂取量が推奨量を下回っていること[30]，セレン補充によって産後うつ病の発症を予防できる可能性があることが示された[31]．ビタミンB_{12}/メチルマロン酸，銅，クロム，マグネシウム，亜鉛の血清濃度スクリーニングを行うことが望ましい．

　控えめに見積もっても10％の割合で分娩後甲状腺炎が起こるのは，分娩後の免疫の変化によるところが大きい．最高で1/3の女性が甲状腺炎を経験し，産後1～4ヵ月には不眠，不安，動悸，易刺激性，体重減少が起こり，その後産後4～8ヵ月に甲状腺機能低下症が起こり，9～12ヵ月間続く可能性がある．症状には，体重変動，便秘，毛髪と皮膚の変化，抑うつ，精神運動抑制，疲労などがある．多くの症例では発症から1年以内に自然治癒するが，しばしば治療の対象になる．産後精神病の診断を受けた入院患者31人のうち，19％は甲状腺自己抗体陽性で，67％の女性が6ヵ月までに甲状腺機能異常を呈したが，精神病でない対照群の女性では20％であった[32]．分娩時のTSHは，産後6ヵ月時の産後うつ病の予測因子であることが示されている[33]．甲状腺自己抗体のスクリーニング，遊離甲状腺ホルモン（T_3およびT_4）濃度，TSH測定が適切な評価方法である．

T_4単剤を投与されている甲状腺機能低下症の女性に対しては，抗うつ薬投与を考慮する前に，T_3による増強が魅力的な治療選択肢となりうる[34]．精神科領域において確立されたT_3増強の歴史を踏まえると，中枢神経系ではT_4からT_3への変換（栄養素依存性のプロセスでコルチゾール上昇によって妨げられる）が制限されていることに基づいて，活性甲状腺ホルモンのサポートによって気分とウェルネスのパラメータが改善されると考えられる[35]．

◆ **マギーの治療**

血清スクリーニング後，マギーはビタミンB_{12}欠乏と甲状腺機能低下症であると診断された．3週間の補充療法後，症状は治まった．

酸化ストレス

酸化ストレスとは，ミトコンドリア代謝によって生じる酸化物質と，スーパーオキシドジスムターゼとグルタチオンペルオキシダーゼ，ビタミンE，フラボノイド，銅，ビタミンC，亜鉛，セレン等の抗酸化物質による中和との不均衡のことである．中和されていない活性酸素またはフリーラジカルは，ミトコンドリア機能，DNA，繊細な細胞膜内ポリ不飽和脂肪酸を傷つけて，細胞を不安定にする可能性がある．

産後1ヵ月に発症する産後うつ病の潜在的な早期警戒指標として，インターロイキン-1β などの特異的な炎症性サイトカインが特定された[36]．栄養価の高い食品へのアクセスが限定されたり，化学物質曝露によって代謝の必要性が生じたりすることによって生化学的個体差が生じるが，この領域にいくらか注意することによって脆弱性を緩和することができる．

自然食品摂取がうつ病罹患率に関して防御作用を持ち，市販の加工食品は用量依存性のリスクを付与することを示す研究結果が発表された[37]．砂糖とトランス脂肪（硬化された加熱／加工植物性油脂）は，炎症性サイトカインと酸化ストレスを引き起こす現代の食事の要素として関与している．この生化学的ストレスのバイオマーカーの1つは，ホモシステイン値上昇で，もう1つは産後うつ病に関連する前炎症状態で起こると考えられるセロトニン形成からトリプトファンを「盗み取る」キノリン酸の優先形成である[38]．食品の加工によって，特定の分子が腸管壁を通じて消化不良の状態で吸収された時に炎症性／神経刺激性になることを理論化した専門家もいる．2つの研究では，産後のうつ病や精神病の発症におけるグルテンや乳製品などの食品の役割についての疑問が提起され，カゼインとグルテン由来の血漿／脳脊髄液のモルヒネ様のフラグメントが，母親の精神疾患[39]

および小児の精神疾患と関連する可能性があることが見いだされた.

　帝王切開, 人工乳栄養[40], 抗菌薬, プロトンポンプ阻害薬等の薬剤, 食物曝露による腸管内微生物叢の継代移行の変化は, 腸内細菌異常とそれに伴う精神医学的および免疫学的異常の原因になる可能性がある. プロバイオティクスの不安解消作用に関する予備調査は, 迷走神経を介した腸と中枢神経系の間の双方向性コミュニケーションに基づくものである[41]. 細菌叢の変化に伴って, 腸管細胞の健康状態の悪化, 生来の細菌による微量栄養素生成の減少, ゾヌリンを介した腸管透過性による吸収と消化の悪化(特にペプチド)[42], 病原細菌や真菌による炎症性サイトカインの産生[43] が起こる. 出生児における先天性心疾患, 早産, 精神疾患については, 妊娠中のうつ病と抗うつ薬の研究で調べられている. トランス脂肪, 精製炭水化物を避けた食事を促進し, 炎症性の糖と関連する終末糖化産物を最小限に抑えることによって, 第3の影響経路を緩和することができる.

　酸化ストレスの他の原因として, 代謝系における負荷となる化学物質への環境曝露がある. Toxic Substances Inventory の登録物質80,000のうち, ヒトの安全性パラメータについて調べられているのは200のみである. Environmental Working Group と赤十字によってサポートされた重要なケースシリーズでは臍帯を調べ, 287の有毒な化学物質を特定した. そのうち217は既知の神経毒である. ポリ臭化ジフェニルエーテル (PDBE) 難燃剤, フタル酸エステル, ビスフェノール A (BPA) は, 小児において認知, 内分泌, 運動の有害転帰と関連していた[44]. これらは環境的には偏在する曝露であるので, われわれの身近な環境においては小児の曝露を避けることができる.

　1948 〜 1971年, 妊婦に対して合成エストロゲンであるジエチルスチルベストロールが投与されたことによって, 2世代後の生殖にエピジェネティックな影響を及ぼすことが示され, その後販売中止に至った. また, 世代間のエピジェネティックな変化は, われわれが治療の対象にするために研究している妊娠にも影響している可能性がある. 農薬に曝露された祖先から生まれた第4世代のラットにおける慢性疾患の表現型 (腫瘍, 腎疾患, 免疫機能不全) の生殖細胞継承の試験でも, 改めてこれらの非DNA配列関連の表現型が受け継がれることが示された[45]. この研究は, 妊娠中の曝露を考慮に入れて, 研究途上である環境毒とその役割に関する警鐘を鳴らすものである.

　現在探索中のエピジェネティックな変数は無数にあるので, 有機食品, 自然食品, 低糖質食, 環境化学物質曝露の認識, ストレス管理行動と技術に焦点を当てて, エビデンスに基づく代替療法や患者の治療に有益であった歴史がある薬剤に対する, 患者の好みを反映する個別にあつらえた治療計画を推奨するアプローチが, 最も賢明であると考えられる.

Conclusion

　妊娠計画中，妊娠中，産後において，女性はこの発展途上の研究分野の専門知識を得るために，精神科医に連絡してくる可能性がある．それぞれの患者の病歴と現在の症状の情報をもとに，この感受性の高い時期の薬物療法に関わるリスク・ベネフィット分析について情報提供を行うことになる．インフォームド・コンセントと最新の向精神薬の文献レビューを行った後，患者の好みを考慮して治療計画を行わなくてはならない．補完代替医療は，与えられた処方に対して「はい」か「いいえ」と言うのではなく，個人に合わせた治療ができるようにするものである．葉酸，必須脂肪酸，ビタミンDなどのうつ病と関連する基本的な栄養素因子を最適化するか，SAMe，頭蓋電気刺激療法，高照度光療法などの標的治療を使用するかにかかわらず，介入の選択肢は増えている．母児にとっての健康な妊娠と産後のためには，自然食品ダイエットに関わる教育などの健康とウェルネスのパラメータを考慮することと，環境毒曝露を最小化することも肝要である．

（訳：渡邉 央美）

References

1) Heron J, et al: The course of anxiety and depression through pregnancy and the postpartum in a community sample. J Affect Disord, 80: 65-73, 2004.
2) Oren DA, et al: An open trial of morning light therapy for treatment of antepartum depression. Am J Psychiatry, 159: 666-669, 2002.
3) Epperson CN, et al: Randomized clinical trial of bright light therapy for antepartum depression: preliminary findings. J Clin Psychiatry, 65: 421-425, 2004.
4) Wirz-Justice A, et al: A randomized, doubleblind, placebo-controlled study of light therapy for antepartum depression. J Clin Psychiatry, 72: 986-993, 2011.
5) Brown RP, et al: Adenosylmethionine (SAMe) for depression: biochemical and clinical evidence. Psychiatr Ann, 32: 29-44, 2002.
6) Cerutti R, et al: Psychological distress during puerperium: a novel therapeutic approach using S-adenosylmethionine. Curr Ther Res, 53: 707-716, 1993.
7) Hardy ML, et al: S-Adenosyl-L-Methionine for Treatment of Depression, Osteoarthritis, and Liver Disease. Evidence Report/Technology Assessment (Summary), 64: 1-3, 2003.
8) Gunther M, et al: Cranial electrotherapy stimulation for the treatment of depression. J Psychosoc Nurs Ment Health Serv, 48: 37-42, 2010.
9) Smith R: Cranial electrotherapy stimulation: Its first fifty years, plus three: a monograph. Tate Publishing & Enterprises, 2008.
10) Niculescu MD, et al: Perinatal manipulation of a-linolenic acid intake induces epigenetic changes in maternal and offspring livers. FASEB J, 27: 350-358, 2013.
11) Horrobin D: The role of essential fatty acids and prostaglandins in the premenstrual syndrome. J Reprod Med, 28: 465-468, 1983.
12) Hibbeln JR: Seafood consumption, the DHA content of mothers' milk and prevalence rates of postpartum depression: a cross-national, ecological analysis. J Affect Disord, 69: 15-29, 2002.

13) Golding J, et al: High levels of depressive symptoms in pregnancy with low omega-3 fatty acid intake from fish. Epidemiology, 20: 598-603, 2009.

14) Strøm M, et al: Fish and long-chain n-3 polyunsaturated fatty acid intakes during pregnancy and risk of postpartum depression: a prospective study based on a large national birth cohort. Am J Clin Nutr, 90: 149-155, 2009.

15) Su KP, et al: Omega-3 fatty acids for major depressive disorder during pregnancy: results from a randomized, double-blind, placebo-controlled trial. J Clin Psychiatry, 69: 644-651, 2008.

16) Freeman MP: Complementary and alternative medicine for perinatal depression. J Affect Disord, 112: 1-10, 2009.

17) Mozurkewich EL, et al: The mothers, omega-3, and mental health study: a double-blind, randomized controlled trial. Am J Obstet Gynecol, 208: 313.e1-e9, 2013.

18) Sublette ME, et al: Meta-analysis of the effects of eicosapentaenoic acid (EPA) in clinical trials in depression. J Clin Psychiatry, 72: 1577-1584, 2011.

19) De Vriese SR, et al: Lowered serum n-3 polyunsaturated fatty acid (PUFA) levels predict the occurrence of postpartum depression: Further evidence that lowered n-PUFAs are related to major depression. Life Sci, 73: 3181-3187, 2003.

20) Otto S, et al: Increased risk of postpartum depressive symptoms is associated with slower normalization after pregnancy of the functional docosahexaenoic acid status. Prostaglandins Leukot Essent Fatty Acids, 69: 237-243, 2003.

21) Folstein M, et al: The homocysteine hypothesis of depression. Am J Psychiatry, 164: 861-867, 2007.

22) Coppen A, et al: Enhancement of the antidepressant action of fluoxetine by folic acid: a randomised, placebo controlled trial. J Affect Disord, 60: 121-130, 2000.

23) Gilbody S, et al: Methylenetetrahydrofolate reductase (MTHFR) genetic polymorphisms and psychiatric disorders: a HuGE review. Am J Epidemiol, 165: 1-13, 2007.

24) Devlin AM, et al: Prenatal exposure to maternal depressed mood and the MTHFR C677T variant affect SLC6A4 methylation in infants at birth. PLoS One, 16: e12201, 2010.

25) Lewis SJ, et al: Folic acid supplementation during pregnancy may protect against depression 21 months after pregnancy, an effect modified by MTHFR C677T genotype. Eur J Clin Nutr, 66: 97-103, 2012.

26) Cassidy-Bushrow AE, et al: Vitamin D nutritional status and antenatal depressive symptoms in African American women. J Women's Health, 21: 1189-1195, 2012.

27) Wagner CL, et al: The role of vitamin D in pregnancy and lactation: emerging concepts. Womens Health, 8: 323-340, 2012.

28) Brandenbarg J, et al: Maternal early-pregnancy vitamin D status is associated with maternal depressive symptoms in the Amsterdam born children and their development cohort. Psychosom Med, 74: 751-757, 2012.

29) Murphy PK, et al: An exploratory study of postpartum depression and vitamin D. J Am Psychiatr Nurses Assoc, 16: 170-177, 2010.

30) Giddens JB, et al: Pregnant adolescent and adult women have similarly low intakes of selected nutrients. J Am Diet Assoc, 100: 1334-1340, 2000.

31) Mokhber N, et al: Effect of supplementation with selenium on postpartum depression: a randomized double-blind placebocontrolled trial. J Matern Fetal Neonatal Med, 24: 104-108, 2011.

32) Bergink V, et al: Prevalence of autoimmune thyroid dysfunction in postpartum psychosis. Br J Psychiatry, 198: 264-268, 2011.

33) Sylvén SM, et al: Thyroid function tests at delivery and risk for postpartum depressive symptoms. Psychoneuroendocrinology, 38: 1007-1013, 2013.

34) Nygaard B, et al: Effect of combination therapy with thyroxine (T4) and 3,5,3'-triiodothyronine versus T4 monotherapy in patients with hypothyroidism, a double-blind, randomised cross-over study. Eur J Endocrinol, 161: 895-902, 2009.

35) Cooke RG, et al: T3 augmentation of antidepressant treatment in T4-replaced thyroid patients. J Clin Psychiatry, 53: 16-18, 1992.

36) Corwin EJ, et al: Symptoms of postpartum depression associated with elevated levels of interleukin-1 beta during the first month postpartum. Biol Res Nurs, 10: 128-133, 2008.

37) Sánchez-Villegas A, et al: -Fast-food and commercial baked goods consumption and the risk of depression. Public Health Nutr, 15: 424-432, 2012.

38) Maes M, et al: Depressive and anxiety symptoms in the early puerperium are related to increased degradation of tryptophan into kynurenine, a phenomenon which is related to immune activation. Life Sci, 71: 1837-1848, 2002.

39) Lindström L, et al: CSF and plasma beta-casomorphin-like opioid peptides in postpartum psychosis. Am J Psychiatry, 141: 1059-1066, 1984.

40) Song SJ, et al: How delivery mode and feeding can shape the bacterial community in the infant gut. Can Med Assoc J, 185: 373-374, 2013.

41) Messaoudi M, et al: Assessment of psychotropic-like properties of a probiotic formulation (Lactobacillus helveticus R0052 and Bifidobacterium longum R0175) in rats and human subjects. Br J Nutr, 105: 755-764, 2011.

42) Fasano A: Leaky gut and autoimmune diseases. Clin Rev Allergy Immunol, 42: 71-78, 2012.

43) Campbell-McBride N: Gut and psychology syndrome. Medinform Publishing, 2010.

44) Jurewicz J, et al: Exposure to phthalates: reproductive outcome and children health. A review of epidemiological studies. Int J Occup Med Environ Health, 24: 115-141, 2011.

45) Anway MD, et al: Epigenetic transgenerational actions of endocrine disruptors. Endocrinology, 147 (6 Suppl) : S43-S49, 2006.

14 妊娠中の電気痙攣療法

Abstract ||||

　修正型電気痙攣療法（ECT）は，立場によってさまざまな見解があるが，精神医学において非常に効果的な治療法である．重症うつ病（自殺高リスク，緊張病兆候，あるいは精神病症状を伴う），機能性緊張病，および重症の精神病性焦燥（急性の躁あるいは精神病）に対して，ECTは第一の選択肢である．また，複数の抗うつ薬に反応しないうつ病に対して，いくつかの試験で70％近い反応率が示されており，効果的な治療選択肢でもある．最新のエビデンスは，疑いの余地なくECTの適応がある妊婦はECT実施の検討からまったく除外されるべきではないことを示唆している．妊娠中のECT実施には具体的に考慮すべきことがあり，本章では，周産期のアウトカムを最適にするための妊娠中のECTの安全性と効果的な使用の原則をまとめる．なお，他のテキストやガイドラインで分かるECTの電気生理学や技術の詳細には本章では触れない．

Keyword　電気痙攣療法（ECT），妊娠

はじめに

電気痙攣療法（electroconvulsive therapy; ECT）は，重症うつ病に対して，適用可能な薬物療法に比べて迅速な作用発現と高い反応率を示す効果的な治療法である[1]．しかし，特に妊娠中のECTの安全性と有効性に関するエビデンスは限られている．無作為化比較試験は存在せず，症例報告や症例シリーズ，総説論文があるに過ぎない．

一般成人の中にあるECTの使用に対する偏見や懸念のため，ECTを受ける妊婦の数は限られ，比較的まれな治療法になっている．希少ゆえに取りうる予防策のすべてが必要となるため，ECTを要する妊婦は，理想的には妊婦と胎児双方の安全性を確実にする適切な経験と手段を有する環境で管理されるべきである．

妊婦に対するECT実施には特有の懸念があり，それらは母体，胎児，および産科的アウトカムに対する全身麻酔や電気的な痙攣誘発に関するものである．妊婦にECTを実施する臨床家は可能性のある，または潜在的な法医学的事項も知っておくべきである．

本章は，妊娠中のECT実施の鍵となる領域，特に適応，障壁，および妊娠中にECTを受ける女性から生まれた子どもにおける長期アウトカムを含めたリスクを扱う．そして妊娠中のECT実施の安全性のための原則と具体的な推奨を導く考察で結論を結びたい．

妊娠中のECTの適応とバリア

1 | 適 応

妊娠中のECTの適応は妊娠していない成人患者の適応と同様である（**表14.1**）．重症うつ病において，特に薬に反応しない場合や[2, 3]，疾患に関連したリスクが薬物療法で通常出現するより早い治療反応を要するとき[1]のように，ECT治療の検討を支持するに相応しいエビデンスがある．ECTは産褥精神病においても最も効果的な治療選択肢である[4]．重症で状態の良くない妊婦の治療としてECTを考慮するとき，同じく重大なリスクとベネフィットの側面をもつ薬物療法（→p. 69）および患者を治療しないリスクの両方と比較しなければならない（**図14.1**）．3つの総説[5-7]および最近の後ろ向きケースシリーズ[8]ではすべて，ECTは妊娠中の治療として比較的安全で有効であると結論している．

Andersonらは妊娠中のECTに関するすべての出版された文献をレ

表 14.1 ● 妊娠中のECTの適応

・中等度～重症の大うつ病（単極性あるいは双極性）

　抗うつ薬に反応しない あるいは 重症度および生命へのリスクが，迅速な改善を要する水準

　　・自殺切迫

　　・摂食量の不足および栄養障害や脱水のリスク

　　・重症の精神病性病像

　　・焦燥

　　・緊張病

・あらゆる精神疾患に関連した緊張病状態

・躁病

・混合性の感情病状態

・感情症状が目立つ統合失調症

・統合失調感情障害

・産褥精神病

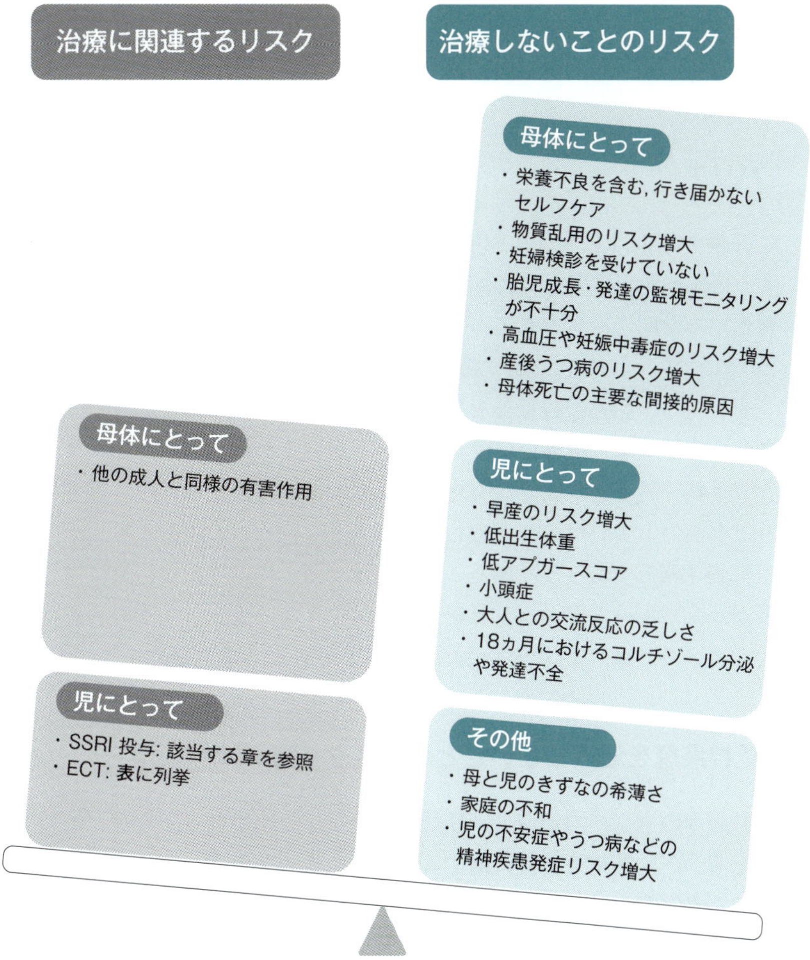

治療に関連するリスク　　　　**治療しないことのリスク**

母体にとって
・栄養不良を含む，行き届かないセルフケア
・物質乱用のリスク増大
・妊婦検診を受けていない
・胎児成長・発達の監視モニタリングが不十分
・高血圧や妊娠中毒症のリスク増大
・産後うつ病のリスク増大
・母体死亡の主要な間接的原因

母体にとって
・他の成人と同様の有害作用

児にとって
・早産のリスク増大
・低出生体重
・低アプガースコア
・小頭症
・大人との交流反応の乏しさ
・18ヵ月におけるコルチゾール分泌や発達不全

児にとって
・SSRI 投与: 該当する章を参照
・ECT: 表に列挙

その他
・母と児のきずなの希薄さ
・家庭の不和
・児の不安症やうつ病などの精神疾患発症リスク増大

図 14.1 ● 妊娠中のうつ病治療のリスクバランス

ビューしている[6]．彼らによると，妊娠中にECTを受けた計339例のうち25例に有害事象があり，11例が胎児死亡であった．しかし，1例の死のみがECTに関連したようである（→p.214）[6]．1942～1991年の間に報告された妊娠中のECT全例のレビューによると，有害事象あるいは合併症は28例（9.3%）と報告されており，5例（1.6%）の流産，および新生児死あるいは出産中の胎児死3例があったというが，これは一般人口における発生率と異ならない．ECT以外の因子がこれらの原因と考えられている[7]．1998年，妊娠第1三半期のECT後の流産症例が報告された[9]．その患者は3回目のECT後にひどい膣出血を起こし，妊娠8週で胎児を亡くした．

　これらの研究を総合すると，有害事象はほぼ10%に近いことになる．ECTの生物学的な妥当性を支持するエビデンスが限られていることや臨床研究によって関連性を論証することの事実上の困難さから，全妊娠期間においてECT実施時には注意喚起をする必要がある[10]．このような潜在的リスクに対する臨床上の懸念や女性の治療に関する選好性から，ECTは治療法としてめったに使われなくなった．興味深いことに，Wheeldonらによって[11]，ECTを受けた患者の80%以上がその治療に満足したことが示されたが，後の体系的レビューではこの知見は支持されなかった[12]．

2 ｜ バリア

　妊娠中のECTに対する障壁は，単にECTに対する姿勢の問題だけでなく，妊婦や胎児に安全に実施できる適切な施設や経験豊かなスタッフの確保といった問題も含まれる．これには，1）妊婦のECTに熟練の精神科医，2）メンタルヘルスに対応する能力があり必要ならばECT室で仕事をする意思を持ち，胎児監視機器を使える産科スタッフ，3）妊婦とそのECTに関する麻酔手順に慣れた麻酔科スタッフが含まれる．そのため，マタニティケアと精神科ケアが同時に実施できるセンターに限定される．地理的なバリアと高いケアレベルに関連して，個人とサービスの両方とも，その利用が抑制されるであろう．また，ある地域では，提示された治療に対して患者がインフォームド・コンセントを提供できない場合，立法府の許可を要するといったECTに対する法的なバリアがある（例：Mental Health Act）．

3 ｜ 精神疾患を治療しないことのリスク（図14.1）

　妊娠中のすべての治療は，妊婦だけでなく胎児にとっても潜在的なリスクをもつ．向精神薬曝露に関する研究は，リスクの検討が，出産時に明らかになる奇形，早産，および胎児発育の障害だけでなく，児への長期的な影響にも焦点をあてるべきであることを示唆している．しかし，このように潜在する懸念は，妊娠中に疾患を治療しないことに伴う出産リスクにつ

いて論じる文献が増加していることと比較検討されなければならない[13].

　妊娠中の精神疾患を治療しないことに伴う女性の有害な結果は，行き届かないセルフケアや栄養不良を含み[14]，物質乱用，妊婦検診の未受診，胎児成長・発達の監視の不十分さといったリスクを上げ[15-17]，高血圧や子癇前症のリスクを上げ[18]，産後うつ病のリスクを上げる[19]. 同様に，母体の精神疾患は英国および豪州において母体死亡の間接的な原因の筆頭に数えられてきた[20]. 妊娠中に精神疾患を治療しなかった母体から生まれた新生児にとっての有害な結果としては，早産[21, 22]，低出生体重[23-25]，低アプガースコア[22]，小頭症[26]，大人との交流反応の乏しさ[25]，18ヵ月時のコルチゾール分泌や発達の正常からのずれ[13] が含まれる．さらに，出産前のうつ病は，母親と児のボンディングの希薄さ[26]，家族の不和[27]，児の青春期に不安症やうつ病などの精神疾患発症リスクを増大させるといった長期的な影響[28, 29] と関連する．

　ECTは重症うつ病に対して，既存の薬物療法より早く効果的である[1]. このベネフィットは妊娠中のECTの母体や胎児に対する潜在的なリスクとのバランスを検討する必要があり，以下にこの問題を考察する．

妊娠中のECTに関連するリスク

1 EC施行中の電気刺激および痙攣に関連したリスク

◆早 産

　早産誘発は母体におけるECT関連の最頻の有害事象のようである．早産および／あるいは子宮の活動亢進は，399例のうち3.5％に認められたと報告されている[6]. 電気痙攣の電流は子宮を通過しないため，他の生理学的あるいは病態生理学的因子を考えなければならない．電気痙攣刺激後，いくつかのホルモン値は変化する．例えばオキシトシンは上昇して痙攣後数分でピークに達し，子宮収縮刺激によって出産を誘発する[30]. さらに，感染，脱水，低酸素症はすべて早産のリスク因子である．ECT中の陣痛測定で子宮の活動をモニターすることができる．子宮収縮の際，テルブタリンのような β_2 アドレナリン受容体アゴニストによって陣痛を抑制できる[31].

◆痙攣活動に関する問題

　ECT中の母体の運動活動は胎児に有害ではない．しかし，母体の身体損傷や低酸素血症は胎児に有害である．これは，ECT前の酸素化およびパルスオキシメトリによる低酸素血症の監視，適切な筋弛緩，痙攣遷延（>120秒）や遅発痙攣を防ぐ迅速な処置によって防止しうる．母体の200秒間にわたる痙攣遷延を惹起したECT後の痙攣重積に関連した胎児死亡

の症例報告がある[32]. しかし，電流は子宮を通過しないため，通電は胎児に有害な影響を与えない. 心臓の電気ショックのような手順でもECTと似た通電がなされるが，胎児に対する具体的な有害作用はいかなるものも関連を示されていない[33].

◆胎盤剥離

強直間代発作に関連する交感神経系の激しい放電があり，それは子宮胎盤のかなりの血管収縮，母体の顕著な高血圧，および血圧の変動をもたらす. そして，これらはすべて理論的には胎児への負荷となりうる. 一過性の高血圧は胎盤剥離のリスクも増大させる[34].

◆新生児死亡

妊娠中に複数回のECTを受けた母体から生まれた児に，半球間をまたがる多発性の大きな脳梗塞が認められたという症例報告がある. 最終のECTは出産の2週間前で，出産は子癇前症のために誘発された. 著者らは，原因や影響ははっきりしないが，有害事象とECTとの時間的関連を検討するためにモニターをして警戒する必要性を強調している[10, 35].

◆非妊娠関連の合併症

非妊娠患者と同様，錯乱，健忘，筋肉痛，頭痛がECT後に起こりうる[36].

2 | 妊娠中のECTにおける麻酔関連のリスクおよびその最小化方略

妊娠していない患者のECTにおける麻酔の一般的原則は，妊婦にも当てはまる. 妊娠が14 〜 16週間未満である場合，麻酔法は修正なしに安全に適用できる. この妊娠週数を超えた場合，母親と胎児双方の安全性を最大限にするために，妊娠に関連した生理学的，解剖学的変化に見合った追加措置が必要である.

◆胎児不整脈

胎児の徐脈性不整脈は一般的で，Andersonら症例レビューによると2.7％の割合で起こるがほとんどが一過性で，麻酔手順の間に起きる胎児の低酸素血症に続発する[6]. 適切な術前酸素化は不可欠であるが，呼吸性アルカローシスは母体循環から胎児へモグロビンへの酸素の移動を妨げるため，過換気は避けるべきである[7]. 無呼吸になる時間の適切な酸素化の維持も極めて重要である. 増加した酸素消費量および不適切な換気が重なって低酸素血症が起こりやすくなる. しっかり適合した麻酔用フェイスマスクを使用し，麻酔器による高流量の100％酸素による酸素化を少なくとも3分間行うことが推奨される.

◆誤嚥性肺炎

プロゲステロン関連の下部食道括約筋の弛緩および胃内圧上昇（妊娠した子宮惹起の）によって胃逆流のリスクは高まる. さらに，妊娠関連の胃酸過多症は，万一，逆流が生じれば，誤嚥性肺炎のリスクを増大させる.

すべての妊婦は前処置として制酸薬の予防投与を受けるべきである．ECT 治療の期間中，プロトンポンプ阻害薬を1日1回内服することで予防できるかもしれない[37]．輪状軟骨圧迫とカフ付き気管内チューブを用いた気管挿管の両方を用いた保護的な迅速導入気管挿管が，気道確保には必要である．抜管は患者が覚醒して正常な気道反射があるときにのみ行うべきである．

◆麻酔導入薬に関連したリスク

Methohexitone あるいはプロポフォールだけが成人の妊娠していない患者のECT麻酔に一般に使用される．現在，これらと他の多くの麻酔薬が胎児や新生児期初期のニューロンの細胞傷害との関連性について調査されている[38]．したがって，これらの薬剤の量を最小限にすることが賢明である．これらの薬剤を短時間作用型（アルフェンタニル）あるいは超短時間作用型（レミフェンタニル）麻酔薬と組み合わせることによって必要量を相当に減らせるため，胎児の薬剤への曝露を減らすことができる．その作用時間は，ECT治療に相応しく，心血管系パラメーターの安定性および適切な治療的痙攣時間の達成を促進する．これらの麻酔薬は妊婦に対しても安全であると考えられている[39, 40]．Methohexitone とプロポフォールは全身麻酔下に帝王切開する女性の麻酔導入薬として安全に使用されてきた長い歴史があり，どちらの薬剤も催奇形性に関連せず，ECTに必要な量は妊娠していない患者の必要量と同様とされている[41, 42]．

◆筋弛緩薬に関連したリスク

スキサメトニウムの作用時間は，妊娠30週以降，血漿中の偽コリンエステラーゼ活性の低下によって続発的に延長する．このためスキサメトニウムを，スガマデクスによって迅速（2分以内）かつ完全に拮抗できる非脱分極性筋弛緩薬ロクロニウムで代替することを考慮すべきである[43]．スガマデックスの投与量はロクロニウムの投与量および投与と拮抗との時間間隔に基づき，この状況では8〜16 mg/kgを要する[44]．

投与量は迅速な神経筋遮断を達成できるよう選択されるべきであり（スキサメトニウム1〜1.5 mg/kg，ロクロニウム1.2 mg/kg），これらは通常のECTでの投与量よりかなり多い．このように延長したスキサメトニウムの作用時間は，抜管までより長い時間を要する．このため，部分的麻痺状態での覚醒を防ぐよう追加の麻酔導入薬が必要になるかもしれない．

スキサメトニウムおよびロクロニウムは，この量では検出可能な量は胎盤を通過しない[45, 46]．

◆下大静脈圧迫症候群および仰臥位低血圧症候群

妊娠18〜20週以降，仰臥位において子宮は，下大静脈とそれより軽度であるが大動脈を圧迫しながら後方に落ちる．静脈拡張と麻酔導入薬による交感神経出力の低下が重なると，子宮灌流の減少を伴う平均動脈圧の顕著な低下が起こりうる[47, 48]．この妊娠週数以降，すべての妊婦は麻酔導入前に左外側斜位10〜15度をとらせるべきで，この姿位は覚醒して正常血

圧に戻るまで維持すべきである.

◆ その他に考慮すべきこと

　重症妊娠高血圧症候群は著しい高血圧（収縮期血圧 >160mmHg）や（しばしば）上気道浮腫と関連する.このうちどちらかが存在する場合,麻酔導入やECT関連の心血管系変化が母体の合併症リスクを,既に概説した水準を超えて上げる.産後早期の変化に関連する妊娠高血圧症候群の解決まで延期されたECTでは,時機を得た分娩について考慮されるべきである.**表14.2**に,母体,胎児,および妊娠に対するECT関連のリスクをまとめた.

3 ｜ 妊娠中にECTを実施された母親から生まれた子どもの長期的な影響

　妊娠中にECTを実施された女性から生まれた子ども（誕生後の6年以内）の追跡調査では,子どもに著しい異常は見いだされなかった[36, 49].Impastatoらは79人の子どもを追跡し,2人が「精神的に欠陥がある」と報告した.しかし,これらの異常はECTによるものとは考えにくく,精神病性の管理困難な女性では治療選択肢としてECTを推奨すると結論している[50].これらの研究はいずれも発達のスクリーニング用に標準化されたツールを使用せず,臨床的印象のみに依拠している.

4 ｜ 妊娠におけるECTの指針と特異的な推奨（図14.2）

妊婦に対するECTの実施決定をする,および実施する際の指針

ECT術前

◆ **妊婦へのECT実施を決定する前に網羅的かつ協同的な評価が必要**

- ・ECTの適応理由を明確にする：他のすべての治療選択肢が検討されたことを担保するために,全例で周産期精神科医からのセカンド・オピニオンを得ることが推奨される.ECTによって改善が期待される症状（希死念慮など）を明確にし,妥当な評価尺度でその症状をモニターすることが重要である.
- ・説明の上,協同的な意思決定を行う：ECT実施の決定は,患者および可能な限り重要な介護者からインフォームド・コンセントを得てなされなければならない.介護者や家族の協力を得ることは,精神状態のために患者からインフォームド・コンセントを得られない状況において極めて重要である.この決定は,ECTに関するリスク,ECTをしないでそのままの状態を続けることのリスク（精神状態悪化の可能性を伴う）,および母体,胎児,妊娠の状態にとっての代替治療のリ

スクを比較して慎重になされなければならない．この過程は病院およびヘルスサービスのインフォームド・コンセント指針に則って記録される必要がある．

表14.2 ● リスクの概要

	麻 酔		電気刺激 / 惹起された痙攣	麻酔に関連する 他の因子
	導入薬 （プロポフォール / methohexitone）	筋弛緩薬 （サクシニルコリン）		
母 体	特記事項なし	妊娠30週以降, 作用時間延長	痙攣重積	誤 嚥
胎 児	潜在的な神経細胞 損傷（研究中）. いずれの薬剤も催 奇形性には関連し ない	無視できるほどの 量の胎盤通過	母体血圧の変動お よび子宮の低灌流 による胎児仮死	無呼吸相の低酸素 血症による徐脈性 不整脈
妊 娠	帝王切開での プロポフォール, methohexitone 使用の長い歴史		早期収縮や陣痛の 誘発, 腹痛, 胎盤 早期剥離	妊娠18週以降, 下 大静脈圧迫や仰臥 位低血圧症候群

ECT術中
・首尾一貫した明快な
　コミュニケーション
・実施計画に対する
　アドヒアランス
・母体および胎児の
　正確な監視
・適切な医療関連資源
　の利用

ECT術前
・適応の明確化
・セカンドオピニオン
・インフォームドコンセント
・他の専門家との症例検討会
・薬物療法に関する
　合理的説明

ECT術後
・母体, 胎児, および
　妊娠の状態を定期的に観察
・あらゆる合併症を
　迅速に発見し管理する

クリティカル・サクセス・ファクター

図 14.2 ● 妊娠中のETCの指針

- 産科チームとの検討：緊急出産でも産後に治療するのでもなく妊娠期間中にECT治療を行う決定をするには，併存する産科疾患（妊娠高血圧症候群など），胎児の状態，および妊娠週数が影響を与える.
- 法医学的な問題：ECT実施の決定や患者からECTの同意を得る過程はほとんどの地域で法律によって定められているが，豪州内でも州ごとに異なっているため[51, 52]，医師は管轄の法律が求める要件を熟知しなければならない.

◆はっきりした意思疎通と明確なコンサルテーション

患者が全身麻酔やECTを受けることの適合性について評価するために，産科医，麻酔科医（産科に精通した），小児科医（新生児科医）にコンサルテーションし，適切に記録されるべきである. すべての専門家が集まってカンファレンスを行い，患者がECTを受けている間の計画を文書で作成することを強く推奨する.

◆痙攣閾値への影響を最小にする合理的な薬物療法

潜在的な抗痙攣作用をもつ薬剤，特に，ベンゾジアゼピン系薬剤や抗てんかん薬である気分安定薬はECTの数日前に中止すべきである. これは痙攣誘発に要する電気量を減らし，遷延性痙攣や発作後もうろうの頻度を減らすことができる. 遷延性痙攣や発作後もうろうは，これらの薬剤の服用下でECTを受ける患者によくある有害事象である.

◆他の薬剤との併用の必要性に関する慎重な評価（抗うつ薬や抗精神病薬など）

これは患者や介護者との協働におけるリスク・ベネフィット分析の枠組みを利用しながら行う必要がある. ECTは急性症状を改善するのに効果的であるが，妊娠中の継続あるいは維持療法としての役割は限定的である. しかし，ECTの治療反応の安定性を評価するために急性コースの終了前に時間を空けることもある. 実際，妊娠中の継続ECTに関して数例の報告があり[53, 54]，いずれも有害事象はなかったとのことである. それでもわれわれは，妊娠中の継続あるいは維持ECTの推奨には慎重である.

ECT術中

◆一貫したECT中の管理計画の遵守

これは適切なモニタリングを担保し，患者と医療者にとって良からぬ結果を防ぐために非常に重要なことである. たいていのECTは専門家と，必ずしも初期治療チームには属さない当番の医師によって行われる. それゆえ，管理計画遵守とECTチームと治療チームとの間の良好な意思疎通は最重要である.

◆全身麻酔時間の短縮

全身麻酔の時間を最小にすることが賢明である. そのために低用量の麻酔薬の使用と必要な麻酔時間を短くするECT技術が求められる. 両側性ECT（両側側頭葉に電極を配置）は，症状改善率[55]や抗うつ効果出現速

度[56] が他のよく行われる電極配置より優るため，考慮されるべきであろう．

◆潜在的なリスクのモニタリングと評価

潜在的なリスクについて適切なモニタリングが実施され，そして記録と評価が実施されなければならない．

ECT術後

- 患者，胎児および妊娠に適した妊娠関連の問題の臨床的レビューおよびモニタリングは毎日行われるべきである．懸念が生じた場合，再評価でECTの継続が安全であると判断されるまで，ECTは中止あるいは保留にするべきであろう．
- 超音波や胎児心拍陣痛図（CTG）を用いた持続的な胎児監視は，継続的な胎児の成長や健康の評価のためにECT施行中の女性に対して推奨される．CTGや生理学的なグラフは鎮静や他の薬剤影響下では解釈が難しい．それゆえ，胎児胎盤ドップラーが胎盤や胎児の健康の評価に有用な補助となる．
- ECT手順と関連した合併症を迅速に検出し管理する．
- 治療に反応して標的症状が改善したらECTコースは終了すべきである．

推奨法（表14.3）

◆妊娠14週以降の患者に求められる専門の麻酔：

- 子宮灌流の維持（4号晶質液の前負荷，左外側あるいは骨盤斜位，および母体血圧の制御）
- 母体の低酸素回避（術前3分間の100 % FiO_2 酸素化）
- 母体気道確保（通常，輪状軟骨圧迫法による迅速な気管挿管）
- 最小有効量の麻酔導入薬
- ECTで良好な発作を惹起するための最大の筋弛緩
- バイタルサインの監視と適切な酸素化および母体血圧の維持

◆ 産科モニター

- ECTを受ける患者に胎盤不全や胎児合併症を惹起する可能性がある

表14.3 ● 妊娠中にECTを実施する際の推奨法

麻酔科	産 科	精神科
・子宮灌流の維持 ・母体の低酸素血症の回避 ・母体の気道確保 ・麻酔薬の最小効果量投与 ・患者が安定するまでバイタルサイン監視	・妊娠14 ~ 25週なら，胎児心拍数を携帯式ドップラーで監視 ・妊娠26週以降なら，産科医あるいは上級産科研修医が胎児心拍数陣痛図を用いてECTの術前・術中・術後，正常に回復するまで持続監視	・痙攣の遷延を監視・防止 ・痙攣閾値を下げるための過呼吸は避ける ・両側性ECTを推奨，複数回の刺激は避ける ・ECTの反応を評価するために精神状態をモニタリング

ため，胎児の成長と健康に関する胎児胎盤ドップラー検査を含めた
ベースライン評価が推奨される．

- 妊娠14 〜 25週なら，ECT術前・術後の胎児心拍数を携帯式ドップラー
で監視するために，熟練の医療者（助産師など）がECT術中に立ち
会うべきである．

- 妊娠26週以降なら，産科医あるいは上級産科研修医が立ち会い，胎
児の健康を担保するためにCTGを用いて，ECTの術前・術中・術後
を持続監視する．多剤あるいは高用量の向精神薬の服用が考えられる
女性における麻酔およびECTによる痙攣惹起という複雑な臨床状況
はCTGの解釈に影響するが，徐脈が遷延する場合，重大な子宮活動
事象における血圧の制御，左外側斜位，輸液蘇生，および子宮収縮抑
制といった標準的な子宮内蘇生手段を講じる迅速な介入が必要になる．

◆精神医学的側面

- ECTの際の投薬も実施も順調に進行する．しかし，遷延性痙攣を避
けることが重要であり，痙攣が遷延した場合（120秒以上），迅速に
止めなければならない．

- 麻酔時間を最小化することが望ましく，それは有効な治療（閾値超え
の痙攣）をもたらすようである．われわれは，作用発現が速く，詳細
な滴定を要さず，最も長い間行われてきた両側性の電極配置を推奨す
る[55, 56]．しかし，技術および投与量の方略は，患者やECTの経験豊
富な同僚との検討の後に患者の好みとアウトカム（特に認知的なもの）
に沿い個別に決められると良い．

- 患者の精神状態は注視する必要がある．その結果，ECTコースは標
的症状（自殺性，カタトニアなど）が改善次第すぐに終了できる．

Conclusion

　妊娠は抑うつ症状のリスクが高くなる時期であり，その重症度には幅が
ある．妊娠中の治療されない抑うつ症状は周産期および新生児の合併症に
関連し，児の発達への長期にわたる影響さえありうる．母体の精神疾患は，
英国および豪州における母体死の主要な間接因である．多くの女性は心理
的あるいは薬理学的，あるいはその両方の治療によって良好に管理される
が，症状の重症度および母子へのリスクゆえに治療選択肢としてECTを
考慮することが必要になる女性もいる．ECTは，潜在的な倫理的，法医
学的，および臨床的なリスクの事項について慎重な検討がなされるならば，
妊娠中も安全に使える．

（訳：八田 耕太郎，臼井 千恵）

References

1) Pagnin D, et al: Efficacy of ECT in depression: a meta-analytic review. J ECT, 20: 13-20, 2004.

2) Prudic J, et al: Medication resistance and clinical response to electroconvulsive therapy. Psychiatry Res, 31: 287-296, 1990.

3) Prudic J, et al: Resistance to antidepressant medications and short-term clinical response to ECT. Am J Psychiatry, 153: 985-992, 1996.

4) Reed P, et al: A comparison of clinical response to electroconvulsive therapy in puerperal and non-puerperal psychoses. J Affect Disord, 54: 255-260, 1999.

5) Saatcioglu O, et al: The use of electroconvulsive therapy in pregnancy: a review. Isr J Psychiatry Relat Sci, 48: 6-11, 2011.

6) Anderson EL, et al: ECT in pregnancy: a review of the literature from 1941 to 2007. Psychosom Med, 71: 235-242, 2009. doi: 10.1097/PSY.0b013e318190d7ca.

7) Miller LJ: Use of electroconvulsive therapy during pregnancy. Hosp Community Psychiatry, 45: 444-450, 1994.

8) Bulut M, et al: Electroconvulsive therapy for mood disorders in pregnancy. J ECT, 29: e19-e20, 2013. doi: 10.1097/YCT.0b013e318277cce2.

9) Echevarria Moreno M, et al: Electroconvulsive therapy in the first trimester of pregnancy. J ECT, 14: 251-254, 1998.

10) Richards DS: Is electroconvulsive therapy in pregnancy safe? Obstet Gynecol, 110(2 Pt 2): 451452, 2007. doi: 10.1097/01.AOG.0000277540.63064.d3.

11) Wheeldon TJ, et al: The views and outcomes of consenting and non-consenting patients receiving ECT. Psychol Med, 29: 221-223, 1999.

12) Rose D, et al: Patients' perspectives on electroconvulsive therapy: systematic review. BMJ, 326: 1363, 2003. doi: 10.1136/bmj.326.7403.1363.

13) Deave T, et al: The impact of maternal depression in pregnancy on early child development. BJOG, 115: 1043-1051, 2008.

14) Zuckerman B, et al: Depressive symptoms during pregnancy: relationship to poor health behaviors. Am J Obstet Gynecol, 160(5 Pt 1): 1107-1111, 1989.

15) Leigh B, et al: Risk factors for antenatal depression, postnatal depression and parenting stress. BMC Psychiatry, 8: 24, 2008.

16) Bonari L, et al: Perinatal risks of untreated depression during pregnancy. Can J Psychiatry, 49: 726-735, 2004.

17) Bansil P, et al: Maternal and fetal outcomes among women with depression. J Womens Health (Larchmt), 19: 329-334, 2010. doi: 10.1089/jwh.2009.1387.

18) Kurki T, et al: Depression and anxiety in early pregnancy and risk for preeclampsia. Obstet Gynecol, 95: 487-490, 2000.

19) Evans J, et al: Cohort study of depressed mood during pregnancy and after childbirth. BMJ, 323: 257-260, 2001.

20) Oates M: Suicide: the leading cause of maternal death. Br J Psychiatry, 183: 279-281, 2003.

21) Wisner KL, et al: Major depression and antidepressant treatment: impact on pregnancy and neonatal outcomes. Am J Psychiatry, 166: 557-566, 2009.

22) Alder J, et al: Depression and anxiety during pregnancy: a risk factor for obstetric, fetal and neonatal outcome? A critical review of the literature. J Matern Fetal Neonatal Med, 20: 189-209, 2007.

23) Diego MA, et al: Prenatal depression restricts fetal growth. Early Hum Dev, 85: 65-70, 2009.

24) Field T, et al: Prenatal depression effects on the fetus and the newborn. Infant Behav Dev, 216-229, 2004.

25) Field T, et al: Prenatal depression effects on the fetus and newborn: a review. Infant Behav Dev, 29: 445-455, 2006.

26) Lusskin SI, et al: Perinatal depression: hiding in plain sight. Can J Psychiatry, 52: 479-488, 2007.

27) Burke L: The impact of maternal depression on familial relationships. Int Rev Psychiatry, 15: 243-255, 2003.

28) Halligan SL, et al: Maternal depression and psychiatric outcomes in adolescent offspring: a 13-year longitudinal study. J Affect Disord, 97: 145-154, 2009.

29) Pawlby S, et al: Antenatal depression predicts depression in adolescent offspring: prospective

longitudinal community-based study. J Affect Disord, 113: 236-243, 2009.

30） Griffiths EJ, et al: Acute neurohumoral response to electroconvulsive therapy during pregnancy. A case report. J Reprod Med, 34: 907-911, 1989.

31） UK ECT Review Group: Efficacy and safety of electroconvulsive therapy in depressive disorders: a systematic review and meta-analysis. Lancet, 361: 799-808. doi: 10.1016/S0140-6736(03)12705-5.

32） Balki M, et al: Status epilepticus after electroconvulsive therapy in a pregnant patient. Int J Obstet Anesth, 15: 325-328, 2006. doi: 10.1016/j.ijoa.2006.01.005.

33） Lam CM, et al: Electric shock during pregnancy. Can Fam Physician, 49: 737, 2003.

34） Sherer DM, et al: Recurrent mild abruptio placentae occurring immediately after repeated electroconvulsive therapy in pregnancy. Am J Obstet Gynecol, 165: 652-653, 1991.

35） Pinette MG, et al: Electroconvulsive therapy in pregnancy. Obstet Gynecol, 110(2 Pt 2): 465-466, 2007. doi: 10.1097/01.AOG.0000265588.79929.98.

36） Smith S: The use of electroplexy (E.C.T.) in psychiatric syndromes complicating pregnancy. J Ment Sci, 102: 796-800, 1956.

37） Yau G, et al: A comparison of omeprazole and ranitidine for prophylaxis against aspiration pneumonitis in emergency caesarean section. Anaesthesia, 47: 101-104,1992.

38） Davidson AJ: Anesthesia and neurotoxicity to the developing brain: the clinical relevance. Paediatr Anaesth, 21: 716-721, 2011. doi: 10.1111/j.1460-9592.2010.03506.x.

39） Smith D, et al: Seizure duration with remifentanil/methohexital vs. methohexital alone in middle -aged patients undergoing electroconvulsive therapy. Acta Anaesthesiol Scand, 47: 1064-1066, 2003.

40） Nguyen T, et al: Effect of methohexitone and propofol with or without alfentanil on seizure duration and recovery in electroconvulsive therapy. Br J Anaesth, 79: 801-803, 1997.

41） Mongardon N, et al: Predicted propofol effect-site concentration for induction and emergence of anesthesia during early pregnancy. Anesth Analg, 109: 90-95, 2009.

42） Gin T, et al: Decreased thiopental requirements in early pregnancy. Anesthesiology, 86: 73-78, 1997.

43） Kadoi Y, et al: Comparison of recovery times from rocuronium-induced muscle relaxation after reversal with three different doses of sugammadex and succinylcholine during electroconvulsive therapy. J Anesth, 25: 855-859, 2011.

44） de Boer H, et al: Reversal of rocuroniuminduced (1.2 mg/kg) profound neuromuscular block by sugammadex. Anesthesiology, 107: 239-244, 2007.

45） Moya F, et al: The placental transmission of succinylcholine. Anesthesiology, 22: 1-6, 1961.

46） Pacifici GM, et al: Placental transfer of drugs administered to the mother. Clin Pharmacokinet, 28: 235-269, 1995.

47） Eckstein KL, et al: Aortocaval compression and uterine displacement. Anesthesiology, 40: 92-96, 1974.

48） Kinsella SM, et al: Supine hypotensive syndrome. Obstet Gynecol, 83(5 Pt 1): 774-788, 1994.

49） Forssman H: Follow-up study of sixteen children whose mothers were given electric convulsive therapy during gestation. Acta Psychiatrica et Neurologica Scandinavica, 30: 437-441, 1955.

50） Impastato DJ, et al: Electric and insulin shock therapy during pregnancy. Dis Nerv Syst, 25: 542-546, 1964.

51） Harris V: Electroconvulsive therapy: administrative codes, legislation, and professional recommendations. J Am Acad Psychiatry Law, 34: 406-411, 2006.

52） Loo C, et al: Mental health legislation and psychiatric treatments in NSW: electroconvulsive therapy and deep brain stimulation. Australas Psychiatry, 18: 417-425, 2010. doi: 10.3109/10398562.2010.508125.

53） O'Reardon JP, et al: Acute and maintenance electroconvulsive therapy for treatment of severe major depression during the second and third trimesters of pregnancy with infant follow-up to 18 months: case report and review of the literature. J ECT, 27: e23-e26, 2011. doi: 10.1097/YCT.0b013e3181e63160.

54） Bozkurt A, et al: Acute and maintenance electroconvulsive therapy for treatment of psychotic depression in a pregnant patient. J ECT, 23: 185-187, 2007. doi: 10.1097/YCT.0b013e31806db4dd.

55） Kellner CH, et al: Bifrontal, bitemporal and right unilateral electrode placement in ECT:

randomised trial. Br J Psychiatry, 196: 226-234, 2010. doi: 10.1192/bjp.bp.109.066183.

56) Kellner CH, et al: Electrode placement in electroconvulsive therapy (ECT): a review of the literature. J ECT, 26: 175-180, 2010. doi: 10.1097/YCT.0b013e3181e48154.

索 引

index

妊婦の精神疾患と向精神薬　　　　　　　　　　©2018

定価（本体 **3,500 円＋税**）

2018 年 6 月 1 日　　1 版 1 刷

監 訳 者	岡野禎治 鈴木利人 渡邉央美	

発 行 者　株式会社　**南　山　堂**

代表者　鈴　木　幹　太

〒113-0034　東京都文京区湯島4丁目1-11
TEL 編集(03)5689-7850・営業(03)5689-7855
振替口座　00110-5-6338

ISBN 978-4-525-38241-4　　　　　　　　Printed in Japan